利尿药

Diuretics

—— 主编／杨宝学 ——

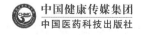
中国健康传媒集团
中国医药科技出版社

图书在版编目（CIP）数据

利尿药 / 杨宝学主编 . — 北京：中国医药科技出版社，2020.7
ISBN 978-7-5214-1922-1

Ⅰ . ①利… Ⅱ . ①杨… Ⅲ . ①利尿药—研究 Ⅳ . ① R983

中国版本图书馆 CIP 数据核字（2020）第 123730 号

美术编辑　陈君杞
版式设计　也　在

出版　**中国健康传媒集团** | 中国医药科技出版社
地址　北京市海淀区文慧园北路甲 22 号
邮编　100082
电话　发行：010-62227427　邮购：010-62236938
网址　www.cmstp.com
规格　710×1000mm $\frac{1}{16}$
印张　24 $\frac{1}{2}$
字数　338 千字
版次　2020 年 7 月第 1 版
印次　2020 年 7 月第 1 次印刷
印刷　三河市万龙印装有限公司
经销　全国各地新华书店
书号　ISBN 978-7-5214-1922-1
定价　**85.00 元**

获取新书信息、投稿、为图书纠错，请扫码联系我们。

编 委 会

前　言

　　利尿药是指作用于肾脏，增加尿液排出的药物，广泛应用于高血压、心力衰竭、脑水肿、肝硬化腹水、肾功能不全、肾病综合征、药物中毒、高钙血症和高钾血症等疾病的治疗。利尿药常见的不良反应是水、电解质平衡紊乱，其可引起严重的并发症，甚至危及生命。因此，确认不影响电解质平衡的利尿药靶点，研发新型利尿药是该研究领域的热点。目前研发中的新型利尿药包括尿素通道抑制剂、水通道抑制剂、离子通道抑制剂等。

　　本书编者基于基础研究和临床工作经验，力图深入浅出地介绍各类利尿药的研发历史、药理学基础理论和临床治疗经验以及相关的研究进展等内容。全书共分为11章，第1章介绍利尿药的生理学基础，第2章至第7章分别介绍目前临床应用的各类利尿药，包括药物研发史、药理学机制、适应证、用法用量、不良反应、药物相互作用、临床应用注意事项、新药研究进展和研究方法等内容，第8章阐述利尿药的临床合理应用，第9章讨论儿童常用利尿药的选择和临床应用，第10章介绍潜在的利尿药作用靶点，第11章介绍中药利尿药。

　　本书的读者对象为临床医生、相关学科领域的教学和科研工作者以及医学院校的研究生和本科生。

　　利尿药应用和研发历史较长。虽然我们尽力收集新近资料和可靠数据，但难免在内容上有遗漏和错误，敬请读者提出意见和建议。

　　在此，向本书所有的编者表示谢意，感谢他们在百忙之中收集资料、编写书稿。感谢国家自然科学基金重点项目"81330074"和重点国际合作研究项目"81620108029"资助。在本书编写过程中，引用了许多专著、教材和杂志中的文献资料，在此一并致谢。

编者

2019 年 2 月 25 日

目　录

第四章

噻嗪类利尿药 …………………………………………………… 99

第五章
保钾利尿药 ………………………………………………… 151

第八章
利尿药的临床应用 ······································· 219

第十一章
中药利尿药 ·· 351

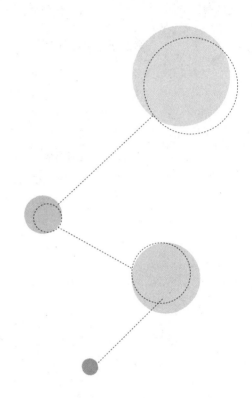

第一章

利尿药作用的结构与
生理学基础

　　肾脏是机体重要的组织器官之一，其通过尿液的生成与排泄将体内的代谢产物和进入体内的异物排出体外，并调节体内水、电解质平衡和酸碱平衡。肾脏是利尿药发挥作用的靶器官。各类利尿药作用于肾小管和集合管的特定节段，通过不同的机制发挥利尿作用。本章将介绍与利尿药作用相关的肾脏结构和功能，着重阐述尿液浓缩的相关机制和利尿药作用的生理学基础。

第一节
与利尿药作用相关的肾脏解剖与组织结构

一、肾脏的解剖

肾脏为成对的腹膜外实质性器官，形似蚕豆，分布于脊柱的两侧。肾脏外形分为前、后两面，上、下两端和内、外侧缘。肾脏前面凸向腹前外侧，后面紧贴腹后壁而显扁平；其上端宽而薄，下端窄而厚。外侧缘隆起，内侧缘中部凹陷称为肾门，是肾脏血管、淋巴管、神经和肾盂出入的部位。出入肾门的肾血管、肾盂等结构被结缔组织所包裹称为肾蒂。肾门向肾内凹陷形成的较大内腔称为肾窦，内含肾动脉及肾静脉的分支、肾小盏、肾大盏、肾盂和脂肪组织等。

肾实质在冠状切面上分为皮质和髓质（图 1-1）。肾皮质位于浅层，因富含血管而呈红褐色，肉眼观察到的细小颗粒为肾小体。肾髓质位于皮质深部，色淡而致密，主要由小管构成，分为髓质外带（外髓）和内带（内髓）。肾髓质的小管向皮质方向规律排列的放射状条纹称髓放线，髓放线之间的皮质称为皮质迷路，髓放线及其周围的皮质迷路组成一个肾小叶，皮质迷路中央部分的小叶间血管分隔肾小叶。肾髓质的小管向内集合组成锥状结构为肾锥体。浅层皮质伸入肾锥体之间的部分称为肾柱。肾锥体的基底朝向皮质，尖端钝圆朝向肾窦称肾乳头；肾乳头被漏斗形的肾小盏包裹，肾乳头顶端的乳头孔将产生的尿液排入肾小盏。每个肾脏的肾窦内有 7~8 个肾小盏，2~3 个肾小盏汇合成一个肾大盏，2~3 个肾大盏汇集成肾盂。尿液从乳头孔流出后经肾小盏、肾大盏和肾盂出肾脏，经输尿管进入膀胱，再由尿道排出体外。

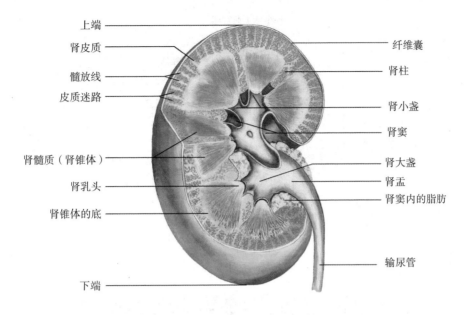

上端

肾皮质

髓放线

皮质迷路

肾髓质（肾锥体）

肾乳头

肾锥体的底

下端

纤维囊

肾柱

肾小盏

肾窦

肾大盏

肾盂

肾窦内的脂肪

输尿管

图 1-1　肾脏冠状切面结构示意图

二、肾脏的组织结构

肾实质主要由肾单位（nephron）、集合管构成，二者之间为肾间质，间质内含有少量结缔组织、血管及神经等结构。肾单位是肾脏结构和功能的基本单位，包括肾小体和与之相连的肾小管（图 1-2）。肾小体由肾小球和肾小囊组成，通过滤过作用形成原尿流入肾小管。肾小管根据分布的位置和走向分为近端小管、细段和远端小管。肾小管连接的集合管不属于肾单位，但其与肾小管均为单层上皮管道，合称泌尿小管。肾单位和集合管的分布和走向具有一定的规律性，肾小体及肾小管的弯曲部分分布于皮质迷路和肾柱内，肾小管的直行部分和集合管则位于髓放线和肾锥体内。人肾皮质迷路光镜像见图 1-3。肾小管和集合管是尿浓缩机制的主体部位，也是利尿药发挥作用的靶点。

3

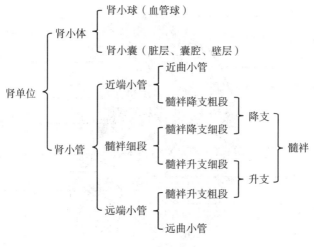

图 1-2　肾单位示意图

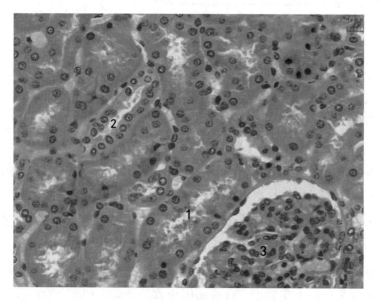

图 1-3　人肾皮质迷路光镜像（HE×400）

1.近曲小管；2.远曲小管；3.肾小体

（一）肾单位

1. 肾小体

肾小体（renal corpuscle）又称 Malpighi 小体，位于皮质迷路和肾柱内，由肾小球和肾小囊组成。肾小体一端有小血管出入，称为血管极；其对侧是肾小囊与近端小管相接之处，为尿极。

肾小体类似一个滤过器，血浆经肾小球滤过膜滤出，每天可形成180L的原尿。血液由血管极的入球小动脉流入血管球毛细血管时，血浆内部分物质经毛细血管有孔内皮、基膜和肾小囊脏层足细胞裂孔膜滤入肾小囊腔，这三层结构称为滤过屏障或滤过膜（filtration membrane）。滤过屏障形成分子大小和电荷双重选择性屏障，对血浆成分具有双重选择性通透作用。一般情况下，分子量在70000以下，直径约4nm以下的物质可通过滤过屏障，如水、电解质、多肽、葡萄糖和尿素等。毛细血管内皮表面和足细胞表面带负电荷的唾液酸糖蛋白，基膜内带负电荷的硫酸乙酰肝素蛋白多糖均可阻止血浆内带负电荷的物质通过，防止血浆蛋白滤出。

肾小体不参与肾脏的尿浓缩和利尿药的作用机制。

2. 肾小管

肾小管是由单层上皮细胞围成的小管，包括近端小管、细段和远端小管三部分，小管周围包绕基底膜及少量结缔组织。经肾小球滤入肾小囊腔的180L原尿，在肾单位两端滤压差的作用下流经各段肾小管，然后流入集合管，最终形成约1.5L终尿。在此过程中，不同部位肾小管上皮细胞的结构差异大，对某些物质具有重吸收作用以及分泌多种物质，最终体现出强大的重吸收功能，而实现了尿液的浓缩，维持机体水、电解质和酸碱平衡。

（1）近端小管（proximal tubule, PT） 与肾小体尿极相连，是肾小管中最粗、最长的一段，管腔不甚规则，分为颈段、曲部和直部。近端小管是碳酸酐酶抑制药作用的靶部位。

近端小管颈段是肾小体和近端小管曲部之间的移行部，结构具有种属差异，部分动物（如大鼠）缺如。

近端小管的曲部又称近曲小管（proximal convoluted tubule, PCT），位于肾小体周围，构成大部分皮质迷路。光镜下小管外径较大，管腔狭小而且不规则。管壁上皮细胞呈立方形或锥形，体积较大，分界不清，胞质为强嗜酸性；胞核大而圆，靠近细胞基底部，着色浅，核仁明显；细胞游离面有刷状缘（brush border），基底部有纵纹（longitudinal striation）（图 1-4）。在电镜下（图 1-5），可见小管上皮细胞游离面上的刷状缘是由大量较长的微绒毛排列构成，扩大细胞表面重吸收面积。基底部细胞膜内陷形成许多纵形的质膜内褶，内褶之间的胞质内有大量纵形排列的线粒体，质膜内褶和线粒体共同构成光镜下的基底纵纹。细胞侧面可伸出较大的嵴，嵴的下半部又发出许多指状侧突，相邻细胞的侧突伸入临近的质膜内褶中相互交叉，故光镜下上皮细胞分界不清。侧突和质膜内褶的细胞膜合称基底侧膜，其上有 Mg^{2+} 依赖的 Na^+，K^+-ATP 酶，可将细胞内 Na^+ 泵入周围的细胞间质，是近端小管主动重吸收的动力。

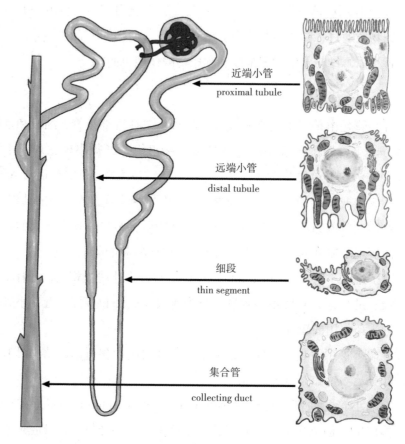

近端小管
proximal tubule

远端小管
distal tubule

细段
thin segment

集合管
collecting duct

图 1-4　肾小管各段和集合管上皮细胞结构模式图

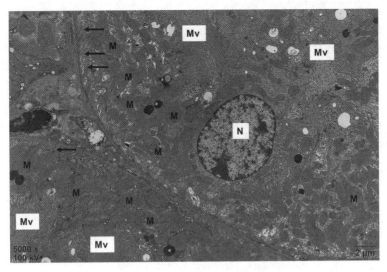

图 1-5　小鼠肾脏近曲小管超微结构电子显微镜图像（×6000）

Mv. 近端小管微绒毛；N. 细胞核；M. 线粒体；黑色箭头所指为质膜内褶

近端小管直部简称近直小管（proximal straight tubule, PST），位于髓放线，构成了髓袢降支的粗段。其结构与曲部相似，只是上皮细胞略矮，管腔较大；微绒毛较短，侧突以及质膜内褶不如近端小管曲部发达，线粒体较少且排列紊乱，提示其重吸收功能较弱。

（2）细段　细段为连接近端小管直部和远端小管直部之间的细直管道部分，三者连成"U"字形的髓袢，故又称髓袢细段，包括髓袢降支细段和髓袢升支细段。浅表肾单位的细段较短，又称短袢肾单位，仅参与组成髓袢降支，在袢转折处与升支粗段连接。髓旁肾单位的细段较长，又称长袢肾单位，数量较少，仅达肾单位总数的 10%~20%。降支细段可达内髓甚至肾乳头再返折上行形成长的升支细段，在髓质外带、内带交界处与升支粗段连接。长袢肾单位是逆流倍增机制的结构基础，在尿液的浓缩与稀释过程中发挥重要作用，但由于其血液循环不如短袢肾单位丰富，易受损伤。

细段管径较细，由单层扁平上皮细胞构成，胞质清晰，细胞核部分突入管腔；细胞游离面无刷状缘，但有一些散在分布的微绒毛；基底面有少量质膜内褶。细段上皮薄，有利于水和离子的通透，在维持肾髓质高渗和尿浓缩机制中发挥重要作用（图 1-6）。

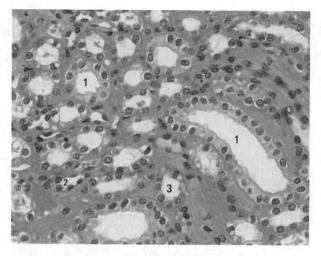

图 1-6　人肾髓质光镜图（×400）

1. 集合管；2. 细段；3. 远直小管

（3）远端小管（distal tubule, DT）　根据走形和分布，远端小管分为远端小管直部（远直小管）和远端小管曲部（远曲小管）。远端小管管径较细，管腔较大而规则，长度相对较短。光镜下远端小管的上皮细胞呈矮立方形，细胞质呈弱嗜酸性，染色较浅，核圆，位于细胞中央或靠近腔面，细胞游离面无刷状缘，基底纵纹明显。电镜下，管壁上皮细胞表面有少量短小的微绒毛，基部质膜内褶发达，褶间有许多纵行排列的线粒体（图 1-7）。

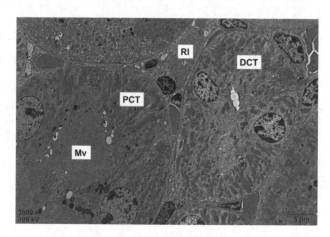

图 1-7　小鼠肾脏近曲小管和远曲小管超微结构电子显微镜图像（×3000）

Mv. 近端小管微绒毛；PCT. 近曲小管；RI. 肾间质

远直小管（distal straight tubule, DST）构成了髓袢的一部分，又称为髓袢升支粗段，大多位于内髓靠近外髓处，与细段相移行，并经髓放线返回所属的肾小体附近，分为髓质段和皮质段。在髓旁肾单位中，升支细段在髓质内带与外带区交界处移行为粗段。而在浅表肾单位中，细段是在袢曲折处或刚完成曲折处形成升支粗段，因此可以没有升支细段。髓袢升支粗段是袢利尿药作用的靶部位。

远曲小管（distal convoluted tubule, DCT）始于致密斑，盘绕在所属的肾小体周围，后与集合管相通。与远直小管相比，远曲小管的细胞高度增加，胞质清亮。电镜下，细胞表面有许多小的微皱襞，侧突发达，呈指状镶嵌；基底部质膜内褶较丰富，可深达细胞高度的 2/3 甚至 3/4，可见大量的长条形线粒体分布于褶间胞质；细胞间可见紧密连接和中间连接。远曲小管是重吸收 Na^+、Cl^-、Ca^{2+} 和排出 K^+、H^+、NH_3 的重要部位，对调节机体的水电解质平衡及维持体液的酸碱平衡发挥重要作用。远曲小管的功能活动受激素的调节，如肾上腺皮质分泌的醛固酮能促进其重吸收 Na^+；神经垂体分泌的抗利尿激素可促进其对水的重吸收，使尿液浓缩，尿量减少。远曲小管是噻嗪类利尿药作用的靶部位。

（二）集合管

集合管系统包括连接小管和集合管。连接小管连接远端小管曲部和集合管，位于皮质迷路。浅表肾单位的连接小管直接汇入集合管，而皮质中层和髓旁肾单位的连接小管先汇合成弓形集合管，再汇入髓放线中的集合管。集合管沿皮质髓放线经外髓、内髓，沿途不断合并其他集合管，进入肾锥体的乳头，管径变粗称为乳头管，最终通过乳头孔开口于肾小盏。根据位置和走行，集合管分为皮质集合管（髓放线内）、外髓集合管和内髓集合管三部分。

从皮质到肾乳头，集合管的管径逐渐增粗，管壁上皮由单层立方状逐渐增高为单层柱状，至乳头管处为高柱状上皮（图 1-6）。光镜下的集合管上皮细胞界限清晰，胞质着色淡而明亮，核圆，位于细胞中央。电镜下（图 1-8）的集合管上皮由主细胞（又称亮细胞）和闰细胞（又称暗细胞）组成，两种细胞在集合管的不同部位所占比例不同，由皮质向髓质移行过程中主细胞可从 60% 增加至 90%，而闰细胞的数量逐渐减少，至内髓消失。

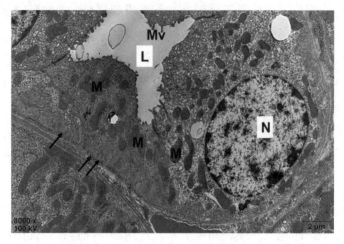

图 1-8　小鼠肾脏集合管超微结构电子显微镜图像（×5000）

L. 管腔；N. 细胞核；M. 线粒体；黑色箭头所指为质膜内褶

　　主细胞数量多，细胞核较大而圆，位于细胞中央，染色质较浅；细胞游离面以少量短小的微绒毛和一根长纤毛为特征；基底部质膜内褶较浅，质膜内褶内无细胞器分布；胞质内细胞器少，卵圆形的线粒体散在质膜内褶上方的胞质中；但在顶部胞膜下方可见微丝微管交织成密集的网状结构，具有限制细胞过度膨胀的作用。微丝微管间存在与细胞膜腔面垂直或斜行排列的长形小泡，富含水通道蛋白（aquaporin, AQP）AQP2，其上膜过程受抗利尿激素调节，是调控集合管水重吸收速率的关键因素。细胞基底膜还有 AQP3 和 AQP4 通透水，共同参与水的重吸收，其中 AQP3 对甘油和尿素也具有通透性。内髓集合管细胞表达尿素通道蛋白（urea transporter, UT）UT-A1 和 UT-A3，UT-A1 表达于主细胞的管腔膜和细胞囊泡膜，其上膜受抗利尿激素调节，是介导尿素重吸收的关键通道蛋白；UT-A3 表达于主细胞的基底膜，参与尿素的重吸收过程。二者共同介导该段集合管对尿素的通透性，对尿素在髓质带的重吸收，建立肾髓质组织的高渗透压方面发挥重要作用。

　　闰细胞散在分布于主细胞之间，皮质集合管内较多，髓质内逐渐减少至内髓消失。闰细胞分为 A 型和 B 型，A 型细胞腔面表达 H^+-ATP 酶，与 H^+ 分泌和 HCO_3^- 重吸收有关；B 型腔面表面积小，微绒毛和突起稀少，基底和侧膜

表达 H^+–ATP 酶，可重吸收 H^+ 和分泌 HCO_3^-。A 型和 B 型闰细胞可能为同一细胞根据体内酸碱变化出现的不同功能状态。

集合管是肾脏调节水和电解质平衡的最后部位，通过重吸收 H_2O、Na^+ 和尿素，排出 K^+、H^+ 和 NH_3 等，对尿液浓缩和维持体液的酸碱平衡发挥重要作用；其功能也受抗利尿激素和心房钠尿肽等调节，从而精确控制终尿量及尿中的各种成分。集合管是保钾利尿药、渗透性利尿药作用的靶部位。

（三）球旁复合体

球旁复合体（juxtaglomerular complex）又称肾小球旁器（juxtaglomerular apparatus），位于肾小体血管极处的三角形区域内，由球旁细胞、致密斑、极周细胞和球外系膜细胞组成，致密斑为三角区的底，入球小动脉和出球小动脉为三角区的两边，球外系膜细胞位于三角区中心。致密斑是一种渗透压感受器，可感受远端小管内 Na^+ 浓度的变化。当 Na^+ 浓度降低时，致密斑将信息传递给球旁细胞，促使其分泌肾素调节入球小动脉的血管张力，从而控制肾小球的滤过率，同时增强远端小管和集合管对 Na^+ 的重吸收。

（四）肾间质

肾间质（renal interstitium）是位于泌尿小管和血管之间的结缔组织，由间质细胞、网状纤维、胶原纤维及半流动状态的细胞外基质组成，由皮质向髓质逐渐增加，肾乳头最多。间质细胞包括成纤维细胞、骨髓源性细胞、载脂间质细胞和血管周细胞等。肾间质的细胞外基质由糖胺多糖和基质液组成，含有经泌尿小管重吸收后输送至毛细血管的水和溶质，髓质内糖胺多糖的含量可达皮质的 3~12 倍，主要为硫酸肝素、硫酸皮质素和透明质酸。

皮质肾间质包括分布于皮质泌尿小管和毛细血管之间的小管周间质和沿皮质动脉周围分布的动脉周间质，间质细胞主要为成纤维细胞和骨髓源性细胞。小管周间质是重吸收物质进行交换和平衡的缓冲区，促进其回流至血液。动脉周间质可见粗大的胶原纤维束包绕在皮质动脉血管周围，内含有毛细淋巴管和皮质静脉血管，大分子物质和过量的间质液可由此进入毛细淋巴管。

髓质肾间质包括外髓外纹、外髓内纹和内髓三个部分。外髓外纹的间质较少；外髓内纹血管束间的间质多见；内髓尤其是肾乳头，间质最多。外髓外纹、内纹因出现许多平行但反向排列的管道，肾间质的减少有利于邻近的管道逆流摄取溶质并防止溶质向皮质扩散而丢失。外髓内纹束间间质的增加为平衡溶质提供空间。内髓间质的增加是通过糖胺多糖降低间质内水和溶质的流动性，确保泌尿小管和血管之间的物质交换和平衡调节的有序进行。肾间质中，成纤维细胞可合成促红细胞生成素；载脂间质细胞在肾乳头内分布最多，细胞长轴与髓袢或邻近直小血管长轴相互垂直，可产生糖胺多糖、前列腺素和其他降压物质；骨髓源性细胞位于髓质外带及髓质内带的外部，具有吞噬功能和降解髓质内糖胺多糖的功能；血管周细胞的功能尚不清楚。

三、肾脏的血管、淋巴管和神经

（一）肾脏的血管

肾脏的血液供应丰富，主要分布在皮质。肾动脉的第一级分支在肾门处通常分为较粗的前支和较细的后支；各分支在肾内呈节段性分布，称肾段动脉。肾段动脉发出叶动脉，至锥体前分为2~3条叶间动脉，走行在髓质肾柱中；在髓质和皮质交界处分出与肾表面平行的弓状动脉；弓状动脉垂直发出进入皮质迷路的小叶间动脉。小叶间动脉行向皮质浅面时，沿途不断发出侧支形成入球小动脉，在肾小体内形成毛细血管袢；少数分支穿出肾表面进入肾被膜，与肾上腺下动脉等分支参与形成被膜下毛细血管网。

肾小体内的血液经出球小动脉离开肾小体，皮质肾单位和髓旁肾单位的出球小动脉在管径大小、组织结构和分布方式等方面差异较大。首先，皮质肾单位的出球小动脉管径仅为入球小动脉的一半，管壁仅有单层平滑肌细胞；髓旁肾单位的出球小动脉管径大于入球小动脉，管壁有多层平滑肌细胞。其次，皮质肾单位的出球小动脉形成致密的球后毛细血管网（又称管周毛细血管网），分布于相应的肾小管周围；髓旁肾单位的出球小动脉除形成管周毛细血管网外，大部分向下越过弓状动脉，形成直小血管降支进入髓质；并在下行时分支到髓质肾小管和集合管周围形成毛细血管网；毛细血管网的静脉端汇合形成直小血管升支向上返回，因此在髓质内形成大量 U 形血管襻。血管襻降支为动脉支，其血管内皮细胞膜上表达水通道 AQP1 和尿素通道 UT–B，分别对水和尿素的重吸收有重要的意义；升支为静脉支，其内皮细胞存在微孔，可通透小分子。直小血管降支和升支密切伴行形成逆流交换机制参与尿浓缩过程。

皮质内肾小管周围毛细血管网汇集成小叶间静脉，与小叶间动脉伴行；肾被膜下毛细血管网汇聚成的星形静脉也汇入小叶间静脉。小叶间静脉经过皮质髓质交界处，接受部分髓质内血管襻的直小血管升支（静脉支），再汇入弓状静脉，依次经叶间静脉、肾静脉离开肾脏，汇入下腔静脉。

（二）肾脏的淋巴管

肾脏淋巴管分为肾内淋巴管丛和肾周淋巴管丛，二者间有广泛的吻合。肾内淋巴管丛分为浅、深两组，浅组位于肾纤维膜深面，引流肾被膜及其附近的淋巴；深组位于肾内血管周围，引流肾实质的淋巴。深组淋巴管起始于分布在小叶间动脉与其周围肾小管之间动脉周围间质内的毛细淋巴管，沿相应的血管依次汇合成小叶间淋巴管、弓形淋巴管和叶间淋巴管。浅、深两组淋巴管在肾门处吻合成较粗的淋巴管，汇入主动脉旁淋巴结。肾周淋巴管丛的毛细淋巴管主要分布于肾周脂肪囊内，可直接汇入主动脉旁淋巴结。

（三）肾脏的神经

肾脏接受来自肾丛的交感神经和副交感神经的双重支配，并有内脏感觉神经分布。交感神经为主要支配神经，副交感神经仅分布于肾盂平滑肌处。交感神经节前神经元胞体位于脊髓第 12 胸节至第 2 腰节的中间外侧柱，轴突经过椎旁神经节形成内脏大神经，至腹腔神经节和主动脉肾节换元。交感神经节后纤维伴随肾动脉进入肾门后，分布于肾内所有动脉管壁、肾小管和球旁细胞，分泌去甲肾上腺素调节肾血流量、肾小球滤过率、肾小管重吸收和肾素的释放。肾脏的感觉神经为游离神经末梢，可能源自肾小球小动脉的机械感受器。

第二节
肾脏的功能

肾脏的主要功能是生成尿液及内分泌作用。尿液的生成是排出体外摄取和体内代谢产生废物的重要途径，有助于维持体液平衡、酸碱平衡以及内环境的稳定。内分泌功能通过合成和释放肾素调节动脉血压、产生促红细胞生成素刺激骨髓红细胞的生成，还能生成缓激肽等参与肾血流量的调节。本节重点介绍尿浓缩机制及相关的研究进展。

一、尿液的生成和排出

尿液生成的环节包括肾小球滤过产生原尿，肾小管和集合管对尿液选择性重吸收和分泌形成终尿排出，每个环节有其独特的生理学机制。

（一）肾血流量的特点及调节

肾血流（renal blood flow, RBF）是肾脏实现其功能的前提，有其相应的特点和调节机制。

1. 肾血流量的特点

肾脏具有血供丰富、血流量极性分布和双重毛细血管网并存的特点。血供丰富体现为：正常成人安静时每分钟心输出量的 1/5~1/4（约 1200ml）流经肾脏，丰富的血供是实现其功能的基础。与此同时，肾血流量分布极不均衡：94% 的血液供应肾皮质，约 5% 供应外髓，供应内髓的不到 1%，故肾血流量通常指肾皮质血流量，体现其滤过功能。肾脏的两套毛细血管网为肾小球毛细血管网和肾小管周围毛细血管网。肾小球毛细血管网中，皮质肾单位的出球小动脉管径仅为入球小动脉的一半，有利于肾小球的滤过；肾小管周围毛细血管网的血压较低而血浆胶体渗透压高，有利于肾小管的重吸收。近髓肾单位的出球小动脉分支形成 U 型的直小血管是维持肾髓质高渗状态的重要因素。

2. 肾血流量的调节

肾脏丰富的血供可随个体所处的外界环境和体内状态的变化进行相应的精细调节，以维持相对稳定的状态，具体分为自身调节和神经体液调节。

（1）肾血流量的自身调节　肾血流量受到肾脏血液灌注的动力（肾动脉血压）和阻力（肾血管）因素的共同调节。在排除外来神经、体液因素影响的条件下，当肾灌注压在 80~160mmHg 范围内变动时而肾血流量却相对恒定的现象，称为肾血流量的自身调节，维持肾小球滤过率处于相对恒定的状态。

肾血流量自身调节的机制可用肌源性和管 – 球反馈两种学说进行解释。

①肌源性学说：肾血管平滑肌中的牵张感受器可感受跨壁血压变化的刺激。在一定范围内，肾灌注压增高激活肾小球入球动脉平滑肌细胞膜上 Ca^{2+} 通道，促使血管平滑肌收缩，血流阻力增大而保持肾血流量稳定；而肾灌注压下降减少平滑肌的牵张刺激，血管平滑肌舒张，血流阻力减小来稳定肾血流量。灌注压 80mmHg 和 160mmHg 分别是血管平滑肌舒张和收缩的极限，自身调节机制可发挥效应。当肾灌注压超出此范围时，肾血流量的自身调节就无法维持，肾血流量将随血压的变化而变化。罂粟碱、水合氯醛或氰化钠等药物可抑制血管平滑肌，导致自身调节减弱或消失。

②管 – 球反馈（tubuloglomerular feedback, TGF）：是指肾小管中小管液的流量变化反馈性调节肾血流量和肾小球滤过率的现象。肾血流量增加导致肾小球滤过率、远曲小管致密斑小管液流量相应增加，小管液中 NaCl 浓度的增加可使入球动脉收缩，减少肾血流量和肾小球滤过率直至正常。反之，肾血流量和肾小球滤过率减少时，流经致密斑的小管液流量中 NaCl 浓度下降，降低入球动脉的阻力而升高肾小球毛细血管静水压。与此同时，球旁细胞释放肾素，通过肾素 – 血管紧张素系统生成的血管紧张素Ⅱ收缩出球小动脉、升

高肾小球毛细血管静水压，增加肾小球滤过率至正常水平。

（2）肾血流量的神经和体液调节 肾脏主要受交感神经调节。安静时，肾交感神经的紧张性活动使血管平滑肌保持一定的收缩性；肾交感神经活动增强时，肾血管强烈收缩而减少肾血流量。

体液中的肾上腺素、去甲肾上腺素、血管升压素、血管紧张素 II 和内皮素等都能收缩肾血管，减少肾血流量。肾组织中生成的 PGE_2、PGI_2 和 NO 等引起肾血管舒张，使肾血流量增加；而腺苷则引起入球动脉收缩，肾血流量减小。

综上所述，正常血压情况下，肾脏主要通过自身调节来维持肾血流量和肾小球滤过率的相对稳定，保持尿液生成。紧急情况如剧烈运动、大出血、中毒性休克、缺氧等，通过交感神经兴奋和肾上腺髓质激素等使全身血流量重新分布，肾血流量减少，以保证重要器官如心、脑的血液供应。

（二）肾小球的滤过功能

肾小球的滤过功能是指血液流经肾小球毛细血管时，血浆中除大分子蛋白质、血细胞外，其余成分都能通过滤过膜滤入肾小囊形成原尿（initial urine），即超滤液的过程，每天形成的超滤液总量高达 180L。

1. 肾小球滤过的结构基础和动力

滤过膜是实现滤过功能的结构基础。滤过膜三层结构（内层为毛细血管有孔内皮，中间层为血管球基膜，外层为足细胞足突间裂隙膜）通过发挥机械屏障和电化学屏障作用，滤过血浆。

在肾小球滤过过程中，促进超滤的动力与对抗超滤的阻力之间的差值构成有效滤过压，是肾小球滤过的动力。有效滤过压 = 肾小球毛细血管血压 —（血浆胶体渗透压 + 肾小囊内压）。从肾小球毛细血管入球端到出球端，血浆胶体渗透压逐渐升高使得滤过阻力逐渐增大，有效滤过压逐渐下降；当滤过阻力与滤过动力相等时，有效滤过压下降为零，达到滤过平衡（filtration equilibrium）而停止滤过，该点称为滤过平衡点。由此可见，肾小球从入球动脉端到滤过平衡点前的这一段才有滤过作用，滤过平衡点越靠近入球动脉端，有效滤过的毛细血管长度就越短，肾小球滤过率就越低。反之亦然。

2. 肾小球滤过功能的指标

单位时间内（每分钟）肾脏产生的超滤液量称为肾小球滤过率（glomerular filtration rate, GFR），正常人平均值为 125ml/min，但存在个体差异，临床上通过检测菊粉清除率和内生肌酐清除率等方法来测定。肾小球滤过率和肾血浆流量（renal plasma flow）的比值称为滤过分数（filtration fraction, FF），正常人在安静状态下的滤过分数值为 19%，即 19% 的血浆滤过到肾小囊腔形成超滤液。这两个数值可作为衡量肾功能的重要指标。

3. 肾小球滤过率的影响因素

肾小球滤过率受到有效滤过压、肾血浆流量、滤过系数等因素的影响。

（1）有效滤过压对肾小球滤过率的影响　肾小球毛细血管血压在 80~160mmHg 范围内受肾血流量的自身调节保持相对恒定，故肾小球滤过率基本不变；超出该范围后，如急性大失血导致动脉血压降到 40~50mmHg 以下使得肾小球滤过率将下降到零，尿生成停止。

肾小囊内压是肾小球滤过的阻力，正常情况下稳定保持在 10mmHg。病理情况下，如肾盂或输尿管结石、肿瘤压迫或其他原因引起小管液或终尿不能排出，引起囊内压升高而降低有效滤过压，减少肾小球滤过率。

血浆胶体渗透压也是肾小球滤过的阻力，正常情况下保持稳定。当快速输液稀释血浆蛋白、肝功能受损引起血浆蛋白合成减少，或因肾脏疾病发生蛋白尿时，均可降低血浆胶体渗透压，升高有效滤过压，增加肾小球滤过率。

（2）肾血浆流量对肾小球滤过率的影响　肾血浆流量对肾小球滤过率的影响主要体现在对滤过平衡点位置的影响。肾血浆流量增加，滤过平衡点靠近出球动脉端，甚至肾小球毛细血管的全长都参与滤过，不出现滤过平衡，因此有效滤过面积增加，肾小球滤过率增加；反之亦然，在严重缺氧、大失血等病理情况下，由于交感神经兴奋，肾血流量和肾血浆流量将显著减少，肾小球滤过率减少。

（3）滤过系数对肾小球滤过率的影响　滤过系数（filtration coefficient, K_f）

是指在单位有效滤过压的驱动下，单位时间通过滤过膜的滤液量，是滤过膜有效通透系数（K）和滤过膜面积（S）的乘积，可受肾小球滤过膜中系膜细胞的调节。正常情况下，双肾肾小球处于功能状态时的滤过面积较为稳定；病理情况下，参与滤过的肾小球数量减少，有效滤过面积减少，肾小球滤过率降低，导致少尿甚至无尿。

（三）肾小管、集合管的物质转运功能

正常人每天经肾小球滤过的超滤液（原尿）达 180L，而终尿仅为 1.5L 左右，表明原尿流经肾小管和集合管的过程中，约 99% 的水分被重吸收，以及超滤液中的葡萄糖和氨基酸全部被肾小管重吸收；Na^+、Cl^-、HCO_3^-、K^+、尿素等被不同程度的重吸收；肌酐、尿酸、H^+ 和 K^+ 等被肾小管分泌入管腔随尿排出。因此，肾小管和集合管上皮细胞对小管液中的各种物质进行选择性重吸收和主动分泌或排泄。

1. 肾小管和集合管的物质转运方式

肾小管和集合管对物质的重吸收包括被动转运和主动转运两种。

（1）被动转运　是指溶质顺电化学梯度通过小管上皮细胞的过程，包括单纯扩散、易化扩散、渗透和溶剂的拖曳（solvent drag）。渗透压差是水转运的动力。溶剂的拖曳是指当水分子被重吸收时，部分溶质可随水分子的重吸收而一起转运。

（2）主动转运　是指溶质逆电化学梯度通过小管上皮细胞的过程，需要消耗能量。根据能量来源的不同，分为原发性主动转运和继发性主动转运。

原发性主动转运（简称为主动转运）所消耗的能量由 ATP 水解直接提供，如 Na^+ 泵、质子泵等。继发性主动转运所需的能量来自其他溶质顺电化学梯度转运时释放的能量，间接与 Na^+ 的转运相关联，包括 Na^+-葡萄糖、Na^+-氨基酸等同向转运和 Na^+-H^+、Na^+-K^+ 等逆向转运。此外，肾小管上皮细胞还可通过入胞方式重吸收少量小管液中的小分子蛋白质。

2. 肾小管和集合管的重吸收途径

肾小管和集合管的重吸收通过跨细胞途径和细胞旁途径。跨细胞途径是

指小管液中溶质经肾小管上皮细胞管腔膜进入细胞内，经过一定方式跨过基底膜进入细胞间液后进入血液完成吸收的过程。细胞旁途径是指小管液中某些溶质或水分子通过肾小管上皮细胞之间的紧密连接进入细胞间液后进入血液的过程。

3. 肾小管和集合管中几种物质的重吸收和分泌

（1）Na^+、Cl^- 和 H_2O 的重吸收

①近端小管：肾小球滤过的超滤液流经近端小管时，小管液中大约 65%~70% 的 Na^+、Cl^- 和 H_2O 被重吸收，以跨细胞途径为主。

在近端小管前半段，Na^+ 进入上皮细胞的过程与 H^+ 的分泌和葡萄糖、氨基酸的转运相耦联。上皮细胞基底侧膜上 Na^+ 泵将 Na^+ 泵到细胞间隙，降低胞内 Na^+ 浓度。管腔膜上 Na^+–H^+ 交换体逆向转运，将细胞内的 H^+ 分泌到小管液中，小管液中的 Na^+ 顺浓度梯度进入上皮细胞；小管液中的 Na^+ 还与上皮细胞管腔膜上的 Na^+– 葡萄糖、Na^+– 氨基酸共转运体结合，Na^+ 顺电化学梯度通过管腔膜时释放的能量将葡萄糖、氨基酸同向转运入细胞内；进入细胞内的葡萄糖、氨基酸以易化扩散的方式经细胞基底侧膜进入细胞间隙。故细胞间隙中的 Na^+、葡萄糖、氨基酸浓度升高，渗透压升高，带动水进入细胞间隙，提高细胞间液静水压，经上皮细胞间的紧密连接，促进 Na^+ 和水进入毛细血管而被重吸收。由于 Na^+–H^+ 交换使细胞内的 H^+ 分泌到小管液中，小管液中的 HCO_3^- 被重吸收，留在小管液中的 Cl^- 浓度高于周围的细胞间液。

近端小管后半段中，绝大多数的葡萄糖、氨基酸已被重吸收，而 Cl^- 顺浓度梯度经细胞旁途径进入细胞间液而被重吸收回血。Cl^- 被动重吸收使得小管液中正离子相对较多，造成管内外电位差，促使 Na^+ 顺电位梯度经细胞旁路而被动重吸收。与此同时，上皮细胞管腔膜存在 Na^+–H^+ 和 Cl^-–HCO_3^- 交换体，其结果使 Na^+、Cl^- 进入细胞内，H^+、HCO_3^- 进入小管液，进入细胞内的 Cl^- 由基底侧膜上 K^+–Cl^- 共转运体转运到细胞间液后吸收入血。H^+、HCO_3^- 进入小管液后形成 H_2CO_3，最后以 CO_2 形式进入细胞。

综上所述，在近端小管前半段，Na^+ 主要与 HCO_3^-、葡萄糖和氨基酸一起

被重吸收；而在近端小管后半段，Na^+ 主要与 Cl^- 同时被重吸收。水随 NaCl 等溶质在渗透压的作用下通过紧密连接和跨上皮细胞两条途径重吸收，故近端小管对物质的重吸收为等渗性重吸收，小管液为等渗液。

②髓袢：小管液在流经髓袢的过程中，约 15%~20% 的 NaCl、15% 水被进一步重吸收，这些物质的重吸收在尿液稀释和浓缩机制中具有重要意义。在髓袢降支细段，Na^+ 泵活性很低，细胞对 Na^+ 重吸收很少但对水的通透性较高，水在肾髓质组织间高渗液的作用下被重吸收。当小管液在髓袢降支细段内流动时，NaCl 浓度逐渐升高，到髓袢折返部时最高，与肾髓质组织间液的 NaCl 存在浓度差。髓袢升支细段不通透水，通透 Na^+、Cl^-，NaCl 便不断顺浓度梯度扩散至组织间液，使得沿髓袢升支细段流动的小管液渗透压逐渐降低。

髓袢升支粗段是 NaCl 重吸收的重要部位，采用 Na^+：K^+：$2Cl^-$ 同向转运模式完成 NaCl 的继发性主动重吸收。首先，髓袢升支粗段上皮细胞基底侧膜上的 Na^+ 泵将细胞内 Na^+ 泵向组织间液，造成小管腔内与细胞内 Na^+ 之间的浓度梯度；其次，Na^+ 与管腔膜上 Na^+：K^+：$2Cl^-$ 共转运体（NKCC）结合，形成复合物，Na^+ 顺电化学梯度从小管液进入上皮细胞的同时将 $2Cl^-$ 和 K^+ 一起转运至细胞内；最后，进入细胞内的 Na^+、Cl^- 和 K^+ 各有去向，基底膜上 Na^+ 泵将 Na^+ 泵入细胞间液后而进入血液，Cl^- 经基底膜上的 Cl^- 通道出细胞后进入血液，而 K^+ 则顺浓度梯度由管腔膜返回小管腔内，并使小管液呈正电位。以上三种离子再与 NKCC 结合，继续参与 Na^+：K^+：$2Cl^-$ 的同向转运，任何一种离子缺乏都会影响其他两种离子的转运。小管液中的阳离子如 Na^+、K^+、Ca^{2+} 等在电位差的作用下，经细胞旁途径被动重吸收。

髓袢升支粗段对水的通透性很低，使其留在小管腔内；而 NaCl 被上皮细胞重吸收至组织间液，从而造成小管液低渗，肾髓质组织间液高渗，这种水和盐重吸收的分离，有利于尿液的浓缩和稀释。

哇巴因抑制 Na^+ 泵后，Cl^- 的转运受阻，说明 Na^+ 泵活动是 Cl^- 重吸收的重要前提。呋塞米和依他尼酸能抑制 NKCC 介导的 Na^+：K^+：$2Cl^-$ 同向转运，所以能抑制髓袢对 Na^+、Cl^- 的重吸收，使肾髓质的高渗梯度无法形成而产生利尿作用。

③远曲小管和集合管：重吸收约 12%NaCl、一定量的水。Na^+ 的重吸收主要受醛固酮调节，水的重吸收主要受抗利尿激素（血管升压素）调节。

在远曲小管初段，上皮细胞对水的通透性很低，主动重吸收 NaCl 继续产生低渗的小管液。Na^+ 在远曲小管和集合管的重吸收是逆电化学梯度进行的。小管液中 Na^+、Cl^- 通过 Na^+–Cl^- 共转运体（NCC）进入细胞内，Na^+ 泵将细胞内 Na^+ 泵至细胞间液，Cl^- 经 Cl^- 通道扩散进入细胞间液。噻嗪类利尿药可抑制 NCC，抑制 Na^+、Cl^- 的重吸收，水重吸收减少而产生利尿作用。

远曲小管后段和集合管含有主细胞和闰细胞。主细胞重吸收 Na^+ 和水，分泌 K^+。闰细胞则主要分泌 H^+。主细胞基底侧膜上的 Na^+ 泵是维持细胞内的低 Na^+ 浓度，促进小管液中的 Na^+ 顺电化学梯度进入细胞的动力。Na^+ 重吸收形成的电位梯度使小管液中 Cl^- 经细胞旁途径而被动重吸收，也成为 K^+ 从细胞内分泌入小管腔的动力。利尿药阿米洛利是一种 Na^+ 通道阻滞药，抑制远曲小管和集合管上皮细胞中的 Na^+ 通道，减少 Na^+ 的重吸收，同时也减少 Cl^- 和水的重吸收达到利尿的作用。

集合管对水的重吸收取决于集合管主细胞对水的通透性。主细胞管腔膜及胞质的囊泡内含有水通道蛋白 AQP2，基底侧膜上有 AQP3、AQP4 分布，迁移至上皮细胞管腔膜上 AQP2 的数量决定了上皮细胞对水的通透性，而 AQP2 的上膜受抗利尿激素控制，故远曲小管和集合管对水的重吸收是调节性重吸收。

（2）K^+ 的重吸收和分泌　肾小球滤过的 K^+ 65%~70% 在近端小管被重吸收，25%~30% 在髓袢被重吸收，这两部分的重吸收比例相对固定。远曲小管和集合管既能重吸收 K^+，也能分泌 K^+，受多种因素调节。肾脏对 K^+ 的排出量取决于肾小球的滤过量、肾小管对 K^+ 的重吸收量和分泌量，但影响 K^+ 排出的最主要因素是远曲小管和集合管分泌的 K^+。小管液中 K^+ 浓度为 4mmol/L，远低于细胞内的 K^+ 浓度 150mmol/L，因此，K^+ 通过管腔膜重吸收是逆浓度梯度进行的，机制尚不清楚。远曲小管的后段和集合管的主细胞能分泌 K^+，闰细胞则重吸收 K^+。

K^+ 分泌的动力：远曲小管后段和集合管的小管液中，由于 Na^+ 的主动重吸收，使管腔内带负电位（–10~–40mV），这种电位梯度成为 K^+ 从细胞内分泌至小管腔的动力。Na^+ 进入主细胞后，又可刺激基底侧膜上的 Na^+ 泵，使更多的 K^+ 从细胞外液中泵入细胞内，提高细胞内的 K^+ 浓度，增加细胞内和小管液之间的 K^+ 浓度梯度，从而促进 K^+ 分泌。在远曲小管后段和集合管的主细胞内的 K^+ 浓度明显高于小管液中的 K^+ 浓度，K^+ 便顺浓度梯度从细胞内通过管腔膜上的 K^+ 通道进入小管液。因此，K^+ 的分泌与 Na^+ 的重吸收有密切的关系。

（3）Ca^{2+} 的重吸收和排泄　血浆中约 50% 的 Ca^{2+} 与血浆蛋白结合而无法滤过，游离状态的 Ca^{2+} 经肾小球完全滤过。滤过的 Ca^{2+} 约 70% 在近端小管重吸收，20% 在髓袢、9% 在远曲小管和集合管被重吸收，小于 1% 的 Ca^{2+} 随尿排出。

近端小管对 Ca^{2+} 的重吸收约 80% 由溶剂拖曳的方式经细胞旁途径进入细胞间隙，约 20% 经跨细胞途径被重吸收。上皮细胞内的 Ca^{2+} 浓度远低于小管液中的 Ca^{2+} 浓度，故细胞内的电位相对于小管液为负，在电化学梯度驱使下 Ca^{2+} 从小管液进入上皮细胞内，细胞内的 Ca^{2+} 则经过基底膜上的 Ca^{2+}-ATP 酶和 Na^+-Ca^{2+} 交换体逆电化学梯度转运到细胞外。髓袢降支细段和升支细段对 Ca^{2+} 不通透，仅髓袢升支粗段对 Ca^{2+} 具有通透性，可能存在被动和主动两种重吸收方式。在远曲小管和集合管，小管液电位为负，Ca^{2+} 的重吸收是跨细胞途径的主动重吸收。

（4）HCO_3^- 的重吸收与 H^+ 的分泌

①近端小管：正常情况下，经肾小球滤过的 HCO_3^- 约 80%~85% 在近端小管重吸收。血液中的 HCO_3^- 以 $NaHCO_3$ 的形式存在，当滤液中的 $NaHCO_3$ 进入肾小管后可解离成 Na^+ 和 HCO_3^-。通过近端小管上皮细胞膜上 Na^+-H^+ 逆向交换体，H^+ 由细胞内转运到小管液中，Na^+ 则进入细胞内。

由于小管液中的 HCO_3^- 不易透过管腔膜，它与分泌的 H^+ 结合生成 H_2CO_3，H_2CO_3 迅速分解为 CO_2 和水。CO_2 脂溶性很高，能迅速通过管腔膜进入细胞内，在细胞内碳酸酐酶的作用下，与水结合生成 H_2CO_3，又解离成 H^+ 和 HCO_3^-。H^+ 可通过 Na^+-H^+ 交换从细胞分泌到小管液中，细胞内大部分 HCO_3^- 与其他离子以同向转运的方式进入细胞间液后入血；小部分以 Cl^--HCO_3^- 逆向交换体进行转运进入小管腔。如果滤过的 HCO_3^- 量超过了分泌的 H^+，HCO_3^-

就不能全部被重吸收，余下的随尿排出体外。乙酰唑胺可抑制碳酸酐酶的活性，因此 Na^+-H^+ 交换减少，Na^+ 和 HCO_3^- 重吸收相应减少，$NaHCO_3$、$NaCl$ 和水的排出增加而利尿。此外，细胞内有一小部分 H^+ 还可通过管腔膜上的 H^+-ATP 酶主动分泌到小管液中。由于肾小管重吸收 HCO_3^- 是以 CO_2 的形式而非 HCO_3^-，故近端小管液中的 CO_2 透过管腔膜的速度明显高于 Cl^- 的转运速度，HCO_3^- 的重吸收先于 Cl^- 的重吸收。

近端小管是 H^+ 分泌的主要部位，以 Na^+-H^+ 逆向交换为主，每个 H^+ 的分泌伴随着一个 Na^+ 和一个 HCO_3^- 重吸收回血液，具有排酸保碱、调节机体酸碱平衡的作用。

②髓袢：髓袢对 HCO_3^- 的重吸收主要发生在升支粗段，机制同近端小管。

③远曲小管和集合管：远曲小管和集合管的闰细胞管腔膜上有 H^+-ATP 酶和 H^+，K^+-ATP 酶两种质子泵，均能将细胞内的 H^+ 泵入小管液内，是逆电化学梯度的主动转运过程。泵入小管液内的 H^+ 能与小管液中 HCO_3^-、HPO_4^{2-}、NH_3 分别结合后，随尿排出，从而降低小管液中 H^+ 的浓度。

（5）NH_4^+ 和 NH_3 的分泌

①近端小管分泌 NH_4^+ 和 NH_3：近端小管上皮细胞内的谷氨酰胺在谷氨酰胺酶的作用下生成 NH_3 和谷氨酸，谷氨酸又在谷氨酸脱氢酶作用下生成 $\alpha-$ 酮戊二酸和 NH_4^+。1 分子的 $\alpha-$ 酮戊二酸进一步生成 2 个 HCO_3^-。细胞内 NH_4^+ 与 $NH_3 + H^+$ 两种形式处于平衡状态。NH_3 具有脂溶性，向 pH 值低的溶液扩散，故近端小管分泌的 H^+ 使小管液的 pH 值下降，促进 NH_3 进入小管液，NH_3 与 H^+ 结合形成 NH_4^+。细胞内生成的 NH_4^+ 通过上皮细胞管腔膜上 $Na^+-NH_4^+$ 逆向交换体（NH_4^+ 取代 Na^+-H^+ 中的 H^+）进入小管腔，与小管液中强酸盐的负离子结合形成铵盐如 NH_4Cl，随尿排出。细胞内的 Na^+、HCO_3^- 经同向转运经细胞间隙进入血液循环。

②髓袢升支粗段、远曲小管：分泌 NH_4^+ 和 NH_3 的机制同近端小管相似。

③集合管 NH_3 的分泌：集合管只能经单纯扩散方式分泌 NH_3，集合管上皮细胞膜对 NH_3 有高度的通透性，而对 NH_4^+ 的通透性较低。上皮细胞在代谢过程中不断生成 NH_3，进入小管液后与小管液中的 H^+ 结合生成 NH_4^+，再进一步与小管液中的强酸盐（如 $NaCl$ 等）的负离子结合，生成酸性铵盐（NH_4Cl

等）并随尿排出。

NH_3 的分泌与 H^+ 的分泌密切相关：H^+ 分泌增加可促使 NH_3 分泌增多。在生理情况下，肾脏分泌的 H^+ 大约 50% 由 NH_3 缓冲。酸中毒时，可增加 NH_4^+ 和 NH_3 排出并促进 Na^+、HCO_3^- 的吸收。故肾小管分泌 NH_3，也具有排酸保碱、调节机体酸碱平衡的作用。

（6）葡萄糖的重吸收　肾小球超滤液中的葡萄糖浓度与血糖浓度相同，但终尿中几乎不含葡萄糖，这说明葡萄糖全部被重吸收回血。重吸收葡萄糖的部位仅限于近端小管，尤其在近端小管前半段。因此，近端小管以后的小管液中含有的葡萄糖将出现在尿中，产生糖尿。

葡萄糖的重吸收是继发性主动转运。近端小管的管腔膜上存在 Na^+– 葡萄糖共转运体，小管液中的葡萄糖和 Na^+ 与共转运体结合，Na^+ 顺电化学梯度通过管腔膜的同时，释放的能量将葡萄糖逆浓度梯度转运入细胞内，由基底侧膜上葡萄糖转运体 2（glucose transporter 2，GLUT2）以易化扩散的方式经基底侧膜进入细胞间液，而重吸收回血。

近端小管对葡萄糖的重吸收有一定限度。当血液中血糖浓度达 180mg/100ml 时，部分肾小管达到吸收极限，尿中开始出现葡萄糖，故把尿中刚出现葡萄糖时的血糖浓度值称为肾糖阈（renal threshold for glucose）。随着血糖浓度升高，尿中葡萄糖含量也将随之增加。当血糖浓度达 300mg/100ml 时，全部近端小管对葡萄糖的吸收均达极限量或超过近端小管对葡萄糖的最大转运率（maximal rate of transport of glucose），此时每分钟葡萄糖的滤过量达两肾葡萄糖重吸收极限量，尿糖排出率则随血糖的浓度升高而平行增加。正常成年人，两肾的葡萄糖重吸收极限量，男性为 375mg/min，女性为 300mg/min。

小管液中氨基酸的重吸收与葡萄糖的重吸收机制相似。其他代谢产物如尿素、肌酐通过肾小球滤过，也可以被肾小管和集合管重吸收和分泌。进入体内的某些物质如青霉素、酚红和大多数利尿药等，与血浆蛋白结合而不能通过肾小球滤过，但在近端小管被主动分泌到小管液中而排出体外。

综上所述，各段肾小管对各种物质的选择性重吸收，使超滤液中大约 99% 的物质回到血液循环，1% 形成终尿排出。通过对物质的重吸收和分泌，实现泌尿功能，参与了机体对水、电解质和酸碱平衡的调节。

二、肾脏的内分泌功能

1. 肾素

肾素是一种天冬氨酰蛋白酶，主要由肾脏入球小动脉的球旁细胞合成和分泌。肾素 - 血管紧张素系统（renin-angiotensin system, RAS）是机体极为重要的调节血压及维持电解质平衡的系统，主要由肾素（renin）、血管紧张素原（angiotensinogen, AGT）、血管紧张素转换酶（angiotensin converting enzyme, ACE）、血管紧张素（angiotensin, Ang）Ⅰ、Ⅱ、Ⅲ、Ⅳ和其他一些短肽及相应受体等组成。

肾素是 RAS 中的限速酶，其作用是水解 AGT 产生 Ang Ⅰ（10 肽），后者在肺、肾脏及其他组织毛细血管内皮细胞表面 ACE 的作用下生成缩血管活性更强的 Ang Ⅱ（8 肽）；并能刺激肾上腺皮质束状带分泌醛固酮，促进远曲小管重吸收 Na^+，使水滞留。此外，Ang Ⅱ还可在氨基肽酶作用下降解为 Ang Ⅲ（7 肽），具有促肾上腺皮质分泌醛固酮的作用，但缩血管活性较低。Ang Ⅱ是 RAS 中最为重要的效应分子，主要通过两种 G 蛋白耦联受体，即 Ang Ⅱ 1 型受体（AT1）和 Ang Ⅱ 2 型受体（AT2）发挥血管收缩、促尿钠重吸收、促醛固酮分泌、促细胞生长等作用。正常情况下，血液内的 Ang Ⅱ或 Ang Ⅲ能迅速被血管紧张素酶分解，去除其升高血压的效应，维持机体的正常血压。

肾素的分泌调节主要与两种感受器有关，其中之一是肾小球入球小动脉处的牵张感受器，当该动脉压力降低时，感受器被激活，肾素释放增加；此外，分布在入球动脉壁的交感神经活性增强也能促进肾素的释放。在肾内，局部的肾素 - 血管紧张素系统与肾血流量和肾小球滤过率的自我调节有关。

2. 促红细胞生成素

促红细胞生成素（erythropoietin, EPO）为糖蛋白，主要由肾皮质和外髓部位小管周围的成纤维细胞产生。肾脏产生 EPO 受肾皮质和外髓局部组织氧含量诱导的缺氧诱导因子 1（hypoxia-inducible factor1，HIF-1）的调节。EPO

的主要作用是与原红细胞表面的 EPO 受体结合改变 EPO 受体的构象，激活 JAK 酪氨酸蛋白激酶，启动细胞内信号转导系统，导致细胞的增殖和分化，促进红细胞生成；EPO 同时具有抗凋亡、抗炎、促血管生成以及调节免疫的作用。

3. 活性维生素 D_3

维生素 D_3 属于脂溶性维生素，是调节机体钙、磷代谢平衡和骨形成的重要激素。肾脏是产生活性维生素 D_3 的主要场所，也是影响维生素 D_3 代谢的重要器官。小肠吸收或皮肤合成的维生素 D_3 首先在肝脏线粒体 25- 羟化酶作用下形成 25-(OH)-D_3，第二步是经肾小管上皮细胞内线粒体内膜 1，α- 羟化酶的羟化，形成活性很强的 1, 25-(OH)$_2$-D_3（骨化三醇）及少量的 24, 25-(OH)$_2$-D_3。1, 25-(OH)$_2$-D_3 促进小肠对钙的吸收和磷的转运，促进肾小管对钙、磷的重吸收和促进骨组织的重建。破骨细胞和成骨细胞均有 1, 25-(OH)$_2$-D_3 的受体。1, 25-(OH)$_2$-D_3 能使破骨细活性增强、分泌的酸性磷酸酶增多、促进溶骨。1, 25-(OH)$_2$-D_3 增强成骨细胞碱性磷酸酶的活性，促进胶原合成和柠檬酸分泌、促进骨组织形成。软骨内 24, 25-(OH)$_2$-D_3 与 1, 25-(OH)$_2$-D_3 共同参与膜内成骨过程。

4. 前列腺素

前列腺素（PGs）是胞内的磷脂在磷脂酶 A2 的作用下形成花生四烯酸，后者经脂氧合酶（poxygenase）的作用产生白三烯，白三烯经过环氧化酶 1（COX1）、环氧化酶 2（COX2）等作用生成。前列腺素分为舒血管和扩血管两大类，包括前列腺素 PGA2、PGE1、PGE2、PGF2、PGI2 和 TXA2 等。环氧化酶在肾脏主要存在于动脉性内皮细胞内，包括肾小球入球和出球小动脉。在肾小球，系膜细胞可合成 PGE2、PGF2、PGI2 和 TXA2。肾小管合成前列腺素主要部位在集合管，特别是髓质部集合管。

前列腺素对肾脏的主要作用是拮抗其他收缩血管物质的作用。由系膜细胞合成及释放的 PGE2 和 PGI2 可以对抗由 Ang Ⅱ、去甲肾上腺素及 AVP 所诱导的系膜细胞的收缩作用。PGs 还可以对抗由丝裂原诱导的系膜细胞增生，在肾脏髓质，COX2 对于维持肾髓质血液循环有重要作用。部分前列腺素代谢产物可直接作用于肾小管上皮细胞而影响水钠代谢，抑制 Na^+ 的重吸收，使排钠增加。

5. 缓激肽

激肽释放酶（kallikrein）将激肽原裂解成赖氨酰舒缓激肽（bradykinin），后者经氨基肽酶作用生成缓激肽，缓激肽由激肽酶灭活。肾内 90% 以上的激肽释放酶由皮质的连接小管细胞合成，主要定位于粗面内质网、高尔基复合体、顶部胞质小泡及溶酶体等结构，可能先由粗面内质网合成前激肽释放酶，运送至高尔基复合体糖化，形成的小泡或颗粒与溶酶体融合，经酶水解激活后，小泡聚集在细胞的基底面和外侧面，以胞外酶方式发挥作用。缓激肽由连接小管和集合管产生，在集合管末端处的活性最高。近端小管刷状缘处激肽酶 II（ACE）的活性最高，连接小管和皮质集合管起始段也有存在。激肽有利尿和利钠作用，能抑制肾单位远部对 Na^+ 的重吸收从而改变肾髓质的渗透压梯度，同时缓激肽是一种强舒血管物质，可促使小动脉扩张，肾血流量增大。

肾内激肽释放酶 – 激肽系统与肾素 – 血管紧张素系统及前列腺素三者之间存在着复杂的相互关系。激肽释放酶可激活肾素，缓激肽能促进肾素释放（直接作用或经 PGI2 的作用），Ang II 和醛固酮（直接或间接经水和电解质的变化）能促进激肽释放酶的释放。同时，激肽酶 II 与 ACE 是同一种物质，既能灭活缓激肽，又能使 Ang I 转变成 Ang II。激肽能促进肾质间质细胞、集合管及系膜细胞合成 PGE2，促进小血管内皮合成 PGI2。Ang II 和醛固酮（直接或间接作用）也促进前列腺素的分泌。上述三者间的相互作用在肾血流量及水、电解质平衡的局部调节方面起重要作用。

第三节
尿液的稀释和浓缩

超滤液在流经肾小管各段时，其渗透浓度相应变化。在近端小管和髓袢中，渗透浓度的变化是固定的，但流经远曲小管后段和集合管时，尿的渗透浓度可随体内缺水或水过多等不同情况而出现大幅度的变动。正常人尿液的渗透浓度可在 50~1200mOsm/（kg·H_2O）之间波动。当体内缺水时，肾脏将排出渗透浓度明显高于血浆的高渗尿以保留水分，即尿液被浓缩。而体内水过多时，将排出渗透浓度低于血浆的低渗尿以排出机体过多的水分，即尿液被稀释。如排出渗透浓度与血浆渗透浓度相等的尿液称为等渗尿。因此，尿液的渗透浓度可以反映肾的浓缩和稀释能力，这一能力在维持体液平衡和渗透压恒定中发挥重要作用。

正常成年人排出的终尿量为 1000~2000ml/24h，如果长期每日尿量超过 2500ml/24h 称为多尿，少于 400ml/24h 称为少尿，少于 100ml/24h 称为无尿。

一、尿液的稀释

尿液的稀释是由于小管液中的溶质被重吸收而水未被重吸收而引起的，主要发生在远曲小管和集合管，此段对水的重吸收受抗利尿激素调节。如果体内水分过多，血浆晶体渗透压降低，抑制抗利尿激素的释放；当低渗的小管液流经远曲小管和集合管时，NaCl 继续被主动重吸收，对水的通透性非常低而不被重吸收，小管液渗透浓度进一步下降，可低至 50mOsm/（kg·H_2O），形成低渗尿，即尿液被稀释。当抗利尿激素完全缺乏或肾小管和集合管上皮细胞缺乏 V2 受体时，每天可排出高达 20L 的低渗尿，相当于肾小球滤过率的 10% 左右，即出现尿崩症。

二、尿液的浓缩及机制

肾脏髓质存在渗透压梯度，由低到高依次为皮髓质交界部、髓质外带、髓质内带和肾乳头。Wirz 最早发现髓质内带集合管的渗透压和髓祥一致，近肾乳头直小血管的渗透压则与终尿相近，从而提出髓质渗透压梯度的概念。Gottschalk 和 Mylle 利用微穿刺技术进一步证实，同一部位髓袢、直小血管和集合管的渗透压几乎相同。近端肾小管的渗透压与血浆近似，随着髓袢降支向髓质深部延伸，渗透压增加；从髓袢升支开始，渗透压值逐渐降低；小管液到达髓袢升支粗段，渗透压明显下降，越靠近皮质表面则渗透压越低。Jarausch 和 Ullrich 利用冷冻组织切片技术证明，肾髓质的轴向渗透压梯度是多种溶质浓度梯度共同形成的结果，最主要的溶质为 NaCl 和尿素。形成和维持髓质间质内渗透压梯度的结构基础主要是髓旁肾单位的长袢以及与之伴行的直小血管。外髓间质的渗透压梯度主要由 NaCl 的重吸收形成，内髓间质的渗透压主要是由尿素形成。

1. 外髓高渗透梯度的形成机制

（1）逆流倍增学说　物理学中逆流是指两个并列的管道中液体流动的方向相反。当并列的甲、乙管下端连通，就构成了逆流系统；两管间的隔膜允许液体中的溶质通过，就会产生逆流倍增现象。如果含有钠盐的液体从甲管流进，通过甲管下端的弯曲部分又折返流入乙管反向流出。甲管中溶液在向下流动的过程中将不断接受由乙管泵入的 Na^+ 而渗透压浓度不断增加，到甲管下端的弯曲部分时最高；当溶液折返流入乙管向上流动时，由于 Na^+ 被泵出而浓度逐渐下降，渗透压浓度也相应下降。因此，甲管和乙管从上而下溶液的渗透压浓度均逐渐升高，即为逆流倍增现象，形成了渗透压梯度。

髓袢、集合管的排列结构与逆流倍增的模型相似（图 1-9），小管液从近端小管经髓袢降支折返后经髓袢升支再向远曲小管和集合管方向流动，自发地形成内髓相对高渗、外髓相对低渗的状态。髓袢降支对水有高度通透性，而不通透 NaCl，水在小管内外渗透压差的作用下通过水通道被重吸收，使管内的 NaCl 浓度增高。外髓的髓袢升支粗段能通过 NKCC 重吸收 NaCl，而对水的通透性低，当升支粗段内的小管液向皮质方向流动时，管内的 NaCl 浓度逐渐降低，而组织间液则变成高渗，因此外髓间质的渗透压梯度主要由 NaCl 的重吸收而形成。外髓渗透压梯度的形成主要源于长袢与短袢肾单位粗段对 NaCl 的主动转运。呋塞米和依他尼酸能抑制髓袢升支粗段 NKCC，所以能抑制 Na^+、Cl^- 的重吸收，使水重吸收减少，产生利尿作用。

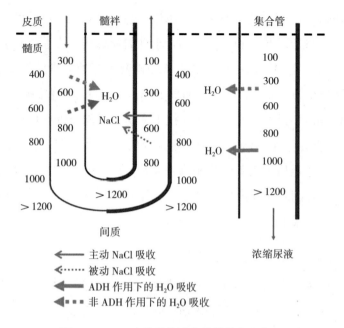

图 1-9　NaCl 在外髓的逆流倍增效应示意图

水从髓袢降支逐渐被重吸收，NaCl 从升支被转运到外髓间隙

（2）逆流交换学说　直小血管的功能可用逆流交换现象来理解，通过肾小管上述的逆流倍增作用，溶质（NaCl）不断进入髓质组织间液形成渗透梯度，同时水也持续被肾小管和集合管重吸收至组织间液。因此为保持髓质渗透梯度，必须把组织间液中多余的溶质和水除去，而直小血管通过逆流交换作用可以实现保持髓质渗透梯度（图 1-10）。直小血管的降支和升支是并行的细血管，等同于逆流系统结构。在直小血管降支进入髓质的入口处，其血浆渗透浓度约为300mOsm/kg H_2O。由于直小血管对溶质（主要是尿素和NaCl）和水的通透性高，在向髓质深部下行过程中，周围组织间液中的溶质顺浓度梯度不断扩散到直小血管降支中，其中的水则渗出到组织间液，使血

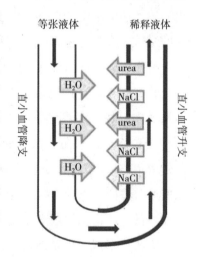

图 1-10　水和溶质在肾髓质的
逆流交换效应示意图

管中的血浆渗透浓度与组织间液达到平衡。因此愈向内髓部深入，降支血管中的溶质浓度愈高。在折返处，其渗透浓度可高达 1200mOsm/kg H_2O。当直小血管升支从髓质深部返回外髓部时，血管内的溶质浓度比同一水平组织间液高，溶质又逐渐扩散回组织间液，并且可以再进入降支，这是一个逆流交换过程。因此当直小血管升支离开外髓部时，只把多余的溶质带回循环中。此外，通过渗透作用，组织间液中的水不断进入直小血管升支，又把组织间液中多余的水随血流返回循环，从而维持肾髓质的渗透梯度。

2. 内髓高渗梯度的形成机制

内髓渗透梯度的形成与尿素循环和 NaCl 重吸收有密切关系。位于肾髓质内带的髓袢降支细段表达尿素通道 UT-A2，直小血管降支表达 UT-B，髓质内带集合管末段表达 UT-A1 和 UT-A3。这些尿素通道在特定部位对尿素的通透性形成了肾内尿素循环（图 1-11），建立以尿素为主的肾髓质内带渗透压梯度。

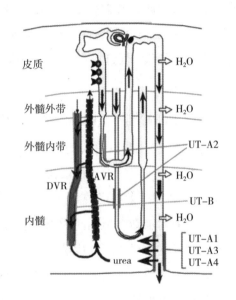

图 1-11 肾内尿素循环和尿素的吸收部位示意图
DVR：直小血管降支；AVR：直小血管升支

（1）集合管对尿素的浓缩和重吸收 髓袢升支粗段、远曲小管和外髓集合管对尿素的通透性很低，当小管液流经集合管时，在抗利尿激素的作用下，水通道蛋白 AQP2、AQP3 和 AQP4 促进水的渗透性重吸收，使得小管液中尿素浓度逐渐升高。进入内髓集合管末段时，由于尿素通道对尿素的高通透性，小管液中尿素通过 UT-A1、UT-A3 顺浓度梯度向内髓组织间液扩散，增加内髓部组织间液中的尿素浓度。抗利尿激素可增加内髓集合管对尿素的通透性，使内髓组织间液的渗透浓度进一步增加。

（2）通过髓袢降支细段对尿素的重吸收 外髓内带髓袢降支细段表达

UT-A2，管腔内外的尿素顺浓度梯度转运，可通过直小血管降支或者通过髓袢经远端小管和集合管回到内髓。

（3）尿素循环　尿素在肾髓质的累积是肾脏尿素循环过程的结果。远端小管、皮质集合管和外髓集合管对尿素的通透性较低，当小管液流经这些管道时，在 ADH 的作用下增加水的重吸收；因此，当小管液到达内髓集合管时，尿素浓度显著增高。高度浓缩的尿素通过集合管末段的尿素通道蛋白被动重吸收到髓质间质；髓质的尿素通过内髓直小血管升支微孔被血液带向皮质，再通过 UT-B 进入直小血管降支和通过肾小管与集合管重新回到内髓。因此尿素分子通过血管和肾小管通路被不断地循环回内髓。此外，髓袢升支细段有很高的 NaCl 通透性，NaCl 能顺浓度差扩散到内髓间质，其形成的渗透驱动力转移水，促进尿素在髓质的累积，因此 NaCl 也参与内髓的渗透压梯度形成。

3. 直小血管维持肾髓质渗透压梯度的作用

直小血管与髓袢伴行，通过逆流交换作用维持着肾髓质的渗透压梯度。直小血管降支血液的渗透压最初为等渗，随着血管向髓质深入，由于髓质间质内的 NaCl 和尿素浓度较高，于是 Na^+ 和尿素扩散入直小血管降支，而直小血管降支中的水则渗出到间质内，故血管内的 Na^+ 和尿素浓度逐渐增高，至直小血管降支末端转折处达最高值。当血液沿直小血管升支向皮质方向流动时，血液中较高浓度的 Na^+ 和尿素可顺浓度差不断向间质扩散，由此 Na^+ 和尿素又回到组织间液，并能再次扩散进入直小血管降支，而由髓袢降支和集合管重吸收的水可进入直小血管升支返回体循环。因此，通过直小血管的逆流交换作用，使髓质内的溶质保留而重吸收的水回到体循环，从而维持了肾髓质的渗透压梯度。

三、与尿液浓缩稀释有关的分子机制

对尿液浓缩机制的深入研究发现，多种离子转运体、水通道蛋白、尿素通道等对尿液浓缩过程至关重要，下面详细介绍与尿液浓缩稀释有关的分子机制（图1-12）。

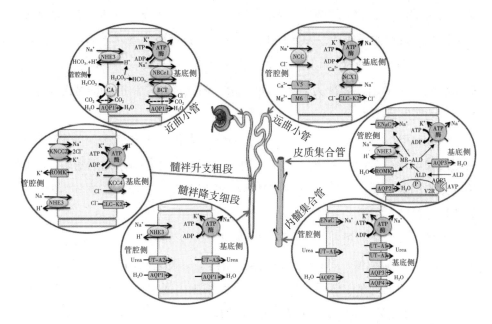

图 1-12　对尿液浓缩稀释过程较为重要的膜蛋白

细胞左侧为小管腔侧，右侧为基底侧，箭头表示传递方向。AQP. 水通道；BCT. 碳酸氢根氯离子交换体；CA. 碳酸酐酶；CIC-K2. 肾特异性氯离子通道2；ENaC. 上皮钠离子通道；KCC4. 钾氯共转运体4；M6. 瞬时受体电位阳离子通道；NHE3. 钠/质子交换体3；NBCe 1. 生电碳酸氢钠共转运体1；NCC. 钠氯共转运体；NCX1. 钠钙交换体；NHE3. 钠氢交换体3；NKCC2. 钠钾二氯共转运体2；ROMK. 肾外髓钾离子通道；UT. 尿素通道；V5. 顶膜 Ca^{2+} 选择性通道

1. 水通道

水通道（aquaporins, AQP）是高选择性通透水的膜通道蛋白，分布广泛，在哺乳动物、植物细胞膜上均有发现，与生物体内水的跨膜转运及水平衡的调节密切相关。到目前为止，已发现 13 个水通道的亚型（AQP0~AQP12）。水通道可分为：单纯通透水的水通道（AQP0、AQP1、AQP2、AQP4、AQP5、AQP6和AQP8）、通透水和甘油等小分子溶质的水甘油通道（aquaglyceroporins, AQP3、AQP7、AQP9 和 AQP10）以及特殊水通道（AQP11 和 AQP12）。肾脏对水的重吸收主要通过 AQP 介导，进而完成尿浓缩过程。肾脏中参与尿浓缩过程的水通道主要为 AQP1、AQP2、AQP3 和 AQP4。

（1）AQP1　AQP1 表达于肾脏近曲小管及髓袢降支的顶膜与侧膜，以及直小血管降支，主要介导原尿中水的重吸收。AQP1 对水的通透性极高，但不受抗利尿激素（ADH）的调节。离体实验表明，AQP1 介导近曲小管和髓袢降支细段的渗透性水重吸收。AQP1 基因敲除小鼠近端肾小管对水的重吸收显著下降，但远端肾小管对 NaCl 和水的转运由于管 - 球反馈不受影响，可出现尿浓缩功能严重受损，表现为多尿、低渗尿、多饮，在限制进水的情况下会出现严重的脱水现象。

（2）AQP2　AQP2 主要表达于连接小管和集合管的主细胞，在管腔膜和细胞内囊泡均有分布。AQP2 受 ADH 调节，调控集合管对水的通透性，影响肾脏对水的重吸收。ADH 对 AQP2 功能的调节有多个途径，简单分为短时调节和长时调节。

短时调节主要通过穿梭机制调节细胞内 AQP2 的再分布。在大鼠模型中，快速增加水负荷或使用 ADH-V2 受体阻断药后，随着 ADH 的迅速下降，分布在细胞膜表面的 AQP2 明显减少，分布在细胞内囊泡上的 AQP2 显著增加，提示 ADH 通过调节 AQP2 分布在集合管细胞膜上的数量来调控集合管对水的通透性。ADH 作用于集合管上的 ADH-V2 受体，该受体是 G 蛋白耦联受体，与 ADH 结合后，细胞内 cAMP 水平升高，激活蛋白酶 K，将细胞内囊泡膜上的 AQP2 磷酸化，通过细胞内骨架系统的功能，完成胞吐过程，最终通过膜融合实现 AQP2 转移至细胞质膜。AQP2 上细胞质膜后，膜的水通透性增加；ADH 撤除后，AQP2 再通过胞吞方式进入胞质内，细胞质膜的水通透性降低。ADH 促进 AQP2 在细胞质膜上的累积可被 cGMP/cGK Ⅱ 所抑制。

长时调节则与 AQP2 蛋白的表达水平有关，主要表现为 ADH 对集合管主细胞内 AQP2 表达量的调节。普遍认为，AVP 通过激活在集合管主细胞基底膜表达的 ADH-V2 受体，介导其下游信号通路（V2R-cAMP-PKA）引起细胞内 cAMP 水平升高，增加 AQP2 基因的转录。AQP2 的表达调控也受到其他因素的调节，如 TonEBP 和 NF-κB 信号通路。除此之外，与 ADH 功能相关的蛋白，如 Mal2、Akap12、凝胶溶素、Hsp70 也能够改变 AQP2 mRNA 的翻译，通过调节 AQP2 表达量调控肾脏的水重吸收和尿浓缩。

近期研究表明，AQP2 也可不依赖 ADH 在高渗状态下反应，高渗状态

（600mOsm/kg）可以显著增加 AQP2 的活性；无 ADH 情况下，急性低渗状态也可引起 AQP2 向细胞膜的移位。

研究人员已建立了多种 AQP2 相关的小鼠模型：诱导性 AQP2 基因敲除小鼠模型、肾特异性 AQP2 基因敲除小鼠模型、AQP2 特异性磷酸化位点修饰小鼠模型以及人 AQP2 突变肾性尿崩症小鼠模型，这些动物模型的主要表型为严重的肾性尿崩症。然而集合管特异性 AQP2 敲除的小鼠表型提示，集合管对于基础状况下水平衡的调控有一定作用，并不影响抗利尿条件下尿液的最大浓缩能力。因此，AQP2 在集合管系统对水重吸收的调节方面发挥重要的作用。

（3）AQP3 和 AQP4　AQP3 和 AQP4 主要表达在集合管主细胞的基底膜，AQP3 是连接小管和集合管系统皮质和外髓部的主要基底膜水通道，AQP4 主要支配外髓和内髓集合管基底膜的水转运。AQP3 和 AQP4 的分布可受血管加压素长期调节而增加。AQP3 和 AQP4 基因敲除小鼠均表现出尿液浓缩能力的下降，但是较 AQP1 和 AQP2 的程度轻。AQP3 对水、甘油、尿素等具有通透作用，在肾脏水重吸收过程中发挥重要作用，其在集合管异常表达或功能受抑制时则会出现尿浓缩功能障碍。AQP3 基因敲除小鼠皮质集合管基底膜对水的通透性较野生型降低了 2/3。AQP4 基因敲除小鼠内髓集合管对水的通透性降低了 3/4，尿液最大浓缩能力降低约 1/5。

2. 尿素通道

前文已经介绍尿素在维持肾脏髓质的渗透压梯度方面具有重要的作用，尿素通道（urea transporter, UT）是特异性通透尿素的跨膜蛋白，介导尿素在浓度差驱动下快速穿过细胞膜，其速度是简单扩散的 10~100 倍。目前已克隆出哺乳动物的 UT 包括 UT–A 和 UT–B 两个家族，共 7 个成员：UT–A1~UT–A6 和 UT–B，其中 5 个在肾脏表达。UT–A1、UT–A3、UT–A4 表达于肾脏集合管内髓末段（UT–A4 只在大鼠表达），UT–A2 分布在髓袢降支细段，UT–A5 和 UT–A6 分别在睾丸和结肠表达；UT–B 表达于肾直小血管降支。

（1）UT–A1、UT–A3　UT–A1、UT–A3 在髓质内带集合管末段表达，ADH 对 UT–A1 的磷酸化和上膜调控与 AQP2 的调节方式相同。ADH 通过

cAMP 依赖的信号转导通路，作用于 UT-A1 的磷酸化位点，从而增加 UT-A1 在细胞膜表面的聚集，促进尿素在髓质内带集合管末段的重吸收。cAMP 在激活 PKA 的同时也活化 Epac，已发现 Epac 的活化可增加 UT-A1 在细胞膜的累积，进一步促进由 MEK/ERK 途径介导的 UT-A1 的磷酸化，促进尿素的转运。UT-A3 在小鼠表达于细胞基底膜。有研究表明，ADH 可通过依赖酪蛋白激酶 II 的途径调节 UT-A3 在内髓质集合管末段主细胞基底外侧膜的聚集。

除 ADH 外，UT-A1、UT-A3 也受到多种其他因素的调节。糖皮质激素是否直接调节 UT-A1 的功能目前不甚清楚，但库欣综合征患者的尿浓缩能力受到损害；实验也表明地塞米松处理的大鼠尿浓缩能力显著下降，尿量增加，渗透压降低，同时伴有 AQP1、AQP3 和 NKCC 的上调和 UT-A1/UT-A3 的下调。目前认为，UT-A1/A3 在糖皮质激素过量时表现出下调可进一步加重糖皮质激素过量带来的尿浓缩机制的损伤程度。

高渗透压的内环境可通过蛋白激酶 C 增加 UT-A1、UT-A3 的磷酸化程度，从而促进尿素的转运，此过程不依赖于 ADH，但两者间可协同作用。尿素和 NaCl 作为肾脏渗透压梯度组成最重要的两个成分，对 UT-A1 也具有特殊调节方式；尿素抑制 UT-A1 的表达，降低尿浓缩功能，而 NaCl 增加 UT-A1 的表达，增强尿浓缩功能。肾脏渗透性利尿应答时涉及 CLC-K1、UT-A1、UT-A3 及 TonEBP 的变化，共同减小血浆渗透压和水平衡的波动，尽量维持机体内环境的稳态。

2004 年建立的内髓集合管 UT-A1、UT-A3 特异性敲除小鼠模型表现出多饮多尿，尿渗透压下降，但是多尿的情况和蛋白饮食相关。在正常或高蛋白饮食时，UT-A1、UT-A3 敲除小鼠的饮水量与尿量显著性增加，尿液渗透压与野生型相比显著减低；在正常或高蛋白饮食条件下，18 小时限水后，UT-A1、UT-A3 双敲除小鼠依然不能减低其尿量，最终导致体液丢失和体重减轻。而在低蛋白饮食条件下，UT-A1、UT-A3 双敲除小鼠并没有表现出如此明显的尿量增加，而且在限制饮水的条件下可以降低其尿量，与对照组程度相当。由于低蛋白饮食时，肝产生尿素较少，因此转运到内髓集合管的尿素较少，尿素通道对于水平衡的调控比例降低。所以 UT-A1、UT-A3 敲除小鼠的尿浓缩能力的损伤是由于尿素依赖的渗透性利尿。

（2）UT-B UT-B 主要表达于红细胞膜和肾脏的直小血管降支内皮细胞，能够快速、特异性地通透尿素，维持肾脏髓质的高尿素浓度梯度，保证肾脏直小血管逆流交换的进行。

Yang 等人在 2002 年首次建立了 UT-B 基因敲除小鼠模型，发现与野生型小鼠相比，UT-B 敲除的小鼠饮水量和排尿量显著增加，血尿素的浓度升高了 30%，且尿浓缩能力降低了 50%，而非尿素溶质浓度未发生明显变化。2004 年，Bankir 等人检测了野生型小鼠与 UT-B 敲除小鼠各项生理指标的变化，发现在正常情况下 UT-B 敲除小鼠其血浆尿素浓度升高了 44%，肌酐清除率不变，而尿素的清除率下降了 25%。在急性尿素负荷条件下，野生型小鼠的尿液中尿素的浓缩逐渐增加，随后其尿浓缩能力恢复正常。而在 UT-B 敲除小鼠，因髓质尿素的聚集受损，急性尿素负荷使其尿量增加，但尿渗透压和尿液中尿素浓度均无显著上升。在不同蛋白饮食量的实验中，随着蛋白饮食量的增加，UT-B 敲除小鼠的血浆尿素浓度增加而野生型小鼠血浆尿素浓度不变，这些结果证实，UT-B 在肾脏逆流交换和尿浓缩机制中发挥重要作用，其作用机制是 UT-B 通过介导尿素从直小血管升支向降支的逆流交换。该过程可以通过将尿素带回内髓组织，参与内髓尿素浓度梯度的建立，防止皮质－髓质渗透梯度的逸散。表达于红细胞膜上的 UT-B 还可预防红细胞穿过有尿素浓度梯度的髓质时渗透压差导致的快速肿胀和皱缩，从而保护红细胞的完整性。

在敲除 UT-B 的情况下，髓质中 AQP2、AQP3 和 UT-A2 的 mRNA 和蛋白水平上调。目前研究认为由于 UT-B 小鼠血浆渗透压相比于野生型小鼠更高，因此具有更高的 ADH 的分泌，ADH 可增加 AQP2 和 AQP3 的转录和翻译。

UT-A2 在短袢降支及长袢髓质内带部分表达，但是 UT-A2 敲除小鼠的尿浓缩能力没有明显改变。2011 年 Yang 等人建立了 UT-A2/UT-B 双敲小鼠模型，发现 UT-A2/UT-B 双敲小鼠的每日尿量高于野生型，低于 UT-B 敲除小鼠，且其尿渗透压也处于两者之间，UT-A2 和 UT-B 的同时缺失反而逆转了 UT-B 缺失引起的尿浓缩能力的降低。

3. Na^+-H^+ 交换体和 $Na^+-K^+-2Cl^-$ 共转运体

Na^+-H^+ 交换体 3（Na^+-H^+-exchanger isoform 3，NHE3）和 $Na^+-K^+-2Cl^-$ 共转运体 2（$Na^+-K^+-2Cl^-$ cotransporter type 2，NKCC2）分别表达于近端小管和髓袢升支粗段，是调节钠离子进入髓袢升支粗段的主要顶膜转运体，NHE3 或 NKCC2 的缺失会对尿液浓缩产生极大影响。

NHE3 敲除小鼠近端小管液的吸收显著降低，且由于完整的管－球反馈机制代偿，伴随出现肾小球滤过率的降低。在自由摄取水实验中，NHE3 敲除小鼠表现出轻度的水摄取增加以及尿液渗透压的降低。对比之下，NKCC2 敲除小鼠由于尿液丢失和脱水在断乳前死亡，提示 NKCC2 在尿液浓缩机制中发挥重要作用。NKCC2 的缺失可致死，而负责重吸收更多 Na^+ 的 NHE3 的缺失却可维持细胞外液稳定，对此现象的一种解释是：在管－球反馈的调控过程中，NKCC2 对于致密斑的调节具有特殊作用；管－球反馈通过降低肾小球滤过率使得 NHE3 敲除小鼠维持相对正常的体液供给，然而由于 NKCC2 是管－球反馈发生所必需的，所以 NKCC2 敲除小鼠不能以此种形式代偿。

4. 上皮细胞钠离子通道

上皮细胞钠离子通道（epithelial sodium channel, ENaC）位于远端小管末端和整个集合管。血管加压素处理可增加 ENaCβ 亚基的表达，上调皮质集合管对 Na^+ 的重吸收，这一重吸收作用依赖于腺苷酸环化酶 6 依赖的 ENaC 开放概率及顶膜通道数目的调控。敲除 ENaC 的任何亚基都会导致严重的死亡表型。ENaC 敲除小鼠的早期死亡是由于不能在出生后充分清除肺泡中的液体；而 ENaCβ 和 γ 亚基敲除小鼠则死于高血钾和 NaCl 的丢失；仅在集合管敲除 ENaCα 亚基，保持其他组织及远端小管末端的 ENaC 表达，小鼠可维持水电解质平衡；而在远端小管末端和集合管同时敲除 ENaCα 亚基则导致小鼠尿量增加和尿渗透压降低，提示 ENaCα 亚基在远端小管末段和集合管中的表达对于维持水钠稳态具有重要作用。

5. 肾特异性氯离子通道 1

肾特异性氯离子通道 1（ClC-K1）表达于髓袢升支细段的顶膜和基底侧

膜，远端集合管也有表达。ClC-K1 敲除小鼠的微灌流实验发现，敲除鼠髓袢升支细段的跨上皮氯离子转运出现明显的降低。ClC-K1 全敲小鼠表现出明显的尿量增加和尿液渗透压降低，即使给予禁水、加压素处理仍然不能浓缩尿液，这种多尿是由于水利尿而非渗透性利尿造成的。ClC-K1 全敲小鼠内髓中 Na^+ 和 Cl^- 的浓度大约是对照组的一半，导致肾乳头渗透压显著降低。上述研究证明，ClC-K1 对于维持内髓组织最大渗透压的必要性和尿液浓缩过程中内髓升支细段中快速氯离子通透的重要性。

6. 血管加压素

精氨酸血管加压素（arginine vasopressin, AVP），又称抗利尿激素（antidiuretic hormone, ADH），是一种多肽激素，在调节水的吸收、体液渗透压、血容量、细胞收缩和血压等方面起重要作用。血管加压素主要在下丘脑视上核和视旁核合成，由神经轴突输送至垂体后叶储存，受血容量、血氧饱和度、体温、创伤、出血、麻醉及其体外循环等因素的调节，由垂体后叶释放入血发挥作用。脱水和高渗透压是促进 ADH 基因表达合成和分泌的最有效的刺激。

ADH 通过作用于 ADH 受体发挥作用，ADH 受体属于 G 蛋白耦联受体，由膜外的 N 末端，7 个疏水跨膜段及胞内的 C 末端构成。膜外的 N 末端和三个连接跨膜段的肽链，与识别和结合 ADH 有关；胞内的 C 末端和三个连接跨膜段的肽链，与激活膜 G 蛋白有关。ADH 受体可分为：V1a 受体、V1b 受体（V3 受体）、V2 受体、催产素受体和嘌呤类受体。ADH 与 V1 受体结合产生 1, 4, 5- 三磷酸肌醇（IP3），使细胞 Ca^{2+} 浓度增加，Ca^{2+} 与 DAG 共同激活蛋白激酶 C（PKC），激活钙 - 钙调蛋白激酶系统（CaMK），使蛋白磷酸化，启动下游细胞反应。V3 受体可激活其他 G 蛋白，产生相应的靶效应，与其在局部组织的分布数量有关。

ADH 在肾脏中与远曲小管和集合管细胞膜上的 V2 受体结合，通过 Gs 蛋白激活腺苷酸环化酶，导致细胞内的 cAMP 增加，从而激活蛋白激酶 A（PKA）。蛋白激酶 A 活化 AQP2，使其转移至顶膜，增加水的再吸收。因为水的再吸收增加，使体内血液含量上升，从而导致血压上升，并导致血液渗透压降低。

第四节
利尿药作用的生理学基础

一、肾小球的滤过

血液流经肾小球，除蛋白质和血细胞外，其他成分均可经肾小球滤过而形成原尿。影响原尿量的主要因素是肾血流量和有效滤过压。有些药物（如强心苷、氨茶碱）能通过增加肾血流量和肾小球滤过率，使原尿量增多，但由于存在球－管平衡的调节机制，终尿量增加并不多，只能产生较弱的利尿作用。

二、肾小管和集合管的重吸收和分泌

肾小管和集合管是利尿药作用的重要部位，利尿药的作用强度主要以其对肾小管和集合管作用部位的不同而有所区别。

（1）近曲小管　原尿中 85% 的 $NaHCO_3$、40% 的 NaCl、葡萄糖、氨基酸在此段被重吸收。该段 Na^+ 主要通过钠泵和 H^+–Na^+ 交换的方式被重吸收。近曲小管上皮细胞内的 H^+ 来自 H_2CO_3，而 H_2CO_3 由碳酸酐酶催化 CO_2 和 H_2O 生成。低效利尿药乙酰唑胺可通过抑制碳酸酐酶，减少 H^+ 的生成，抑制 H^+–Na^+ 交换，促进 Na^+ 排出产生利尿作用。但由于受近曲小管以下各段肾小管代偿性重吸收增加的影响，乙酰唑胺的利尿作用较弱，而且易致代谢性酸中毒，现已少作利尿药使用。

（2）髓袢升支粗段　此段重吸收原尿中 30%~35% 的 Na^+，且不伴有水的重吸收。在该段管腔膜上存在着 NKCC2，将 Na^+、K^+、Cl^- 重吸收进细胞内。高效利尿药能选择性地阻断该转运体，因而也称为袢利尿药。重吸收进入肾

小管壁细胞内的 Na^+ 可通过基侧膜的 Na^+，K^+-ATP 酶主动转运至组织间液，细胞内的 Cl^- 可通过基侧膜的氯通道进入组织间液。细胞内的 K^+ 经管腔膜上的钾通道再循环返回管腔，由于 K^+ 返流至管腔，造成管腔内正电位上升，进而驱动 Mg^{2+} 和 Ca^{2+} 的重吸收。因此，袢利尿药不仅增加 NaCl 的排出，也增加 Mg^{2+} 和 Ca^{2+} 的排出。袢利尿药通过抑制 NKCC2，不但抑制了尿液的稀释过程，并且由于抑制了 Na^+ 和 Cl^- 的重吸收，髓质的高渗透压梯度无法维持，抑制了肾对尿液的浓缩过程，从而排出大量低渗尿，故利尿作用强大。

（3）远曲小管和集合管　这段重吸收原尿中约 10% 的 Na^+。

①远曲小管近段对 Na^+ 重吸收的方式主要通过 Na^+-Cl^- 共转运体（NCC），但转运速率比髓袢升支粗段慢。中效利尿药噻嗪类主要抑制远曲小管的 NCC，影响尿液的稀释过程，产生中等强度的利尿作用。

②远曲小管远端和集合管腔膜存在着钠通道和钾通道，管腔液中的 Na^+ 经钠通道进入细胞内，而细胞内的 K^+ 则经钾通道排入管腔液，形成 K^+-Na^+ 交换。这一过程主要受醛固酮的调节，保钾利尿药螺内酯通过拮抗醛固酮，间接抑制 K^+-Na^+ 交换，排 Na^+ 留 K^+ 而产生利尿作用。保钾利尿药氨苯蝶啶等则通过直接抑制位于该段的钠通道，减少 Na^+ 和水的重吸收而利尿。

③远曲小管和集合管还可分泌 H^+，并进行 H^+-Na^+ 交换，进入管腔中的 H^+ 可与肾小管上皮细胞产生的 NH_3 结合，生成 NH_4^+ 从尿中排出，阿米洛利可抑制该处 H^+-Na^+ 交换。

④血管加压素受体 V2R 分布于肾集合管主细胞基底膜，调节水的重吸收。V2R 阻断药可特异性地拮抗血管加压素，产生利尿作用。

综上所述，利尿药通过作用于肾小管和集合管的特定部位，影响尿生成的不同环节而产生强弱不等的利尿作用。

参考文献

［1］Baum M, Twombley K, Gattineni J, et al. Proximal tubule Na^+/H^+ exchanger activity in adult NHE8$^{-/-}$, NHE3$^{-/-}$, and NHE3$^{-/-}$/NHE8$^{-/-}$ mice ［J］. *Am J Physiol Renal Physiol*, 2012,

303(11): F1495–502.

［2］Carbrey J, Agre P. Discovery of the aquaporins and development of the field ［J］. *Handb Exp Pharmacol*, 2009, (190): 3–28.

［3］Dantzler W, Layton A, Layton H, et al. Urine–concentrating mechanism in the inner medulla: function of the thin limbs of the loops of Henle ［J］. *Clin J Am Soc Nephrol*, 2014, 9(10): 1781–9.

［4］Chen G, Frohlich O, Yang Y, et al. Loss of N–linked glycosylation reduces urea transporter UT–A1 response to vasopressin ⌊J⌋. *J Biol Chem*, 2006, 281(37): 27436–42.

［5］Chou C, Ma T, Yang B, et al. Fourfold reduction of water permeability in inner medullary collecting duct of aquaporin–4 knockout mice ［J］. *Am J Physiol*, 1998, 274(2): C549–54.

［6］Chou C, Knepper M, Hoek A, et al. Reduced water permeability and altered ultrastructure in thin descending limb of Henle in aquaporin–1 null mice ［J］. *J Clin Invest*, 1999, 103(4): 491–6.

［7］Christensen B, Perrier R, Wang Q, et al. Sodium and potassium balance depends on alpha–ENaC expression in connecting tubule ［J］. *J Am Soc Nephrol*, 2010, 21(11): 1942–51.

［8］Fenton R, Chou C, Stewart G, et al. Urinary concentrating defect in mice with selective deletion of phloretin–sensitive urea transporters in the renal collecting duct ［J］. *Proc Natl Acad Sci U S A*, 2004, 101(19): 7469–74.

［9］Fenton R. Essential role of vasopressin–regulated urea transport processes in the mammalian kidney ［J］. *Pflugers Arch*, 2009, 458(1): 169–77.

［10］Fenton R, Knepper M. Mouse models and the urinary concentrating mechanism in the new millennium ［J］. *Physiol Rev*, 2007, 87(4): 1083–112.

［11］Kim Y, Kim W, Lee H, et al. Urea and NaCl regulate UT–A1 urea transporter in opposing directions via TonEBP pathway during osmotic diuresis ［J］. *Am J Physiol Renal Physiol*, 2009, 296(1): F67–77.

［12］Klein J, Blount M, Sands J. Urea transport in the kidney ［J］. *Compr Physiol*, 2011, 1(2): 699–729.

［13］Klein J, Sands J, Qian L, et al. Upregulation of urea transporter UT–A2 and water channels AQP2 and AQP3 in mice lacking urea transporter UT–B ［J］. *J Am Soc Nephrol*, 2004, 15(5): 1161–7.

［14］ Knepper M, Stephenson J. Urinary Concentrating and Diluting Processes ［M］. Springer US, 1986.

［15］ Layton A. A mathematical model of the urine concentrating mechanism in the rat renal medulla. II. Functional implications of three-dimensional architecture ［J］. *Am J Physiol Renal Physiol*, 2011, 300(2): F372–84.

［16］ Lei T, Zhou L, Layton A, et al. Role of thin descending limb urea transport in renal urea handling and the urine concentrating mechanism ［J］. *Am J Physiol Renal Physiol*, 2011, 301(6): F1251–9.

［17］ Li C, Wang W, Summer S, et al. Downregulation of UT–A1/UT–A3 is associated with urinary concentrating defect in glucocorticoid–excess state ［J］. *J Am Soc Nephrol*, 2008, 19(10): 1975–81.

［18］ Ma T, Song Y, Yang B, et al. Nephrogenic diabetes insipidus in mice lacking aquaporin–3 water channels ［J］. *Proc Natl Acad Sci U S A*, 2000, 97(8): 4386–91.

［19］ McDonald F, Yang B, Hrstka R, et al. Disruption of the beta subunit of the epithelial Na^+ channel in mice: hyperkalemia and neonatal death associated with a pseudo-hypoaldosteronism phenotype ［J］. *Proc Natl Acad Sci U S A*, 1999, 96(4): 1727–31.

［20］ Melvin J, Park K, Richardson L, et al. Mouse down–regulated in adenoma (DRA) is an intestinal Cl(–)/HCO(3)(–) exchanger and is up–regulated in colon of mice lacking the NHE3 Na(+)/H(+) exchanger ［J］. *J Biol Chem*, 1999, 274(32): 22855–61.

［21］ Moe O. Seldin and Giebisch's the kidney : physiology and pathophysiology ［M］. Academic Press, 2013.

［22］ Nicco C, Wittner M, DiStefano A, et al. Chronic exposure to vasopressin upregulates ENaC and sodium transport in the rat renal collecting duct and lung ［J］. *Hypertension*, 2001, 38(5): 1143–9.

［23］ Nielsen S, Frokiaer J, Marples D, et al. Aquaporins in the kidney: from molecules to medicine ［J］. *Physiol Rev*, 2002, 82(1): 205–44.

［24］ Nielsen S, Graves B, Roth J. Water removal and solute additions determining increases in renal medullary osmolality ［J］. *Am J Physiol*, 1983, 244(5): F472–82.

［25］ Nielsen S, Pallone T, Smith B, et al. Aquaporin–1 water channels in short and long loop descending thin limbs and in descending vasa recta in rat kidney ［J］. *Am J Physiol*, 1995,

268(6 Pt 2): F1023-37.

[26] Oppermann M, Mizel D, Huang G, et al. Macula densa control of renin secretion and preglomerular resistance in mice with selective deletion of the B isoform of the Na,K,2Cl co-transporter [J]. *J Am Soc Nephrol*, 2006, 17(8): 2143-52.

[27] Oppermann M, Mizel D, Kim S, et al. Renal function in mice with targeted disruption of the A isoform of the Na-K-2Cl co-transporter [J]. *J Am Soc Nephrol*, 2007, 18(2): 440-8.

[28] Ren H, Gu L, Andreasen A, et al. Spatial organization of the vascular bundle and the interbundle region: three-dimensional reconstruction at the inner stripe of the outer medulla in the mouse kidney [J]. *Am J Physiol Renal Physiol*, 2014, 306(3): F321-6.

[29] Rocha A, Kudo L. Water, urea, sodium, chloride, and potassium transport in the *in vitro* isolated perfused papillary collecting duct [J]. *Kidney Int*, 1982, 22(5): 485-91.

[30] Rojek A, Fuchtbauer E, Kwon T, et al. Severe urinary concentrating defect in renal collecting duct-selective AQP2 conditional-knockout mice [J]. *Proc Natl Acad Sci U S A*, 2006, 103(15): 6037-42.

[31] Rubera I, Loffing J, Palmer L, et al. Collecting duct-specific gene inactivation of alphaENaC in the mouse kidney does not impair sodium and potassium balance [J]. *J Clin Invest*, 2003, 112(4): 554-65.

[32] Sands J, Knepper M. Urea permeability of mammalian inner medullary collecting duct system and papillary surface epithelium [J]. *J Clin Invest*, 1987, 79(1): 138-47.

[33] Sands J, Layton H. The physiology of urinary concentration: an update [J]. *Semin Nephrol*, 2009, 29(3): 178-95.

[34] Sands J, Mount D, Layton H. The Physiology of Water Homeostasis [M]. Springer US, 2013.

[35] Skorecki K. Brenner and Rector's The Kidney [J]. *JAMA*, 1997, 277(4): 346.

[36] Terris J, Ecelbarger C, Marples D, et al. Distribution of aquaporin-4 water channel expression within rat kidney [J]. *Am J Physiol*, 1995, 269(6 Pt 2): F775-85.

[37] Uchida S, Sasaki S, Nitta K, et al. Localization and functional characterization of rat kidney-specific chloride channel, ClC-K1 [J]. *J Clin Invest*, 1995, 95(1): 104-13.

[38] Verkman A. Mammalian aquaporins: diverse physiological roles and potential clinical significance [J]. *Expert Rev Mol Med*, 2008, 10: e13.

［39］Wade J, Lee A, Liu J, et al. UT-A2: a 55-kDa urea transporter in thin descending limb whose abundance is regulated by vasopressin ［J］. *Am J Physiol Renal Physiol*, 2000, 278(1): F52-62.

［40］Yang B, Bankir L, Gillespie A, et al. Urea-selective concentrating defect in transgenic mice lacking urea transporter UT-B ［J］. *J Biol Chem*, 2002, 277(12): 10633-7.

［41］Yang B, Gillespie A, Carlson E,et al. Neonatal mortality in an aquaporin-2 knock-in mouse model of recessive nephrogenic diabetes insipidus ［J］. *J Biol Chem*, 2001, 276(4): 2775-9.

［42］Yang B, Verkman A. Analysis of double knockout mice lacking aquaporin-1 and urea transporter UT-B. Evidence for UT-B-facilitated water transport in erythrocytes ［J］. *J Biol Chem*, 2002, 277(39): 36782-6.

［43］陈灏珠. 实用内科学 ［M］. 第 12 版. 北京：人民卫生出版社，2005.

［44］李顺民. 现代肾脏病学 ［M］. 中国医药科技出版社，2004.

［45］马晓健. 人体生理学 ［M］. 北京：北京大学医学出版社，2011.

［46］王德炳. 哈里森内科学 ［M］. 第 15 版. 北京：人民卫生出版社，2003.

［47］王海燕. 肾脏病学 ［M］. 第 3 版. 北京：人民卫生出版社，2008.

（孟佳　李静　冉建华　杨宝学）

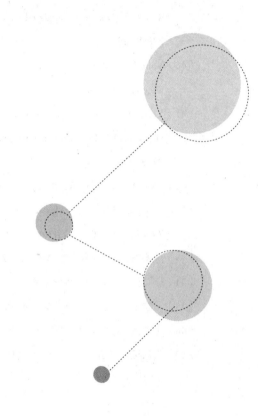

第二章

碳酸酐酶抑制药

碳酸酐酶抑制药是一类可以抑制碳酸酐酶活性的药物，包括乙酰唑胺、醋甲唑胺、多佐胺、布林佐胺、双氯非那胺、舒噻嗪、依索唑胺等。这类药利尿效能较低，在临床上主要应用于治疗水肿、青光眼、癫痫、高山病等疾病。目前发现，碳酸酐酶抑制药可能在肿瘤和代谢性疾病的预防和治疗过程中发挥重要作用。

第一节
碳酸酐酶抑制药的发现和一般特性

20 世纪 60 年代，汞制剂被用作利尿药，但是由于其毒性，不久便无人使用。1940 年，Mann 和 Keilin 发现在化疗过程中使用磺胺能导致患者产生碱性尿，磺胺是一种碳酸酐酶抑制药。1942 年，Hober 发现碱性尿的产生是由于磺胺影响了肾脏对钠和碳酸氢盐的排泄。1949 年，Schwartz 将磺胺应用于心源性水肿患者的治疗，发现其增加了钠和水的排泄，但对氯的排泄却没有影响。将磺胺的一个氨基替代为羰基可以获得一种新的碳酸酐酶抑制药——对氨磺酰苯甲酸，它能够增加钠和氯的排泄，其利尿作用是通过间接影响肾小管阳离子的转运完成的，但其作用较弱。

乙酰唑胺是一种抑制哺乳动物碳酸酐酶（carbonic anhydrase, CA）的强效抑制药，它于 1956 年开始应用于临床，但脂溶性低、有效剂量较大和副作用明显等缺点使其在临床上的应用逐渐减少。舒噻嗪是另一强效的碳酸酐酶抑制药，在 20 世纪 50 年代首次被合成，在六七十年代作为一种治疗局部癫痫的二线药物应用于临床。多佐胺是基于化学结构设计的用于人类的药物，于 1987 年被合成，1995 年上市。多佐胺相比乙酰唑胺副作用较少，无全身不良反应，但其水溶液 pH 值为 5.5，对眼结膜有轻度刺激性。布林唑胺于 1998 年上市，其水溶性较差，故配制成混悬液。其抑制 CA 的作用强于多佐胺，对眼的刺激较轻，但其作用时间短，每天需多次用药。目前，临床上应用的碳酸酐酶抑制药有乙酰唑胺、醋甲唑胺、多佐胺、布林佐胺、双氯非那胺、舒噻嗪、依索唑胺等（表 2-1）。

表 2-1 临床常用的碳酸酐酶抑制药

药物名称	英文名	其他名称	化学结构
乙酰唑胺	Acetazolamide	醋唑磺胺、醋氮酰胺、乙酰偶氮胺	
醋甲唑胺	Methazolamide	甲氮酰胺、甲醋唑胺	
多佐胺	Dorzolamide	多佐拉敏、杜塞酰胺	
布林佐胺	Brinzolamide	派立明	
双氯非那胺	Diclofenamide	二氯苯磺胺、二氯磺胺、双氯磺酰胺	
舒噻嗪	Sultiame	硫噻嗪、磺斯安	
依索唑胺	Ethoxzolamide	乙氧唑磺胺	
托吡酯	Topiramate	托佩马特、妥泰	

第二节
碳酸酐酶抑制药的药理学

一、作用靶点

碳酸酐酶抑制药可抑制肾脏近曲小管和其他部位（如眼房等）的碳酸酐酶。碳酸酐酶是一种广泛存在的锌金属酶，可逆地催化 CO_2 的水合反应，产生 HCO_3^- 和 H^+。根据碳酸酐酶的氨基酸序列不同，人们将其分为 α、β、γ、δ 和 ε 五种类型，其中 α-CA 存在于脊椎动物、细菌、藻类及绿色植物的胞浆中。到目前为止，在哺乳动物体内共发现了 16 种 α- 碳酸酐酶亚型，其催化二氧化碳的水合作用速度快，水合反应速度通常为每秒 10^4~10^6 个反应，底物的扩散速度限制了反应的速度。碳酸酐酶活性中心包括锌离子与三个共同协调酶催化活性的组氨酸残基（His94、His96、His119）和一个与锌离子配位的水分子或氢氧根离子。碳酸酐酶的晶体结构分析表明整个蛋白链折合成椭球状，其二级结构主要为 β 折叠片，但也有部分 α 螺旋。碳酸酐酶能催化 CO_2、碳酸氢盐和 H^+ 之间的相互转化，产生的 HCO_3^- 和 H^+ 在调节 pH 和其他生理过程有重要的作用。

存在于人体中 α- 碳酸酐酶的亚型主要有 I ~ IV、V B、IX、XII ~ XIV 等，主要分布于肾脏、眼、胃黏膜、胰腺、红细胞和中枢神经系统。CA I 、CA II 、CA III 为细胞质酶，CA I 主要存在于红细胞和胃肠道，CA II 分布广泛，存在于人体各个组织，CA III 表达于慢收缩肌肉细胞；CA IV 、CA IX 、CA XII 、CA XIV 锚合于细胞膜，但在细胞膜外发挥作用，CA IX 位于正常的胃肠道和某些肿瘤组织，CA XII 表达于肾脏和肿瘤组织；CA IV 存在于胃肠道、肾脏、内皮细胞等，CA XIV 位于肾脏、心、骨骼肌、脑等组织；CA VB 在线粒体中发挥作用，分布较广泛。多佐胺选择性地抑制 CA II 的活性，布林佐胺抑制 CA II 和 CA IV 的活性，依索唑胺可结合和抑制碳酸酐酶同工酶 I 。

碳酸酐酶在人体中的作用有：通过二氧化碳水合作用分泌和排泄氢离子，调节酸碱平衡；在近端小管调节碳酸氢盐重吸收过程；在远端小管和集合管调节肾脏 NH_4^+ 的排泄。

二、作用机制

在正常情况下，细胞内产生的大多数 H_2CO_3 可在碳酸酐酶的作用下迅速分解为 HCO_3^- 和 H^+。而 H_2CO_3 分解产生的 H^+ 通过两种方式经管腔膜进入管腔，其中主要的机制是通过钠 / 质子交换蛋白 3（NHE3），重吸收 Na^+；另一种机制是通过质子泵（H^+-ATP 酶）主动泌入管腔，酸化尿液。进入小管液的 H^+ 与 HCO_3^- 结合产生 H_2CO_3，在上皮细胞管腔膜表面的碳酸酐酶（CA Ⅳ）的作用下很快生成 CO_2 和水，CO_2 具有高度脂溶性，以单纯扩散的方式进入上皮细胞，水通过水通道蛋白 AQP1 进入细胞。在细胞内 CO_2 和水又在碳酸酐酶（CA Ⅱ）的作用下形成 H_2CO_3，后者迅速解离成 H^+ 与 HCO_3^-。细胞内的大部分 HCO_3^- 通过生电碳酸氢钠协同转运蛋白 1（NBCe1）穿过细胞基底膜，小部分通过 Cl^--HCO_3^- 逆向转运体进入细胞外液（图 2-1）。

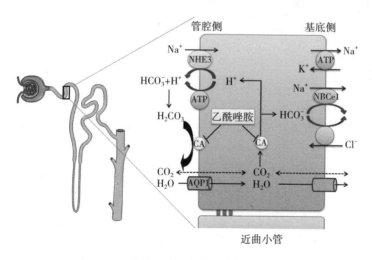

图 2-1　碳酸酐酶抑制药的作用机制示意图

NHE3. 钠 / 质子交换蛋白 3；NBCe 1. 生电碳酸氢钠协同转运蛋白 1；AQP1. 水通道蛋白 -1

碳酸酐酶抑制药乙酰唑胺通过抑制近端小管的碳酸酐酶活性，抑制 HCO_3^- 的重吸收，导致与 HCO_3^- 结合的 Na^+ 重吸收减少，发挥利尿作用，产生碱性尿。同时，乙酰唑胺可增加 K^+ 排泄和减少 Cl^- 排泄。

三、体内过程

不同碳酸酐酶抑制药的药代动力学差异较大。碳酸酐酶抑制药口服吸收迅速，在较短时间内便可发挥作用，大部分以原型或者代谢产物经肾排出。乙酰唑胺服用 30 分钟后就可以影响尿量，血浆蛋白结合率为 90%，1~1.5 小时开始降低眼压，3~6 小时作用达到高峰，作用可持续 8~12 小时，药物大部分以原型经肾排出。醋甲唑胺肠道吸收良好，但比乙酰唑胺缓慢，血浆蛋白结合率为 55%，低于乙酰唑胺，25% 以原型、75% 以代谢产物经尿液排出。布林佐胺与多佐胺为局部碳酸酐酶抑制药，广泛分布于红细胞中，血浆半衰期长，稳定状态下布林佐胺对红细胞碳酸酐酶的抑制率是 70%~75%。双氯非那胺血浆蛋白结合率为 20%~40%，在组织内药物浓度比血浆高，在肝脏内代谢，约吸收剂量的 50% 经肝转化，经肾排出体外。

四、适应证

碳酸酐酶抑制药主要适应证有水肿、青光眼、癫痫、高山病。

1. 水肿

碳酸酐酶抑制药可以作为低效利尿药，通过减少近端小管 NaCl 和碳酸氢盐的重吸收，发挥利尿作用。乙酰唑胺、依索唑胺可以用于治疗充血性心力衰竭引起的水肿和药物介导的水肿等。然而，在远端小管会部分地补偿钠的丢失，减弱利尿作用，同时碳酸氢盐排泄增加会导致代谢性酸中毒。

2. 青光眼

青光眼是一种慢性、退行性的眼病，特点是眼内高压导致不可逆的视神经乳头损害，使视觉功能逐渐丧失，最终导致失明。碳酸酐酶存在于眼色素层前，负责碳酸氢盐的分泌。碳酸酐酶抑制药常用于降低青光眼患者眼内压，治疗高眼压症。

3. 癫痫

乙酰唑胺对多种类型的癫痫都有治疗作用，包括癫痫全身性强直 - 阵挛发作、局灶性癫痫发作、癫痫失神发作，但由于长期使用容易产生耐受，所以应用较为局限。碳酸酐酶抑制药舒噻嗪可以降低海马 CA3 区神经元细胞内 pH 并减少癫痫样活动，可用于癫痫的治疗。

4. 高山病

当位于高海拔处时，氧分压较低，机体必须加速呼吸以获得足够的氧气。此时肺部 CO_2 分压降低，可造成呼吸性碱中毒。碳酸酐酶抑制药能阻止肾脏吸收碳酸氢盐，纠正碱中毒，治疗高山病。

5. 代谢性碱中毒

乙酰唑胺可用于治疗心力衰竭时的低氯性碱血症，也可用于呼吸性酸中毒纠正后的代谢性碱中毒。

五、药物相互作用

碳酸酐酶抑制药与促肾上腺皮质激素、糖皮质激素、盐皮质激素合用时，会引起严重的低血钾。同时合用碳酸氢钠可减轻患者感觉异常、胃肠道症状，能缓冲电解质失调，减轻酸中毒和低钾血症。乙酰唑胺和依索唑胺可抑制糖异生，而醋甲唑胺可造成低血糖，故与降血糖药物联合使用时需要注意调整剂量。布林佐胺与多佐胺可在全身发挥作用，与口服碳酸酐酶抑制药联合使用会增加全身不良反应的风险。

六、不良反应

碳酸酐酶抑制药可引起代谢性酸中毒、过敏反应、中枢神经系统症状、肾结石等不良反应，限制了这类利尿药的使用。碳酸氢盐丢失可造成代谢性酸中毒，而碱性尿可能会增加肾结石的风险。可能会诱发近视、胃肠道反应、输尿管绞痛、恶心、厌食、体重减轻、剥脱性皮炎、粒细胞缺乏等不良反应。

七、禁忌证及注意事项

在使用碳酸酐酶抑制药时，局部用药可控制眼压者，不需全身用药；若需全身用药，尽量缩短用药时间，3~5 天眼压控制后，采取手术或逐渐减量；如需较长时间用药，则需定期作血、尿生化检查，防止代谢性酸中毒。碳酸酐酶抑制药是磺胺类药物，有磺胺过敏史者禁用。此类药物经肝、肾排泄，故肝、肾功能不良者应慎用。在服用碳酸酐酶抑制药的同时，应服用等量或二倍量的碳酸氢钠，能减少感觉异常和胃肠道反应，缓冲电解质紊乱，减少酸中毒和低血钾的发生。为防止尿路结石、肾绞痛，应补充钾盐、镁盐，定期检查尿常规，注意磺胺结晶，如出现则应立即停药。

第三节
主要用于治疗水肿的碳酸酐酶抑制药

乙酰唑胺
Acetazolamide

【其他名称】醋唑磺胺、醋氮酰胺、乙酰偶氮胺。

【**物理性质**】本品为白色针状结晶或结晶性粉末，无嗅。本品在沸水中略溶，在水或乙醇中极微溶解，在三氯甲烷或乙醚中几乎不溶，在氨溶液中易溶。

【**药理作用**】乙酰唑胺能通过抑制碳酸酐酶活性而抑制 HCO_3^- 的重吸收。治疗量的乙酰唑胺能够抑制近曲小管约 85% 的 HCO_3^- 的重吸收。由于 Na^+ 在近曲小管可与 HCO_3^- 结合排出，因此 Na^+ 在近曲小管的重吸收会减少，水的重吸收减少，从而产生利尿作用，排出碱性尿。但在集合管 Na^+ 重吸收却会大量增加，导致 Na^+–K^+ 交换增加，从而使 K^+ 的分泌增加。最终造成尿中 HCO_3^-、K^+ 和水的排出增加。通过排泄碳酸氢盐，血液 pH 下降，造成代偿性的换气过度，增加血液中氧的水平、减少二氧化碳的水平。同时，碳酸酐酶也会参与集合管酸的分泌，因此集合管是碳酸酐酶抑制药利尿的一个次要部位。

乙酰唑胺可抑制眼睫状体细胞中的碳酸酐酶，使房水生成减少而降低眼内压，用于治疗青光眼。乙酰唑胺还可通过抑制碳酸酐酶抑制胃酸分泌。

【**体内过程**】乙酰唑胺口服容易吸收。口服 2~4 小时血药浓度达峰值；可维持 4~6 小时，血药最高浓度为 12~27mg/ml，与蛋白结合率高（~90%），$t_{1/2}$ 为 2.4~5.8 小时。90%~100% 以原型由肾脏排泄。服用量的 80% 在 8~12 小时内排出，24 小时可排尽。

【**适应证**】（1）青光眼 乙酰唑胺利尿作用较弱，作为利尿药的使用范围较为局限，再加上新型利尿药的不断出现，其已经很少作为利尿药使用。由于乙酰唑胺能抑制眼睫状体向房水中分泌 HCO_3^-，降低眼内压，减少房水生成，故可应用于青光眼的治疗。

（2）脑水肿 登山者在急速登上 3000m 以上时会出现无力、头晕、头疼和失眠的症状。一般可自然缓解。严重时会出现肺水肿或脑水肿危及生命。乙酰唑胺能够减少脑脊液的生成、降低脑脊液及脑组织的 pH 值，减轻症状，改善机体功能。开始攀登前 24 小时口服乙酰唑胺起预防作用。

（3）心源性水肿 用乙酰唑胺碱化尿液可促进尿酸、胱氨酸和弱酸性物质（如阿司匹林）的排泄。初期有效，长时间服用注意补充碳酸氢盐。心衰的患者在使用过多利尿药造成代谢性碱中毒时，补盐会增加心脏充盈压，可使用乙酰唑胺处理。同时微弱的利尿作用也对心衰有益。乙酰唑胺还可用于迅速纠正呼吸性酸中毒继发的代谢性碱中毒。

（4）癫痫小发作　乙酰唑胺可通过影响 γ- 氨基丁酸的生成和代谢速度等机制用于辅助治疗癫痫，用于伴有低钾血症的周期性麻痹。还可用于严重高磷酸盐血症，增加磷酸盐的尿排泄。

（5）消化性溃疡病。

【用法用量】（1）青光眼　成人常用量：开角型青光眼，口服首剂量 250mg，每日 1~3 次。维持量应根据患者对药物的反应决定，尽量使用较小的剂量使眼压得到控制，一般每日 2 次，每次 250mg 就可使眼压控制在正常范围。继发性青光眼和手术前降眼压，口服 250mg，每 4~8 小时 1 次，一般每日 2~3 次。闭角型青光眼急性发作，首次药量加倍给 500mg，以后用 125~250mg 维持量，每日 2~3 次。小儿常用量：每日按体重 5~10mg/kg 口服，分 2~3 次使用。

（2）脑水肿　口服，一次 250mg，一日 2~3 次。

（3）心源性水肿　口服，一次 250~500mg，一日 1 次。

（4）癫痫小发作　口服，一次 250~500mg，一日 1 次，与其他药物合用则不超过 250mg。

【不良反应】乙酰唑胺在眼科短期及间歇使用中很少发生严重不良反应，某些不良反应是磺胺衍生物所共有的，也有些不良反应呈剂量相关性。

（1）常见四肢麻木及刺痛感、恶心、食欲缺乏、困倦、体重减轻、抑郁、金属样味觉、腹泻及多尿等。

（2）较大剂量常引起嗜睡和感觉异常。肾衰患者使用该类药物可引起蓄积效应，造成中枢神经系统毒性。可能会造成骨髓抑制、皮肤毒性、磺胺样肾损害。

（3）长期用药可加重低钾血症、低钠血症、电解质紊乱及代谢性酸中毒等症状，以及肾脏并发症（如肾绞痛、结石症、磺胺尿结晶、肾病综合征等）。能引起感觉异常、嗜睡、疲惫、暂时近视。该药可使尿酸排出减少，治疗期间有报道使痛风加剧者。对已有肾病的糖尿病患者，可使肾功能迅速减退。有时可发生急性肾功能衰竭。

（4）尿结石　乙酰唑胺减少 HCO_3^- 的作用会导致磷酸盐尿和高钙尿症。长期用药也会引起肾脏排泄可溶性物质（如枸橼酸盐）的能力下降，而且钙盐在碱性条件下相对难溶，易形成肾结石。

（5）作为磺胺的衍生物，可出现磺胺类的不良反应，如皮疹、结晶尿、粒细胞缺乏、再生障碍性贫血及血小板缺乏症。对磺胺过敏的患者易对本药产生过敏反应。

（6）偶见听力减退以及首次用药后出现暂时性近视、磺胺样皮疹。

（7）罕见剥脱性皮炎、粒细胞减少症或再生障碍性贫血。

【禁忌证】①对乙酰唑胺或其他碳酸酐酶抑制药、磺胺类药、噻嗪类利尿药过敏；②肾上腺衰竭及肾上腺皮质功能减退；③低钠血症及低钾血症；④严重肝、肾功能障碍；⑤高氯性酸中毒；⑥心力衰竭；⑦有尿结石病史；⑧慢性非充血性闭角型青光眼患者。

【注意事项】（1）与食物同时使用可以减少胃肠道反应。

（2）妊娠与哺乳期注意事项 妊娠期妇女不宜使用，尤其是妊娠的前3个月内。哺乳期妇女确需使用本药应暂停哺乳。

（3）乙酰唑胺可增高血糖及尿糖浓度，故糖尿病患者需要慎用；肺心病、心力衰竭、代谢性酸中毒及肝肾功能不全患者需要慎用。

（4）可引起肾脏并发症，如肾绞痛、结石症，为预防其发生需加服钾盐、镁盐等。

（5）对诊断产生干扰 尿17-羟类固醇测定，可出现假阳性结果；尿蛋白测定可出现假阳性结果；血氨浓度、血胆红素浓度、尿胆素原浓度都可能增高；血糖浓度、尿糖浓度均可增高，非糖尿病者不受影响；血氯化物浓度可能增高，血钾浓度可能降低。

【相互作用】（1）与促肾上腺皮质激素、糖皮质激素尤其与盐皮质激素联合使用，可能导致严重的低血钾，并造成骨质疏松，合用时应注意监测血钾浓度及心脏功能。

（2）与苯丙胺、M胆碱受体阻断药，尤其是和阿托品、奎尼丁联合应用时，由于形成碱性尿，本药排泄减少，会使不良反应加重或延长。

（3）与苯巴比妥、卡马西平或苯妥英等联合应用，可引起骨软化发病率上升。

（4）洋地黄苷类与本药合用可提高洋地黄的毒性，并可发生低钾血症。

（5）纠正袢利尿药引起的代谢性碱中毒。

（6）与阿米洛利合用可发生致畸作用。

（7）与氯化铵合用可减弱本药的作用。

（8）增强拉坦前列腺素的作用效果。

（9）与枸橼酸钾合用可控制眼压并可预防尿结石的发生。

（10）能降低血浆中环孢素的水平。

（11）减少锂盐在近曲小管的重吸收，降低锂的血浓度。

（12）拮抗抗胆碱酯酶（安非他命等）的作用。

（13）可增加普里米酮的血浆水平，增强抗惊厥效果。

（14）减少乌洛托品的尿排泄。

（15）非甾体类抗炎药（阿司匹林等）减少乙酰唑胺蛋白结合和肾小管的分泌，影响其排泄，增加不良反应如代谢性酸中毒。

（16）降低强心苷药作用效果。

（17）降低抗凝血药作用效果。

【制剂与规格】片剂：0.25g。注射液：2ml：500mg。

依索唑胺
Ethoxzolamide

【其他名称】乙氧苯唑胺。

【物理性质】熔点 190~193℃，闪点 235℃。

【药理作用】依索唑胺是一种强效的碳酸酐酶抑制药，能结合并抑制碳酸酐酶同工酶Ⅰ，在近曲小管减少水、钠、钾、碳酸氢盐的重吸收，在中枢神经系统提升癫痫发作阈值，同时可以通过减少房水降低眼压。

【适应证】①各型青光眼。②充血性心力衰竭和抗高血压药引起的水肿。③高山病。④家族性周期性麻痹或散发性周期性麻痹。

【用法用量】口服首次 125mg，一天 3~4 次，随后可减量至 62.5mg。每日 62.5~250mg，1 次服或分次服。宜间断给药。

【不良反应】①代谢性酸中毒和低钾血症。②皮疹、血红蛋白尿、糖尿、肝功能不全、光敏性皮炎和惊厥等。

【禁忌证】一般不用于妊娠妇女和哺乳妇女。低血钠和低血钾、肝肾功能不全、肝硬化患者禁止使用。

【相互作用】与高剂量的阿司匹林同时使用，偶尔会引起厌食、昏迷。大剂量和其他利尿药联合使用可增强利尿作用。

【制剂与规格】片剂：125mg。

用于治疗水肿的碳酸酐酶抑制药的药理学特性见表 2-2。

表 2-2　用于治疗水肿的碳酸酐酶抑制药的药理学特性

药物	血浆蛋白结合率（%）	起效时间（小时）	半衰期（$t_{1/2}$）	药效持续（小时）	常规剂量
乙酰唑胺	90	1~1.5	2.4~5.8 小时	4~6	125~250mg（b.i.d. 或 t.i.d.）
依索唑胺	89	2	2.5~5.5 小时	8~12	62.5~125mg（t.i.d. 或 q.i.d.）

第四节
研究进展与展望

　　碳酸酐酶广泛分布于各组织、器官中，并发挥重要的生理功能，所以碳酸酐酶抑制药可能在许多疾病的预防和治疗过程中发挥重要作用。尽管碳酸酐酶抑制药作为利尿药的使用越来越少，但其新的用途正不断被开发。

一、碳酸酐酶抑制药与肿瘤治疗

　　研究表明，碳酸酐酶在肿瘤细胞中发挥重要作用。CA IX 是首先被发现的与肿瘤相关的碳酸酐酶同工酶，在调节细胞增殖和肿瘤形成过程中有潜在作用，在许多类型的肿瘤中高表达，如神经胶质瘤、间皮瘤、乳头状癌、食管癌、脑瘤等。缺氧与肿瘤恶变程度、转移、对放化疗的抵抗有重要影响。在部分肿瘤细胞中，抑癌基因（VHL 基因）突变，低氧诱导因子激活，导致

CA IX表达大幅上调。CA XII是另一种与肿瘤相关的碳酸酐酶同工酶，低氧也能诱导CA XII的上调。碳酸酐酶作为肿瘤诊断的指标和治疗的潜在靶点具有重要的研发价值。研究碳酸酐酶抑制药类抗癌药物有重要意义。碳酸酐酶抑制药吲哚莎兰（Indisulam）可以减少细胞周期蛋白E的表达和周期蛋白依赖性激酶2的磷酸化，使细胞周期停滞在G_1期，诱导细胞凋亡并抑制癌细胞的增殖和生长，从而发挥抗癌作用，对肺癌、肾癌、结肠癌、恶性黑色素瘤等有治疗意义。结合碳酸酐酶抑制药乙酰唑胺与萝卜硫素是一个潜在的治疗支气管类癌的新策略。

二、碳酸酐酶抑制药与代谢性疾病

碳酸酐酶同工酶V A和V B在尿素生成、脂肪生成、糖异生过程中发挥重要作用，由于碳酸酐酶抑制药可以引起体重下降，所以未来碳酸酐酶可能用来控制体重，作为一种抗肥胖的药物。高血糖症能导致葡萄糖的氧化代谢增加。通过使用线粒体的碳酸酐酶抑制药（托吡酯）减少碳酸氢盐，能限制氧化代谢和活性氧的产生，减轻糖尿病引起的血脑屏障的破坏和神经血管单元超微结构的改变。同时碳酸酐酶抑制药可以调节血糖水平，体外实验发现，乙酰唑胺和依索唑胺能抑制糖异生；醋甲唑胺可以作为胰岛素增敏剂减少肝葡萄糖的产生，降低体内血糖，但不会显著影响外周葡萄糖的代谢。

三、碳酸酐酶抑制药的其他研究进展

进来研究发现，使用碳酸酐酶抑制药（多佐胺、布林佐胺、乙酰唑胺等）能改善伴X染色体的视网膜劈裂症患者的视力水平，同时能减少患者囊性黄斑病变的程度。其可能的机制为碳酸酐酶作为局部血管舒张药，改善血流量，清除代谢废物。

双氯非那胺已经被批准用于治疗原发性高钾血症和周期性麻痹，其作用机制尚不完全明确，可能与激活钙激活的钾离子通道有关。

碳酸酐酶抑制药已经被成功应用于治疗消化性溃疡。虽然碳酸酐酶抑制药不能在体外抑制幽门螺杆菌的生长，但研究表明碳酸酐酶抑制药能降低幽门螺杆菌在胃中酸性环境下的生存能力，可能机制是碳酸酐酶抑制药减少了胃酸分泌对幽门螺杆菌所发挥的作用，胃选择性的碳酸酐酶抑制药在治疗胃、十二指肠功能紊乱与胃酸分泌失衡中发挥重要作用。

炎性疼痛跟组织 pH 值的降低有关，组织内质子的生成主要由碳酸酐酶介导，碳酸酐酶也存在于中枢神经系统并控制阴离子的浓度，乙酰唑胺直接影响离子通道参与的伤害感受。研究发现，乙酰唑胺能逆转肌肉炎症继发的热痛觉过敏；而在正常的没有炎症的动物中乙酰唑胺也能提高痛觉阈值的基底水平，但提升程度与炎症动物相比较小；向炎症部位的肌肉注射乙酰唑胺能逆转热痛觉过敏，而向对侧没有炎症的肌肉注射同样剂量的乙酰唑胺却没有效果，所以在炎症部位的肌肉有乙酰唑胺抗痛觉过敏的作用位点。同时，鞘膜内使用较低剂量的乙酰唑胺能减少炎症诱导的热痛觉过敏，说明碳酸酐酶在中枢神经系统产生疼痛方面发挥作用。而由鞘膜内乙酰唑胺反转的热痛觉过敏不依赖局部组织的 pH。碳酸酐酶抑制药镇痛作用其他可能的机制包括：通过开放钙活化型 K^+ 通道发挥镇痛作用；封闭 Ca^{2+} 通道，特别是 $\alpha_{1E}Ca^{2+}$ 通道。

天然产物中也存在碳酸酐酶抑制药。石榴提取物中的石榴皮鞣素、安石榴苷、石榴素 B、大麻黄鞣宁、花梗鞣素、特里马素 I 属于鞣花单宁类，都是天然的碳酸酐酶抑制药，具有良好的碳酸酐酶抑制活性，其半数抑制浓度如表 2-3 所示。

表 2-3　天然产物抗碳酸酐酶活性

化合物	IC_{50}（μmol/L）
石榴皮鞣素	1
安石榴苷	0.23
石榴素 B	0.37
花梗鞣素	0.55
特里马素 I	0.32
大麻黄鞣宁	0.27

参考文献

［1］Andreuzzi P, Fishman G, Anderson R. Use of a carbonic anhydrase inhibitor in X-linked retinoschisis: effect on cystic-appearing macular lesions and visual acuity［J］. *Retina*, 2016, 37(8): 1555-61.

［2］Beyer K. Chlorothiazide［J］. *Br J Clin Pharmacol*, 1982, 13(1): 15-24.

［3］Cao T, Rous S. Action of acetazolamide on liver pyruvate carboxylase activity, glycogenolysis and gluconeogenesis of mice［J］. *Int J Biochem*, 1978, 9(8): 603-05.

［4］Carta F, Supuran C. Diuretics with carbonic anhydrase inhibitory action: a patent and literature review (2005 – 2013)［J］. *Expert Opin Ther Pat*, 2013, 23(6): 681-91.

［5］Cox S, Hay E, Bird A. Treatment of chronic macular edema with acetazolamide［J］. *Arch Ophthalmol*, 1988, 106(9): 1190-5.

［6］Fountoulakis K, Gonda X, Samara M, et al. Antiepileptic drugs and suicidality［J］. *J Psychopharmacol*, 2012, 26(11): 1401-7.

［7］Greig S. Dichlorphenamide: A review in primary periodic paralyses［J］. *Drugs*, 2016, 76(4): 501-7.

［8］Hollander W, Wilkins R. Chlorothiazide: a new type of drug for the treatment of arterial hypertension［J］. *BMQ*, 1957, 8(3): 69-75.

［9］Hunt S, Russell A, Smithson W, et al. Topiramate in pregnancy: preliminary experience from the UK Epilepsy and Pregnancy Register［J］. *Neurology*, 2008, 71(4): 272-6.

［10］Johnson B, Colvin C, Needle D, et al. The carbonic anhydrase inhibitor ethoxzolamide inhibits the mycobacterium tuberculosis PhoPR regulon and Esx-1 secretion and attenuates Virulence［J］. *Antimicrob Agents Chemother*, 2015, 59(8): 4436-45.

［11］Kanski J. Carbonic anhydrase inhibitors and osmotic agents in glaucoma. Carbonic anhydrase inhibitors［J］. *Br J Ophthalmol*, 1968, 52(8): 642-3.

［12］Konstantopoulos N, Molero J, McGee S, et al. Methazolamide is a new hepatic insulin sensitizer that lowers blood glucose *in vivo*［J］. *Diabetes*, 2012, 61(8): 2146-54.

［13］Leaf A, Schwartz W, Relman A. Oral administration of a potent carbonic anhydrase inhibitor (diamox). I. Changes in electrolyte and acid−base balance ［J］. *N Engl J Med*, 1954, 250(18): 759−64.

［14］ Leniger T, Wiemann M, Bingmann D, et al. Carbonic anhydrase inhibitor sulthiame reduces intracellular pH and epileptiform activity of hippocampal CA3 neurons ［J］. *Epilepsia*, 2002, 43(5): 469−74.

［15］ Lindskog S. Structure and mechanism of carbonic anhydrase ［J］. *Pharmacol Ther*, 1997, 74(1): 1−20.

［16］ Low E, Avery A, Gupta V, et al. Identifying the lowest effective dose of acetazolamide for the prophylaxis of acute mountain sickness: systematic review and meta−analysis ［J］. *BMJ*, 2012, 345: e6779.

［17］ Millichap J. Acetazolamide in treatment of epilepsy ［J］. *Lancet* 1987; 2(8551): 163

［18］ Ozawa Y, Sugi N, Nagasu T, et al. E7070, a novel sulphonamide agent with potent antitumour activity *in vitro* and *in vivo* ［J］. *Eur J Cancer*, 2001, 37(17): 2275−82.

［19］ Parkkila S, Rajaniemi H, Parkkila A, et al. Carbonic anhydrase inhibitor suppresses invasion of renal cancer cells *in vitro* ［J］. *Proc Natl Acad Sci U S A*, 2000, 97(5): 2220−4.

［20］ Pickkers P, Hughes A, Russel F, et al. *In vivo* evidence for K(Ca) channel opening properties of acetazolamide in the human vasculature ［J］. *Br J Pharmacol*, 2001, 132(2): 443−50.

［21］ Potter C, Harris A. Diagnostic, prognostic and therapeutic implications of carbonic anhydrases in cancer ［J］. *Br J Cancer*, 2003, 89(1): 2−7.

［22］ Radhakrishnan R, Sluka K. Acetazolamide, a carbonic anhydrase inhibitor, reverses inflammation−induced thermal hyperalgesia in rats ［J］. *J Pharmacol Exp Ther*, 2005, 313(2): 921−7.

［23］ Richalet J, Rivera M, Bouchet P, et al. Acetazolamide: a treatment for chronic mountain sickness ［J］. *Am J Respir Crit Care Med*, 2005, 172(11): 1427−33.

［24］ Riihonen R, Supuran C, Parkkila S, et al. Membrane−bound carbonic anhydrases in osteoclasts ［J］. *Bone*, 2007, 40(4): 1021−31.

［25］ Salameh T, Shah G, Price T, et al. Blood−brain barrier disruption and neurovascular unit dysfunction in diabetic mice: protection with the mitochondrial carbonic anhydrase inhibitor topiramate ［J］. *J Pharmacol Exp Ther*, 2016, 359(3): 452−9.

[26] Schwartz W. The effect of sulfanilamide on salt and water excretion in congestive heart failure [J]. *N Engl J Med*, 1949, 240(5): 173–7.

[27] Shahidzadeh R, Opekun A, Shiotani A, et al. Effect of the carbonic anhydrase inhibitor, acetazolamide, on Helicobacter pylori infection *in vivo*: a pilot study [J]. *Helicobacter*, 2005, 10(2): 136–8.

[28] Sugrue M. Pharmacological and ocular hypotensive properties of topical carbonic anhydrase inhibitors [J]. *Prog Retin Eye Res*, 2000, 19(1): 87–112.

[29] Supuran C. Carbonic anhydrases: novel therapeutic applications for inhibitors and activators [J]. *Nat Rev Drug Discov*, 2008, 7(2): 168–81.

[30] Supuran C. Drug interaction considerations in the therapeutic use of carbonic anhydrase inhibitors [J]. *Expert Opin Drug Metab Toxicol*, 2016, 12(4): 423–31.

[31] Supuran C, Scozzafava A, Casini A. Carbonic anhydrase inhibitors [J]. *Med Res Rev*, 2003, 23(2): 146–89.

[32] Sweeney K, Chapron D, Brandt J, et al. Toxic interaction between acetazolamide and salicylate: case reports and a pharmacokinetic explanation [J]. *Clin Pharmacol Ther*, 1986, 40(5): 518–24.

[33] Wykoff C, Beasley N, Watson P, et al. Hypoxia–inducible expression of tumor–associated carbonic anhydrases [J]. *Cancer Res*, 2000, 60(24): 7075–83.

（张顺　杨宝学）

第三章

袢利尿药

袢利尿药（loop diuretics）是一类以肾脏髓袢升支粗段表达的 $Na^+-K^+-2Cl^-$ 共转运体 2（NKCC2）为作用靶点的强效利尿药，其利尿作用强大，故又称为"高效能利尿药"。袢利尿药包括呋塞米、托拉塞米、阿佐塞米、布美他尼、吡咯他尼、依他尼酸、替尼酸和依托唑啉。袢利尿药主要用于各种原因引起的水肿和急性高钙血症等，此外还可用于高血压、心衰、慢性肾病的容量控制等。

第一节
袢利尿药的一般特性

最早的袢利尿药是 20 世纪 60 年代研发的呋塞米（速尿）和依他尼酸（利尿酸）。1964 年，呋塞米作为一种新型袢利尿药开始用于临床。该类药物与此前广泛应用的噻嗪类利尿药化学结构、作用靶点不同，利尿强度远大于噻嗪类利尿药。与呋塞米同时期，还发现了一类苯氧乙酸类袢利尿药——依他尼酸。1963 年，首次出现依他尼酸应用于临床的报道，证实其利尿作用等同甚至超过有机汞制剂和苯并噻二嗪类化合物，后续的研究也确定其利尿效果和对于各类水肿的治疗作用。此后，又陆续研发出了多种袢利尿药：①布美他尼，研发于 20 世纪 70 年代，成为呋塞米和依他尼酸之后第三个袢利尿药；②依托唑啉，1977 年上市；③阿佐塞米，1981 年上市；④吡咯他尼，20 世纪 80 年代上市；⑤托拉塞米，1993 年上市。

化学结构方面，袢利尿药主要有含磺酰胺基类和苯氧乙酸类两大类。含磺酰胺基类袢利尿药包括呋塞米、托拉塞米、阿佐塞米、布美他尼和吡咯他尼。苯氧乙酸类袢利尿药包括依他尼酸和替尼酸。

呋塞米的化学结构为 2-[(2- 呋喃甲基) 氨基]-5-(氨磺酰基)-4- 氯苯甲酸（表 3-1）。呋塞米结构中含有一个游离的羧基，亲水性强，利尿作用起效快。作为磺酰胺类利尿药，呋塞米是在磺胺类药物的研究过程中发现的。在苯磺酰胺基的间位引入第二个磺酰胺基，又在第二个磺酰胺基邻位引入一个氨基，得到 4- 氨基 -6- 氯 -1,3- 苯二磺酰胺，利尿作用明显增强。如果把此化合物中的一个磺酰胺基用羧基取代，又得到一系列具有利尿作用的化合物，其中活性最好的是氨基上的一个氢被 2- 甲基呋喃取代，即得到呋塞米。布美他尼是在呋塞米结构基础上发展而来的，其分子中苯氧基取代了此类药物中的氯原子或三氟甲基，同时将 6 位氨基移至 5 位，具有高效、速效和低毒的特点，利尿效果远远高于呋塞米。

依他尼酸是苯氧乙酸类含不饱和酮的化合物。化学结构特点为在苯氧乙酸母核基础上，第 2，3 位为氯，第 4 位为 2- 亚甲基丁酰，分子量为 303.14。为增加静脉注射时药物的溶解性，可将其制备为钠盐（依他尼酸钠）的形式。在有机汞利尿药发现后，考虑到利用可与巯基反应的结构和酶系统中的巯基结合，从而抑制肾小管对 Na^+ 的重吸收，达到利尿效果。而位于羰基 a、b 位的双键活性强，能与巯基结合，所以设计出对位不饱和酮取代的苯氧乙酸类化合物，具有较强的利尿作用。在其苯环的 2，3 位引入氯原子或甲基可增强活性，烯基末端上的氢原子具有一定的酸性，对药物有重要作用，在肾脏内能和巯基进行烷化反应。而分子中的亲脂部分可提供对酶的亲和力。

表 3-1　袢利尿药的名称和化学结构

类型	药物名称	英文名	其他名称	化学结构
含磺酰胺基类利尿药	呋塞米	Furosemide	速尿，呋喃苯胺酸，利尿磺胺	
	托拉塞米	Torsemide		
	阿佐塞米	Azosemide		
	布美他尼	Bumetanide	丁苯氧酸，利尿胺	

续表

类型	药物名称	英文名	其他名称	化学结构
含磺酰胺基类利尿药	吡咯他尼	Piretanide	苯氧吡酸	
苯氧乙酸类利尿药	依他尼酸	Ethacrynic acid	利尿酸	
其他类袢利尿药	依托唑啉	Etozolin	Diulozin, Elkapin, Etopinil	

第二节
袢利尿药的药理学

一、作用靶点

袢利尿药作用靶点为表达于肾内外髓交界处至皮质致密斑的髓袢升支粗段，负责转运 NaCl 的 NKCC2（图 3–1），其主要表达于髓袢升支粗段上皮细胞管腔膜和致密斑。

NKCC 是细胞膜上一类主动跨膜转运 Na^+、K^+ 和 Cl^- 的蛋白，同向转运这三种离子，Na^+、K^+ 和 Cl^- 转运比例为 $1:1:2$，因此可以保持电中性状态。Geck 等人最早于 1980 年确认 NKCC 转运 Na^+、K^+ 和 Cl^- 的具体机制和袢利尿药对其的抑制作用。NKCC 的分子结构在 1994 年确定，随后又确定了编

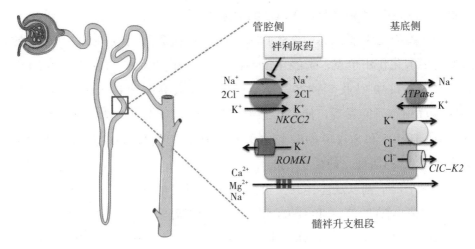

图 3-1 祥利尿药作用机制示意图

NKCC2. Na^+-K^+-2Cl^- 共转运体 2；ROMK1. 肾外髓钾通道 1

码 NKCC 的基因序列。人 NKCC 共有两个亚型（NKCC1 和 NKCC2）。NKCC1 由位于 5 号染色体长臂的 SLC12A2 基因编码，NKCC2 由位于 15 号染色体长臂的 SLC12A1 基因编码。NKCC1 蛋白和 NKCC2 蛋白均为二聚体形式，而每个单体同样具有生理学功能。NKCC1 和 NKCC2 蛋白单体结构存在约 60% 的同源序列。NKCC1 由 1212 个氨基酸构成，蛋白分子量为 131400；NKCC2 由 1099 个氨基酸构成，蛋白分子量为 121300，二者最主要的区别在于 NKCC1 胞内 N- 末端更长，此处序列的保守性也最低。

根据 NKCC2 的 cDNA 序列推测其结构为 12 次跨膜的蛋白，胞内 N- 末端包括 170 个氨基酸残基，C- 末端包括 470 个氨基酸残基。调控 NKCC2 的分子机制包括上膜调节、磷酸化调节以及蛋白质 - 蛋白质相互作用。

（1）上膜调节 与大多数膜蛋白类似，NKCC2 主要定位于细胞质膜上，也存在于细胞内的囊泡膜上。Gimenez 和 Forbush 利用电镜发现约 5%~6% 的 NKCC2 分布于细胞管腔膜和距离管腔膜 70nm 的位置，45% 的 NKCC2 分布于距离管腔膜 140nm 的位置，表明靠近管腔膜存在参与胞吞 - 胞吐循环的 NKCC2 的囊泡。前期研究发现，cAMP 可调控卵细胞 NKCC2 的转运，后续的研究发现升高细胞内 cAMP 水平可以通过刺激 NKCC2 胞吐嵌入细胞膜进而增加膜表面稳定状态 NKCC2 的水平。研究证实血管加压素（AVP）和 β_2 受体的激活可以通过 cAMP 调节 NKCC2 的活性和上膜。

（2）磷酸化调节　NKCC2 蛋白序列上有蛋白激酶 PKA、PKC 和酪氨酸激酶的磷酸化作用位点，磷酸化位点包括：Ser91、Thr95、Thr100、Thr105、Thr118、Ser130 以及 Ser879。Richardson 等人利用表达人源 NKCC2 的 HEK-293 细胞研究发现，低渗状态和细胞外低氯状态可上调 Ser91、Thr95、Thr100、Thr105 和 Ser130 的磷酸化水平。研究发现，Tamm-Horsfall 蛋白可提高 NKCC2 的活性，缺失 Tamm-Horsfall 蛋白的小鼠表现出 Thr96、Thr101 磷酸化水平的下调以及髓袢升支粗段 NKCC2 活性的降低。表达于髓袢升支粗段和远曲小管的 SPAK 和 OSR1 作为一类蛋白激酶，也可以磷酸化 NKCC2，调控 NKCC2 的功能，但具体机制尚需研究。此外，PKA 可以介导 NKCC2 的 Ser126 位点磷酸化，AMPK 可以磷酸化小鼠 NKCC2 的 Ser126（相当于人 NKCC2 的 Ser130）位点。

（3）蛋白质 – 蛋白质相互作用　有许多蛋白可以与 NKCC2 相互作用并调节其功能。醛缩酶 B 作为一类非蛋白激酶，利用酵母双杂交体系和免疫共沉淀实验可以证明醛缩酶 B 与 NKCC2 的 C- 末端结合，产生相互作用。体外研究发现增加醛缩酶 B 的表达可以减少细胞膜上的 NKCC2，但不影响 NKCC2 总量。分泌载体膜蛋白 2（SCAMP2）也被证实可以与 NKCC2 的 C- 末端结合，体外过表达 SCAMP2 可以降低细胞膜表达的 NKCC2，但不影响其内吞作用。SCAMP2 的这种作用主要是通过维持 NKCC2 在细胞内的分布状态，而不抑制其囊泡融合上膜。另外一种可以与 NKCC2 的 C- 末端结合的蛋白是 MAL/VIP17，MAL/VIP17 是一类表达于髓袢升支粗段、远曲小管和集合管的脂筏相关蛋白，应用 LLC-PK$_1$ 细胞研究发现 MAL/VIP17 抑制 NKCC2 内吞作用。

McManus 等人研究发现 Na$^+$、K$^+$ 和 Cl$^-$ 的转运是有一定顺序的，主要依赖热力学梯度，离子通过 NKCC2 进入细胞的过程如图 3-2，第一个结合到 NKCC2 上的 Na$^+$ 将被首先释放入细胞内；过程①～④表示三种离子与 NKCC2 结合，过程⑥～⑨表示这些离子释放入细胞内的过程。过程⑤表示 NKCC2 满载的状态，过程⑩表示 NKCC2 空载的状态。细胞内高浓度的 Na$^+$ 可以抑制结合在 NKCC2 上的 Na$^+$ 向胞内释放，而细胞内高浓度的 K$^+$ 可以抑制结合在 NKCC2 上的第二个 Cl$^-$ 的释放。

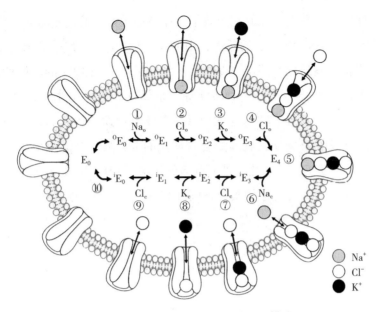

图 3-2 NKCC2 转运 Na^+、K^+ 和 Cl^- 模式图

NKCC2 只分布于肾脏髓袢升支粗段上皮细胞管腔膜和致密斑管腔膜，主要的生理学作用是将尿液中的 Na^+、K^+ 和 Cl^- 转运回组织间隙，在尿浓缩过程中发挥作用。NKCC2 在尿 Na^+ 等的重吸收和管 – 球反馈中发挥重要作用。髓袢升支粗段始于肾脏外髓深部，此处的尿液 Na^+ 浓度相对较高，随着髓袢升支粗段进入肾脏浅表部分，NKCC2 成为 Na^+ 由尿液重吸收入组织间隙的主要转运体，此段由于不通透水，因此起到了稀释尿液的作用。每一个 Na^+ 伴随一个 K^+ 和两个 Cl^- 由 NKCC2 向细胞内转运，随后进入间质入血。NKCC2 这种转运 Na^+、K^+ 和 Cl^- 的动力来源于 Na^+，K^+-ATP 酶产生的 Na^+ 电化学梯度。NKCC2 在肾脏髓袢升支粗段有三种亚型（NKCC2A、NKCC2B 及 NKCC2F）。三种亚型的 NKCC2 分布在不同位置且具有不同的转运能力。NKCC2F 位于髓袢升支粗段的髓质段，此处 Na^+ 浓度最高，NKCC2F 对于 Na^+ 的结合能力最低，因此可以在高 Na^+ 浓度的环境中进行离子转运。NKCC2B 则表达于髓袢升支粗段的更靠近皮质的部分和致密斑处，具有与 Na^+ 最高的结合力，使 NKCC2B 可以在低 Na^+ 浓度的环境中转运 Na^+ 等离子。

袢利尿药的主要靶点为 NKCC2，阻滞了 Na^+ 等的重吸收，尿液中渗透性离子增加，使肾脏对水重吸收的能力下降，同时通过抑制致密斑处的 NKCC2

抑制管 – 球反馈，产生强大的利尿效果。血管加压素可通过刺激 NKCC2 使其上膜和磷酸化，上调 NKCC2 的活性，增加 Na^+ 等重吸收，产生低渗的小管液，进而增加集合管表达的水通道 AQP2 对水的重吸收。NKCC2 的功能性基因突变可导致 Bartter 综合征——一种以多尿、低钾性代谢性碱中毒、低钠血症、低氯血症和尿钙过高等为临床症状的常染色体隐性遗传病，其机制为髓袢升支粗段 Na^+ 重吸收减少导致进入集合管尿液的 Na^+ 浓度升高，增强集合管上皮细胞的 Na^+ 通道 ENaC 活性，进而刺激转运 K^+ 的 ROMK 通道分泌 K^+ 增加，造成低钾血症，此外还会增加集合管闰细胞 H^+-ATP 酶活性，促进 H^+ 分泌至尿液，造成代谢性碱中毒。

二、作用机制

袢利尿药经肾小球滤过后通过近曲小管有机酸转运机制到达作用位点，可逆地结合 NKCC2 第 11 和 12 跨膜结构域，选择性地抑制 NKCC2 活性，从而抑制 Na^+、K^+ 和 Cl^- 由管腔向组织间隙的转运，使管腔 Na^+、K^+ 和 Cl^- 浓度升高。而髓袢升支粗段对水无通透性，髓质间液渗透压下降，进而降低髓袢升支粗段的稀释能力，随着未被重吸收的 NaCl 向下游流动，髓质组织高渗透压的形成受到影响，对水重吸收减少，集合管的尿浓缩能力下降，从而产生利尿效果。由于 20%~30% 的 NaCl 在髓袢升支粗段重吸收回间质，此段在小管液浓缩中起到最重要的作用。因此袢利尿药抑制肾脏对 NaCl 的重吸收，产生最大程度稀释尿液、增加尿量的能力。Na^+ 重吸收的抑制可促进远曲小管、集合管醛固酮敏感的 Na^+-K^+ 交换机制（如小管腔侧内向整流型钾通道 ROMK1 以及基底外侧膜的 Na^+，K^+-ATP 酶驱动的 Na^+ 通道），间接增加 K^+ 的分泌。Cl^- 经基底外侧膜的 ClC-K2 通道和 K^+/Cl^- 共转运通道排出细胞进入间质。

此外，袢利尿药可以阻断致密斑处的 NKCC2，抑制管 – 球反馈机制。生理状况下，肾脏血流减少时，肾小球滤过率下降，流经远曲小管的小管液流量减少，颗粒细胞释放肾素减少，血管紧张素 Ⅱ 生成减少，入球小动脉收缩变弱。但袢利尿药阻断管 – 球反馈机制后，可以保持甚至增加肾小球滤过率。

　　袢利尿药还可以通过对血管的调节作用影响血流动力学。血管平滑肌细胞表达 NKCC1，与 NKCC2 是同一类转运体，袢利尿药可与 NKCC1 作用，使膜电势超极化，抑制各种原因引起的肌源性收缩从而达到舒张血管作用。静脉注射袢利尿药后，可起到短时静脉血管舒张作用，降低心脏前负荷，但无直接舒张动脉血管或抑制动脉血管收缩的作用，机制与血管前列腺素合成增加有关。对于心衰、急性肺水肿的患者，袢利尿药的利尿作用发生前就可以产生有效的血管扩张作用。然而，袢利尿药同时激活交感神经系统和肾素 - 血管紧张素系统，引起血管收缩、增加心脏后负荷。

三、体内过程

　　不同的袢利尿药其药代动力学差异较大。呋塞米和布美他尼起效迅速但半衰期较短，静脉注射数分钟内即可起效，口服后 30~90 分钟内达到药效峰值，两种给药方式药效持续时间仅 2~3 小时，临床使用时常需要每日多次给药。托拉塞米的半衰期和药效持续时间相对较长。各袢利尿药的生物利用度也不尽相同，布美他尼和托拉塞米口服后，≥ 80% 的药物可在胃肠道吸收，而呋塞米口服生物利用度只有 50%。约 50% 呋塞米以原型随尿液排出，50% 布美他尼和 80% 托拉塞米更多地经由肝脏代谢消除。因此，当患者肾功能不全时，呋塞米的血浆半衰期和作用时长会因尿液排泄能力下降等原因延长，而布美他尼和托拉塞米则不受影响，当患者有肝脏疾病时，布美他尼和托拉塞米的血浆半衰期延长。肾脏功能下降引起的内源性有机酸累积可以拮抗袢利尿药向管腔内分泌的有机酸途径，此时应适当增大药物剂量确保药效学的稳定。

四、适应证

　　袢利尿药是目前最为高效的利尿药，主要用于各种原因引起的水肿和急性高钙血症等，此外还可用于高血压、慢性肾病的容量控制以及肌酐清除率低于 40ml/min 时。主要通过减少 Na^+ 在髓袢升支粗段的重吸收，降低肾对尿的浓缩功能，排出大量接近于等渗的尿液，发挥其利尿作用。

1. 水肿

消除水肿是袢利尿药的主要适应证。水肿常见于充血性心力衰竭、肝硬化、肾病综合征等，其病因及病理变化虽不相同，但基本表现均是细胞间液增加。钠潴留是细胞间液增加的主要因素，袢利尿药通过排 Na^+、排水治疗水肿。静脉注射呋塞米等袢利尿药可对急性肺水肿及急性脑水肿发挥良好效果，其能使血容量及细胞外液明显减少，进而降低回心血量，减少左室充盈压及降低肺楔压；还可通过舒张血管、增加静脉容量、降低左室舒张末压而消除肺水肿。已证明袢利尿药促进血管扩张物前列腺素的释放，也可产生上述效应。其对脑水肿合并左心室功能不全者也有疗效。

2. 高血压

袢利尿药降血压效果低于噻嗪类利尿药。欧洲高血压学会、欧洲心脏病学会指南等一致认为袢利尿药不能作为治疗高血压的一线用药，其原因主要是药效持续时间短。临床研究表明，每日 2 次呋塞米给药的降压效果依然不如氢氯噻嗪，同时也会产生高尿酸血症和低钾血症。袢利尿药在高血压患者合并 $GFR < 30ml/min/1.73m^2$ 时可作为首选的降压利尿药。托拉塞米因其更长的药效时间和更高的生物利用度，或许可以作为一种降血压药物。一项研究显示，托拉塞米每日 5mg（睡前服用）的治疗方案可以更好地控制 1、2 级高血压患者的血压水平。当慢性肾病发展至较为严重的阶段，尤其是当细胞外液体容量急剧升高，袢利尿药在此时作为治疗并发高血压的首选药物。

3. 心衰

利尿药是缓解心衰患者呼吸困难症状的首选药物。袢利尿药在此过程中主要发挥两种作用：保持心衰患者外周容量以及减轻急性失代偿心力衰竭患者的充血症状。慢性心衰患者心输出量下降，激活交感神经系统和肾素 – 血管紧张素 – 醛固酮系统（RAAS），增加血管加压素释放。研究表明，托拉塞米相对于呋塞米表现出更为强效的缓解心肌重塑和左心室功能紊乱的作用。心衰动物模型使用托拉塞米治疗后可显著提高生存率、左心室功能以及改善慢性心衰大鼠心肌重塑、缓解心肌纤维化的进程，其机制可能与托拉塞米直接使心肌舒张，下调左心室纤维化标志分子 TGF-β1、三型胶原、醛固酮合酶以及上调 SERCA2 蛋白相关。心衰作为高血压的常见并发症，急性心衰和慢性心衰在失代偿期均伴有水钠潴留，祥利尿药因具有排钠利尿作用，可缓解症状。单独使用噻嗪类利尿药不能控制液体潴留时，可改用或加用祥利尿药。噻嗪类利尿药和祥利尿药合用可以增加利尿效果。

4. 肾功能衰竭

祥利尿药可预防急性肾功能衰竭和治疗急性肾衰早期的少尿。能增加尿量、K^+ 排出及尿流速度，防止肾小管萎缩、坏死及急性肾衰时的无尿。大剂量呋塞米还可用于治疗慢性肾衰、增加尿量。当肾小球滤过率降至 $2ml/min/1.73m^2$ 时，或当其他利尿药无效时，仍可有效。

5. 高钙血症

祥利尿药可促进钙的排出引起尿钙升高，因此可作为高钙血症的治疗药物，但只有在高钙血症引起的血容量减少纠正后才可使用。

6. 其他

由于祥利尿药促进大量水分排出，因此对于低钠血症也有治疗效果，此时应注意利用等渗或高渗的氯化钠溶液纠正利尿药引起的体液丢失。

五、药物相互作用

丙磺舒与祥利尿药竞争结合近曲小管有机酸分泌途径，药物共用时会影响祥利尿药的排泄和作用。祥利尿药可增加氨基糖苷类药物的肾毒性。祥利尿药引起的低钾血症可增加洋地黄毒性。祥利尿药与酒精、阿片类药物、巴比妥类药物、三环类抗抑郁药、精神抑制药及巴氯芬合用时，可增加其他抗高血压药物的作用，增加体位性低血压风险。与 ARB 或 ACEI 类药物合用时，可因体液容量降低、低钠血症增加低血压、肾功能损伤等风险。非甾体抗炎药（NSAIDs，如吲哚美辛等）通过阻断舒张肾血管的前列腺素合成、促进钠潴留、改变 BUN、血肌酐及 K^+ 水平等减弱袢利尿药排 Na^+ 及舒张血管的功能。糖皮质激素、含雌激素类口服避孕药、硫糖铝、胆汁酸螯合剂都可以抑制袢利尿药的利尿和降压作用，在使用时应与袢利尿药间隔 2 小时以上。风湿病患者使用大剂量阿司匹林和袢利尿药时，由于二者竞争肾脏的排泄位点，可能导致水杨酸中毒。袢利尿药对血中地高辛水平无影响，但其引起的低钾血症可在与延长 Q–T 间期药物（如 I A 和Ⅲ类抗心律失常药、吩噻嗪类药物、抗精神病药物、大环内酯类药物和抗组胺类药物等）合用时增加心律失常和多形性室性心动过速的风险。袢利尿药与 β 受体激动药、促肾上腺皮质激素、皮质酮类、黄嘌呤类、乙酰唑胺、茶碱、两性霉素 B 合用时增加低钾血症风险，与卡马西平、两性霉素合用时增加低钠血症风险。袢利尿药可置换与血浆蛋白结合的华法林，因此两药物合用时应适当降低华法林用量。袢利尿药增加肾毒性药物（如非甾体抗炎药、氨基糖苷类抗生素、两性霉素 B、某些头孢菌素等）的风险。与铂类化合物合用时，可增加耳毒性。苯妥英可减少呋塞米的吸收、降低其血浆最大浓度和抗高血压作用。环孢素与袢利尿药合用时增加痛风性关节炎风险。袢利尿药可拮抗筒箭毒碱的肌松作用，增加琥珀胆碱作用。与含 Li^+ 药物合用时，袢利尿药降低 Li^+ 肾脏清除量，增加 Li^+ 中毒风险。

六、不良反应

1. 水与电解质平衡紊乱

（1）低钾血症　因袢利尿药的作用机制主要是抑制 NKCC2，在发挥利尿作用的同时，袢利尿药可间接增加 K^+ 的分泌，其机制为远曲小管和集合管管液中 Na^+ 浓度升高，刺激醛固酮敏感的 Na^+–K^+ 交换机制，降低了 K^+ 的重吸收量，使尿液中 K^+ 排出量增加，长期使用将导致低钾血症。在治疗原发性高血压时，相对于噻嗪类等利尿药，袢利尿药较不易引起低钾血症，轻度高血压用药剂量（呋塞米一次20mg，一日2次；托拉塞米一次5~10mg，一日1次）情况下，低钾血症发生率较低，但剂量增加、服用多种药物、肾功能降低或心衰患者中，低钾血症发生率升高，服用保钾利尿药或补充 K^+ 可纠正。同时给予ACEI/ARB类药物治疗也可以通过抑制醛固酮的作用进而纠正低钾血症。由于利尿药引起的体液容量下降激活肾素–血管紧张素系统，导致醛固酮分泌增加，促进 Na^+ 重吸收，最终引起向集合管分泌的 K^+ 增多。此外，袢利尿药引起的 Mg^{2+} 丢失同样可以促进尿液中 K^+ 的排出。低钾血症会导致心律失常等一系列继发的不良反应，因此在使用袢利尿药时应严密监控患者血 Na^+ 和 K^+ 浓度变化。高血压患者使用利尿药时，可采用低钠高钾的饮食或与有保钾效果的药物（ACEI/ARB/β–blocker）合用，可有效预防低钾血症的出现。

（2）低钠血症　Na^+、K^+ 和 Cl^- 的重吸收被抑制，组织间隙的渗透压差降低，水的重吸收能力降低，促进了抗利尿激素在集合管处促进水重吸收作用，最终导致排出的 Na^+ 超过水的量，诱发低钠血症。同时存在的低钾血症状态引起跨细胞的阳离子交换使 Na^+ 和 K^+ 进入细胞内以保持电中性状态。Mg^{2+} 的丢失也会引起低钠血症。在使用袢利尿药时，应监控血清 Na^+ 浓度变化，袢利尿药通常比噻嗪类更不易引起低钠血症。减少或停止使用袢利尿药，补充 Na^+，限制饮水等均可纠正低钠血症。

（3）低镁血症　50%~70% 的 Mg^{2+} 在髓袢升支粗段被重吸收，主要由此段 NKCC2 转运 Na^+ 导致的管腔与组织间隙的电位差引起，其余 25%~35% 的 Mg^{2+} 在近端小管重吸收，10% 的 Mg^{2+} 在远曲小管重吸收。袢利尿药可抑制 Mg^{2+} 的重吸收，短期或长期应用均可导致 Mg^{2+} 的丢失甚至引起低镁血症，但 Mg^{2+} 的丢失和低镁血症一般为轻度，可能是由于容量丢失引起的近端小管增加 Mg^{2+} 重吸收所导致。充血性心衰患者以及继发性醛固酮增多症长期使用较大剂量袢利尿药时，以及老年人摄入 Mg^{2+} 过少和酒精摄入过多时会增加低镁血症的危险，此时应格外关注血 Mg^{2+} 浓度。袢利尿药可促进 Mg^{2+} 的排泄，而保钾利尿药可减少尿液中的 Mg^{2+} 浓度。

（4）代谢性碱中毒　袢利尿药引起的碱血症通常较轻微，但过于激进的治疗会导致严重的代谢性碱中毒，袢利尿药引起的代谢性碱中毒是肝硬化、肝腹水的不利因素，可能诱发肝昏迷。代谢性碱中毒还可以影响袢利尿药的促尿钠排泄功能。代谢性碱中毒主要由于袢利尿药增加盐（主要是 Na^+、Cl^-）和水的排泄，小管液中相对高浓度的 Na^+ 等刺激集合管 K^+ 和 H^+ 的分泌，Cl^- 排泄增加可以减少远端小管 HCO_3^- 的分泌，以上因素均导致代谢性碱中毒。临床上可采用给予 KCl 或 NaCl 纠正碱血症状态。

（5）钙离子丢失　袢利尿药可增加尿液中 Ca^{2+} 浓度，其机制为袢利尿药影响髓袢升支粗段对 Ca^{2+} 的重吸收。但通常不会引起严重的低钙血症，因此可用来治疗高钙血症。

2. 耳毒性

袢利尿药引起的耳毒性呈剂量依赖性，表现为眩晕、耳鸣、听力减退或暂时性耳聋，其发生机制与药物阻断耳蜗基底外侧膜 NKCC2 引起的耳淋巴液电解质成分如 Na^+ 和 Cl^- 浓度的升高有关，组织学检查可见耳蜗管基底膜毛细胞受损伤。肾功能不全、高剂量利尿药或同时使用其他耳毒性药物时易产生耳毒性。依他尼酸最易引起，且可发生永久性耳聋。布美他尼的耳毒性最小，为呋塞米的 1/6。对听力有缺陷及急性肾衰者宜选用布美他尼。氨基糖苷类抗生素及第一、二代头孢菌素等可增强高效利尿药的耳毒作用，应避免合用。

3. 高尿酸血症

袢利尿药通过降低血容量、减少细胞外液容积、增加尿酸盐经近曲小管的重吸收以及与尿酸竞争结合有机酸分泌途径，进而增加血尿酸盐浓度，形成高尿酸血症。

4. 其他

可引起胃肠道系统不适，包括食欲不振、恶心、胃黏膜刺激、便秘等。影响中枢神经系统，引起头晕、眩晕、感觉异常、头痛等。袢利尿药激活 RAAS 系统，提高交感神经紧张程度，进而促进心血管的重塑及心衰的进程，因此心衰患者使用袢利尿药应与 RAAS 拮抗药和 β 受体阻断药合用。使用呋塞米后可能会引起过敏性间质性肾炎、光敏皮肤疹。袢利尿药还可能会导致肌痛、皮疹、血质不调，因此在使用时应注意其可能引起的过敏反应。使用祥利尿药时应进行血电解质检测，因呋塞米和布美他尼可经乳汁排出，妊娠期和哺乳期应禁用此类药物，托拉塞米对于妊娠期妇女相对安全。

七、禁忌证与注意事项

对于磺胺类药物过敏者，呋塞米和布美他尼应禁止使用。对于磺脲类药物过敏者，托拉塞米应禁止使用。痛风、妊娠、低钾血症、严重的低钠血症、低血压、氮质血症、少尿或无尿患者应禁止使用祥利尿药。外科手术当日也不应使用祥利尿药以防止手术过程中潜在的不良反应。祥利尿药的使用剂量应根据肝肾功能进行个性化的设计，避免脱水、肾功能不足的风险以及避免再次发生体液容量超载。

第三节
主要的祥利尿药

呋塞米
Furosemide

【**其他名称**】呋喃苯胺酸、腹安酸、利尿磺胺、利尿灵、速尿、呋塞米灵。

【**物理性质**】白色结晶性粉末，无嗅。在丙酮中易溶，在乙醇中略溶，在水中不溶。

【**药理作用**】（1）对水和电解质排泄的作用　通过抑制髓祥升支粗段 NKCC2，降低 Na^+、K^+、Cl^- 的重吸收，管腔液 Na^+ 和 Cl^- 浓度升高，增加水、Na^+、Cl^-、K^+、Ca^{2+}、P^{3-} 等的排泄，进而降低组织间液渗透压和尿浓缩能力，达到利尿效果，存在明显的剂量效应关系。

（2）呋塞米可抑制近端小管和远端小管对 Na^+ 和 Cl^- 的重吸收，促进远

端小管分泌 K^+。呋塞米通过抑制髓袢对 Ca^{2+} 和 Mg^{2+} 的重吸收而增加 Ca^{2+} 和 Mg^{2+} 的排泄。大剂量呋塞米可抑制近曲小管的碳酸酐酶活性，使 HCO_3^- 排出增加。短期用药能增加尿酸排泄，而长期用药则可引起高尿酸血症。

（3）呋塞米对于外周血管也有一定的药理学作用，呋塞米能够抑制前列腺素分解酶的活性，进而使 PGE2 含量增加，还可以降低血管对血管收缩因子（如血管紧张素Ⅱ和去甲肾上腺素）的反应性，以及对动脉阻力血管产生钾离子通道开放的作用，共同起到扩张血管作用。通过扩张肾血管降低肾血管阻力，使肾血流量尤其是肾皮质深部血流量增加，因此可用于预防急性肾功能衰竭。

（4）呋塞米能扩张肺部容量静脉，降低肺毛细血管通透性，加上其利尿作用，快速增加全身静脉血容量使回心血量减少，左心室舒张末期压力降低，有助于急性左心衰竭和肺淤血的治疗。

用大鼠研究发现，口服给予 40mg/kg 的呋塞米可起到最大利尿效果，Na^+ 排出量可达对照组 10 倍，K^+ 的排出量达对照组 3.5 倍，腹腔注射 2.5mg/kg 呋塞米即可达到最大利尿效果，Na^+ 排出量可达对照组 10 倍，K^+ 的排出量达对照组 5 倍，浓度继续升高时利尿效果下降，Na^+ 和 K^+ 的排出量随之下降，单次口服给予 40mg/kg 的呋塞米对其血糖无明显影响。

【体内过程】呋塞米口服后在胃肠道迅速吸收但不完全，生物利用度为 50%~75%，血浆蛋白结合率为 91%~97%，分布容积为 0.11~0.18L/kg。口服 30 分钟内起效，达峰时间为 1~2 小时，疗效持续 4~6 小时，口服吸收率为 60%~70%。静脉注射 10 分钟内起效，达峰时间为 0.33~1 小时，疗效持续 2 小时左右，半衰期为 1.5~2 小时。终末期肾病（ESRD）时口服吸收率下降，半衰期延长。主要以药物原型经近曲小管有机酸分泌机制从肾脏排泄。

【适应证】（1）水肿性疾病　包括充血性心力衰竭、肝硬化、肾脏疾病（肾炎、肾病及各种原因所致的急、慢性肾功能衰竭），尤其是应用其他利尿药物效果不佳时，应用本药仍可能有效。与其他药物合用治疗急性肺水肿和急性脑水肿等。

（2）高血压　不作为治疗原发性高血压的首选药物，但当噻嗪类药物疗效不佳，尤其当伴有肾功能不全或出现高血压危象时，本药尤为适用。

（3）预防急性肾功能衰竭　用于各种原因导致肾脏血流灌注不足，例如失水、休克、中毒、麻醉意外以及循环功能不全等，在纠正血容量不足的同时及时应用，可减少急性肾小管坏死的机会。

（4）高钾血症及高钙血症。

（5）稀释性低钠血症　尤其是当血钠浓度低于120mmol/L时，勿用大剂量。

（6）抗利尿激素分泌过多症（SIADH）。

（7）急性药物、毒物中毒　如巴比妥类药物中毒等。

（8）用于放射性核素检查　卡托普利加呋塞米介入肾动态显像，是诊断肾动脉狭窄的无创性方法，但有一定假阳性和假阴性，临床应结合患者病情综合判定。

【用法用量】（1）水肿性疾病　起始剂量为20~40mg，每日1次，必要时6~8小时后追加20~40mg，直至出现满意利尿效果。但一般应控制在100mg以内，分2~3次服用，以防过度利尿和不良反应发生。部分患者剂量可减少至20~40mg，隔日1次，或一周中连续服药2~4日，每日20~40mg。紧急情况或不能口服者可静脉注射，开始20~40mg，必要时每2小时追加剂量，直至出现满意疗效。在非紧急情况下，不宜短期内快速利尿。治疗急性左心衰竭时，起始40mg静脉注射，必要时每小时追加80mg，直至出现满意疗效。利尿效果差时不宜再增加剂量，以免出现肾毒性。治疗慢性肾功能不全时，一般每日剂量40~120mg。

（2）高血压　起始每日40~80mg，分2次服用，并酌情调整剂量。治疗高血压危象时，起始40~80mg静注。伴急性左心衰竭或急性肾功能衰竭时，可酌情增加用量，必要时血液净化治疗。

（3）高钾血症及高钙血症　在充分水化的前提下，每日口服80~120mg，分1~3次服。必要时，可静脉注射，一次20~80mg。

（4）急性肾衰竭　成人开始可用40~80mg，渐增至所需利尿效果，但24小时所需总量很少超过500mg。大剂量静脉注射时，注入速率不可超过每分钟4mg，以免造成听神经损害。呋塞米的作用强度与剂量有关。一般的剂量范围是每天40~200mg。少尿患者使用前，必须除外有血浆容量不足。口服：成人开始可用20~80mg，最好在早晨1次口服。如未出现利尿作用，每6~

8 小时可将剂量增加 1 次。有效维持量差异甚大，尚未提出明确的上限，有报道提出大剂量是 600mg。1~2 次大剂量比多次小剂量用药更为有效，特别是对肾功能减退的患者。呋塞米可以每天用药、隔日用药，亦可每周连续用药 2~4 天。

（5）儿童推荐静脉剂量为每次 1~2mg/kg，每 6~12 小时 1 次；口服剂量为每次 2mg/kg，如果无效，每隔 6~8 小时增加剂量每次 1~2mg/kg，最大为每日 6mg/kg。

【不良反应】呋塞米的不良反应主要包括血容量过低，水、电解质紊乱，耳毒性及磺胺类过敏反应。

（1）过度的利尿会导致细胞外液体积减少，导致浓缩性碱中毒，不良反应在老年患者、CKD 患者，及服用非甾体抗炎药（NSAIDs）时更为常见。

（2）水、电解质紊乱，尤其是大剂量或长期应用时，出现如体位性低血压、休克、低钾血症、低氯血症、低氯性碱中毒、低钠血症、低钙血症以及与此有关的口渴、乏力、肌肉酸痛、心律失常等。

（3）作为磺胺类药物，呋塞米可引起一系列过敏反应，如皮疹、急性间质性肾炎等，对过敏患者应改用依他尼酸。

（4）呋塞米可引起可逆性的耳毒性，与血药浓度峰值和输液速率有关。耳鸣、听力障碍多见于大剂量静脉快速注射时（每分钟剂量大于 4~15mg），多为暂时性可逆性的，少数为不可逆性，尤其当与其他有耳毒性的药物同时应用时，在肾功能不全状态或同时应用氨基糖苷类药物时，低剂量呋塞米也可引起耳毒性，在应用药物时应尤其注意控制输液速率（< 4mg/min）。

（5）其他　少见的不良反应有视觉模糊、黄视症、光敏感、头晕、头痛、纳差、恶心、呕吐、腹痛、腹泻、胰腺炎、肌肉强直等，骨髓抑制导致粒细胞减少，血小板减少性紫癜和再生障碍性贫血，肝功能损害，指（趾）感觉异常，高糖血症，尿糖阳性，原有糖尿病加重，高尿酸血症。在高钙血症时，可引起肾结石。尚有报道本药可加重特发性水肿。

【禁忌证】下列情况慎用：①无尿或严重肾功能损害者，后者因需加大剂量，故用药间隔时间应延长，以免出现耳毒性等副作用；②糖尿病；③高尿酸血症或有痛风病史者；④严重肝功能损害者，因水、电解质紊乱可诱发肝昏迷，肝昏迷患者基本情况改善前不推荐使用；⑤急性心肌梗死，过度利尿可促发休克；⑥胰腺炎或有此病史者；⑦有低钾血症倾向者，尤其是应用洋地黄类药物或有室性心律失常者；⑧红斑狼疮，本药可加重病情或诱发活动；⑨前列腺肥大。

【注意事项】（1）交叉过敏　对磺胺药和噻嗪类利尿药过敏者，对本药可能亦过敏。

（2）对诊断的干扰　可致血糖升高、尿糖阳性，尤其是糖尿病或糖尿病前期患者，过度脱水可使血尿酸和尿素氮水平暂时性升高。血 Na^+、Cl^-、K^+、Ca^{2+} 和 Mg^{2+} 浓度下降。

（3）药物剂量应从最小有效剂量开始，然后根据利尿反应调整剂量，以减少水、电解质紊乱等不良反应的发生。

（4）存在低钾血症或低钾血症倾向时，应注意补充钾盐。

（5）与降压药合用时，后者剂量应酌情调整。

（6）随访检查　①血电解质，尤其是合用洋地黄类药物或皮质激素类药物、肝肾功能损害者；②血压，尤其是用于降压，大剂量应用或用于老年人时；③肾功能；④肝功能；⑤血糖；⑥血尿酸；⑦酸碱平衡情况；⑧听力。

（7）少尿或无尿患者应用最大剂量后 24 小时仍无效时应停药。

（8）运动员慎用。

（9）特殊人群用药：①本药在新生儿的半衰期明显延长，故新生儿用药间隔应延长；②老年人应用本药时发生低血压、电解质紊乱，血栓形成和肾功能损害的机会增多；③本药可通过胎盘屏障，孕妇尤其是妊娠前 3 个月应尽量避免应用。对妊娠高血压综合征无预防作用。动物实验表明本药可致胎仔肾盂积水，流产和胎仔死亡率升高。本药可经乳汁分泌，哺乳期妇女应慎用。

【相互作用】（1）糖皮质激素、盐皮质激素、促肾上腺皮质激素及雌激素可降低本药的利尿作用，并增加电解质紊乱尤其是低钾血症的发生风险。

（2）非甾体类抗炎药能降低本药的利尿作用，增加肾损害风险。

（3）本药可增强降压药的作用，两者合用时，剂量应酌情调整。

（4）可激动受体的拟肾上腺素药及抗癫痫药可减弱本药的利尿作用。

（5）与氯贝丁酯同用时，两药的作用均增强，可出现肌肉酸痛、强直。

（6）多巴胺可增强本药的利尿作用。

（7）饮酒及含乙醇制剂和能够引起血压下降的药物可增强本药的利尿作用。

（8）与巴比妥类药物、麻醉药同用易引起直立性低血压。

（9）本药可使尿酸排泄减少，血尿酸升高，治疗痛风的药物应调整剂量。

（10）本药可能降低降糖药的疗效。

（11）本药可能降低抗凝药物和抗纤溶药物的作用。

（12）本药可能加强非去极化型肌松药的作用。

（13）与两性霉素、头孢菌素、氨基糖苷类等抗生素合用可增加肾毒性。

（14）与氨基糖苷类抗生素、依他尼酸或其他具有耳毒性的药物合用增加耳毒性，易出现耳鸣、头晕、眩晕。

（15）与抗组胺药合用增加耳毒性，易出现耳鸣、头晕、眩晕。

（16）与锂盐合用可增加锂毒性，应尽量避免合用。

（17）服用水合氯醛后静脉注射本药可致出汗、面色潮红和血压升高。

（18）与碳酸氢钠合用可增加发生低氯性碱中毒机会。

（19）与洋地黄类强心苷合用应注意补钾。

（20）与三氧化二砷、氟哌利多、多非利特、苄普地尔、左醋美沙多、索他洛尔、酮色林等合用可诱发室性心律失常（Q-T 间期延长、尖端扭转型室性心动过速）。

（21）与阿司匹林合用相互竞争肾小管分泌，可减少阿司匹林排泄。

（22）与卡托普利合用偶可致肾功能恶化。

【制剂与规格】注射液：2ml∶20mg。片剂：20mg；40mg。

托拉塞米

Torsemide

【其他名称】伊迈格、特苏敏。

【物理性质】白色或类白色粉末。

【药理作用】托拉塞米与呋塞米相似，为 NKCC2 抑制药。但托拉塞米还抑制 Cl⁻ 通道，抑制肾小管细胞胞浆中醛固酮与其受体的结合，降低醛固酮活性，进而起到保钾排钠和利尿作用，排钾作用较呋塞米明显弱。利尿强度是呋塞米的 2~4 倍，利尿抵抗少、耐受性好，对血钾、血钙、血脂、血糖的影响较小，不具有耳毒性、肾毒性。研究表明，托拉塞米对于慢性心衰（CHF）症状和其他心血管事件的治疗比呋塞米显示出更为强的效果。2002 年的一项 TORIC 研究证明，托拉塞米在 CHF 患者中显示出了良好的安全性和耐受性，相比于呋塞米等其他利尿药，托拉塞米可显著降低 CHF 患者死亡率（2.2% 相比 4.5%，$P < 0.05$），血 K^+ 水平异常的发生率也显著降低。此外，托拉塞米可以通过阻断醛固酮与其受体的结合阻断 RAAS 从而缓解心功能下降时的心肌重构，托拉塞米还可以使 CHF 患者心肌纤维化程度降低。

【体内过程】托拉塞米口服生物利用度为 80%，血浆蛋白结合率可达 99%，分布容积为 0.2L/kg。口服 1 小时起效，达峰时间为 1~2 小时，疗效持续 6~8 小时；静脉注射 10 分钟内起效，达峰时间为 15~30 分钟，疗效持续 2 小时左右；半衰期为 3~6 小时，终末期肾病时无影响。主要在肝脏经 CYP2C9 代谢，生成的失活代谢产物经尿液排泄，约 20% 以原型经尿液排泄。

【适应证】（1）水肿性疾病　如由各种原发和继发性肾脏疾病及各种原因所致急慢性肾衰竭、充血性心力衰竭以及肝硬化所致水肿。

（2）慢性心衰。

（3）高血压　本药在利尿阈剂量下即可产生抗高血压作用。

（4）肾衰　本药用于急、慢性肾衰者可增加尿量，促进尿钠排泄。

（5）急性毒物或药物中毒　本药强效、迅速的利尿作用，配合充分的液体补充，不仅可以加速毒物或药物的排泄，而且可以减轻有毒物质对近曲小管上皮细胞的损害。

【用法用量】（1）慢性肾功能衰竭　5~20mg，一天 1 次。

（2）肝硬化　起始 5~10mg，一天 1 次，可逐渐加量，但一日剂量不超过 40mg。

（3）慢性心衰　口服或静脉注射，初始剂量为一次 5~10mg，一日 1 次，逐渐递增至一次 10~20mg，一天 1 次。

（4）原发性高血压　治疗开始时使用本药 5mg，口服每天 1 次。一般维持剂量为 2.5mg，每天 1 次。抗高血压作用在第 1 周内开始出现，大约 12 周后达到最大。如果抗高血压作用不足，可以根据反应和疾病的严重程度增加剂量至 10mg，每日 1 次。对于有严重高血压（最初的舒张压＞ 115mmHg）或肾脏功能受损的患者，增加剂量可能有效。

【不良反应】常见不良反应有头痛、眩晕、疲乏、食欲减退、肌肉痉挛、恶心呕吐、高血糖、高尿酸血症、便秘和腹泻。长期大量使用可能发生水和电解质平衡失调。治疗初期和年龄较大的患者常发生多尿，个别患者由于血液浓缩而引起低血压、精神紊乱、血栓性并发症及心或脑缺血引起心律失常、心绞痛、急性心肌梗死或昏厥等，低血钾可发生在低钾饮食、呕吐、腹泻、过多使用泻药和肝功能异常的患者。个别患者可出现皮肤过敏，偶见瘙痒、皮疹、光敏反应。罕见口干、肢体感觉异常、视觉障碍。

【禁忌证】对本药、磺酰脲类或磺胺药过敏者禁用。无尿者禁用。

【注意事项】基本同呋塞米。本药开始治疗前排尿障碍必须纠正，特别对老年患者或治疗刚开始时要仔细监测电解质和血容量的不足以及血液浓缩的有关症状。本药与醛固酮拮抗药或与保钾药物一起使用可防止低钾血症和代谢性碱中毒。前列腺肥大的患者排尿困难，使用本药尿量增多可导致尿潴留和膀胱扩张。在刚开始用本药治疗或由其他药物转为使用本药治疗或开始一种新的辅助药物治疗时，个别人警觉状态受到影响（如在驾驶车辆或操作机器时）。本药必须缓慢静脉注射，快速静脉注射可发生短暂听力障碍，故单次给药不宜超过 200mg，注射时间不短于 2 分钟。本药不应与其他药物混合后静脉注射，但可根据需要用 0.9% 氯化钠溶液或 5% 葡萄糖溶液稀释。如需长期用药建议尽早从静脉给药转为口服用药，静脉给药疗程限于一周。

【相互作用】（1）与水杨酸盐合用可能会增加水杨酸盐的毒性。

（2）与华法林合用时，本药竞争抑制 CYP2C9，使华法林的血药浓度升高，清除下降，国际标准化比值（INR）升高。

（3）其余参阅"呋塞米"。

【制剂与规格】注射液：2ml：10mg。片剂：5mg；10mg。

阿佐塞米
Azosemide

【其他名称】雅利、阿佐酰胺、阿唑噻米、氮唑呋塞米。

【物理性质】薄膜衣片，除去包衣后显白色或类白色。

【药理作用】阿佐塞米的作用机制与呋塞米基本相同，作用位点为髓袢升支粗段的 NKCC2。另有研究发现，阿佐塞米还可以作用于近端小管，影响肾脏稀释作用。此外，阿佐塞米还可以促进前列腺素的合成，动物研究发现使用 PGs 合成的抑制剂预处理后，阿佐塞米的利尿效果减弱。阿佐塞米利尿作用的另一个机制为抑制抗利尿激素（ADH）的作用，其可以抑制 ADH 引起的 cAMP 的聚集、血管加压素与受体的结合以及血管加压素引起的腺苷酸环化酶的激活。高血压患者连续 3 日静脉注射阿佐塞米后，直接激活 RAAS 系统，使药效有所下降，但在轻、中度慢性充血性心衰患者中使用后血浆肾素活性、心率以及血细胞压积无显著变化。

【体内过程】本药口服吸收差，生物利用度仅为 10%，达峰时间约 3 小时。口服和静脉注射后的消除半衰期为 2~2.5 小时，略长于其他磺胺类袢利尿药。口服相同剂量阿佐塞米与呋塞米后，可产生同样的利尿效果，但静脉内给药后，阿佐塞米的作用比呋塞米强 5.5~8 倍，与阿佐塞米的首关效应有关。

【适应证】肾脏疾病、充血性心力衰竭以及肝硬化所致水肿。

【用法用量】口服，40~80mg，于早餐时服用。根据年龄、症状适当增减或遵医嘱。本药不宜长期服用。

【不良反应】基本同呋塞米。偶见 AST 和 ALT 上升，此时须减量或停药。少见嗳气、呕吐、食欲不振、胃部不适、腹泻、口渴、便秘等。因偶见胰腺炎发生，须在临床中注意血清淀粉酶值的上升。少见多尿发生，偶见 BUN、肌酐上升，少见 AI-P 上升，此时须采取停药等适当措施。偶见头晕、耳鸣、头痛等，停药后可好转或消失。偶见四肢无力、疲倦、肌肉痉挛、腓肠肌疼痛、关节痛、胸闷、脱水、血栓栓塞。

【禁忌证】对本药、磺酰脲类或磺胺药过敏者禁用。无尿者禁用。

【注意事项】使用本药应注意电解质紊乱、脱水，须从小剂量开始，连续使用时，须进行定期检查。下列疾病慎用：晚期肝硬化患者，严重冠状动脉硬化或脑动脉硬化患者，严重肾功能衰竭患者，肝实质性病变、肝功能障碍患者，有痛风、糖尿病病史或遗传家族患者，腹泻、呕吐患者，正在服用头孢菌素类抗菌药、氨基糖苷类抗菌药、洋地黄类药物、糖皮质激素类药物、促肾上腺皮质激素（ACTH）、水杨酸衍生物或者非甾体抗炎镇痛药的患者，进行低盐疗法的患者，老年患者，孕妇（2~6个月）或有妊娠可能性的妇女，哺乳妇女，未足月婴儿、哺乳期婴儿。本药不宜长期服用，低盐饮食患者慎用本药。

【相互作用】（1）与血管紧张素转换酶抑制药合用可发生直立性低血压。

（2）与洋地黄类药物（如地高辛）合用可致洋地黄中毒。

（3）与锂剂合用可发生锂中毒。

（4）与三氧化二砷、氟哌利多、多非利特、苄普地尔、左醋美沙多或索他洛尔合用可致尖端扭转型室性心律失常。

（5）与酮色林、阿司咪唑、特非那定等合用可发生室性心律失常。

【制剂与规格】片剂：30mg。

布美他尼
Bumetanide

【其他名称】利了、丁胺呋塞米、丁苯氧酸、丁尿胺、丁脲胺、丁尿酸。

【物理性质】白色结晶性粉末；无嗅。在乙醇中溶解，在三氯甲烷中极微溶解，在水中不溶。

【药理作用】布美他尼对 NKCC2 的抑制作用比呋塞米强，故其利尿作用为呋塞米的 20~60 倍。除抑制髓袢升支粗段 NKCC2 之外，对近端小管重吸收 Na^+ 也有抑制作用，对远端小管无作用，排 K^+ 作用小于呋塞米，长期用药血 K^+ 下降程度显著低于呋塞米。布美他尼还能抑制前列腺素分解酶的活性，进而使 PGE2 含量增加，起到扩张血管作用。通过扩张肾血管降低肾血管阻力，使肾血流量尤其是肾皮质深部血流量增加，因此可用于预防急性肾功能衰竭。

在大脑中，布美他尼可阻断 NKCC1 转运体，进而减少神经元中 Cl^- 浓度，这种减少使 GABA 能受体超极化，对于新生儿惊厥可能起到治疗作用，布美他尼因此作为潜在的抗癫痫药物正在进行研究。

【体内过程】口服几乎完全迅速吸收，生物利用度为 80%~95%。血浆蛋白结合率为 94%~96%。$t_{1/2}$ 为 60~90 分钟。本药不被透析清除。用药量的

77%~85% 经尿排泄，其中 45% 为原型，15%~23% 经胆汁和粪便排泄，本药经肝脏代谢较少。

【适应证】基本同呋塞米，对某些呋塞米无效的患者仍可能有效。

【用法用量】（1）成人　①治疗水肿性疾病或高血压：口服起始每日 0.5~2mg，必要时每隔 4~5 小时重复，最大剂量每日可达 10~20mg。也可间隔用药，即隔 1~2 日用药 1 日。静脉或肌内注射起始 0.5~1mg，必要时每隔 2~3 小时重复。最大剂量为每日 10mg。②治疗急性肺水肿：静脉注射起始 1~2mg，必要时隔 20 分钟重复，也可 2~5mg 稀释后缓慢滴注（不短于 30~60 分钟）。

（2）小儿　口服一次按体重 0.01~0.02mg/kg，必要时 4~6 小时 1 次。肌内或静脉注射一次按体重 0.01~0.02mg/kg，必要时 4~6 小时 1 次。

【不良反应】与呋塞米基本相同，但未见间质性肾炎和黄视、光敏感。偶见恶心、头痛、头晕、低血压、高尿酸血症、低钾血症、血小板减少、未婚男性遗精和阴茎勃起困难。大剂量时可发生肌肉酸痛、胸痛。对糖代谢的影响、耳毒性可能小于呋塞米。

【禁忌证】对本药或磺胺药过敏者、无尿者、肝昏迷者、严重电解质紊乱者禁用。

【注意事项】基本同呋塞米。动物实验提示本药能延缓胎儿生长和骨化。对新生儿和乳母的影响情况尚不清楚。能增加尿磷的排泄量，可干扰尿磷的测定。运动员慎用。本药可改变葡萄糖代谢。

【相互作用】参阅"呋塞米"。

【制剂与规格】注射剂：2ml：0.5mg。片剂：1mg。

吡咯他尼
Piretanide

【其他名称】苯氧吡酸、苯吡磺苯酸。

【物理性质】淡黄色片状晶体，微溶于水，少量溶于无水乙醇。

【药理作用】主要作用于 NKCC2，此外该药物还可作用于近端小管。吡咯他尼的利尿强度介于呋塞米和布美他尼之间，对 K^+ 的排出影响较少，其降压作用与氢氯噻嗪相当。除利尿作用外，还有松弛血管平滑肌、溶解纤维蛋白及抗血小板的作用。

【体内过程】口服后吸收完全，与血浆蛋白结合率高。经肾排泄。半衰期约 1 小时。

【适应证】心源性、肝源性及肾源性水肿、高血压病。

【用法用量】（1）用于水肿时，口服，一次 6mg，4 小时后可根据利尿情况增加 3~6mg。

（2）用于高血压时 9mg/d，于早晨一次服下或分次给药，也可增量至 12mg/d，若与降压药合用，需适当减少剂量。

【不良反应】基本同呋塞米，常见为口干、口渴、疲乏无力、易出汗等，长期使用可引起水、盐代谢紊乱。

【禁忌证】【注意事项】基本同呋塞米。

【相互作用】（1）利尿所致低血钾可能增加心肌对洋地黄的敏感性。

（2）可降低动脉对升压药的反应。

其余药物相互作用参阅"呋塞米"。

【制剂与规格】注射剂：2ml∶6mg。片剂：3mg；6mg。缓释胶囊：6mg。

依他尼酸

Ethacrynic acid

【其他名称】利尿酸。

【物理性质】白色结晶性粉末；无嗅。在乙醇或乙醚中易溶，在水中几乎不溶，在冰醋酸中易溶。

【药理作用】基本同呋塞米，可显著影响髓袢升支粗段和近端小管钠离子的重吸收，产生利尿效果。

【体内过程】本药口服吸收迅速完全。血浆蛋白结合率高。口服和静脉注射作用开始时间分别约 30 分钟和 5 分钟，作用达峰时间分别为 2 小时和 15~30 分钟，作用持续时间分别为 6~8 小时和 2 小时，67% 经肾脏排泄，33% 经胆汁和粪便排泄，其中 20% 为原型排泄。

【适应证】基本同呋塞米。因耳毒性较大，目前临床上少用。

【用法用量】①成人：治疗水肿性疾病，起始剂量为 50mg，上午一次顿服，进餐时或餐后立即服用。按需要每日增加剂量 25~50mg，直至最小有效剂量。一般有效剂量范围为每日 50~150mg，最大剂量每日 400mg。剂量大于每日 500mg 时应分次服用。维持剂量多为每日 50~200mg，每日或隔 1~2 日服用 1 次。②小儿：2 岁以上小儿起始剂量为每日 25mg，口服，按需要加量 25mg。

【不良反应】基本同呋塞米。但胃肠道反应、水样腹泻和耳毒性较呋塞米多见。尚可引起血尿和消化道出血，吞咽困难、食欲不振、痛风、眩晕、疲劳、视物模糊、皮疹和注射部位疼痛。可引起低血糖，对糖代谢的影响较呋塞米轻。有较强的耳毒性。

【禁忌证】【注意事项】基本同呋塞米。未见与磺胺类包括噻嗪类利尿药有交叉过敏。

【相互作用】（1）使呋塞米的耳蜗的毒性作用增加，增加耳毒性风险。

（2）与抗凝药或对胃有刺激的药物合用可增加胃肠出血危险性。

其余药物相互作用参阅"呋塞米"。

【制剂与规格】注射剂：每支含依他尼酸钠 25mg。片剂：25mg。

依托唑啉

Etozolin

【其他名称】Diulozin, Elkapin, Etopinil。

【药理作用】利尿作用与呋塞米类似，强效、作用时间长且起效快，药效可持续 12~18 小时。在体内迅速代谢为奥唑林酮，依然保持利尿活性。该药物排 K^+ 作用低于呋塞米，对血 Na^+ 影响也低于呋塞米和氢氯噻嗪。肝肾功能状态对药物代谢影响较小。其左旋体具有利尿作用，而右旋体具有抗利尿作用。其对映异构体需要拆分得到纯体才能使用，否则一个对映异构体会抵消另一个对映异构体的药效。

【体内过程】口服后吸收完全，血浆半衰期 2~10 小时，以代谢物形式消除。

【适应证】用于利尿和降血压。

【用法用量】口服 200~800mg，一日 1 次或间歇使用。

【不良反应】【禁忌证】【注意事项】同呋塞米。目前该药在临床已少用或不用。

袢利尿药的药理学特性见表 3-2。

表 3-2　袢利尿药的药理学特性

药物	生物利用度(%)	起效时间(h)	半衰期(h)	药效持续时间(h)	常规剂量
呋塞米	10~90	0.3~0.5（口服） 10 分钟（静注）	1.5~2 （ESRD 时延长）	4~6 2	20~480mg （b.i.d. 或 t.i.d.）
托拉塞米	80~92	0.3~0.5（口服） 10 分钟（静注）	3~6 （ESRD 时无变化）	6~8 2	5~40mg （q.d. 或 b.i.d.）
阿佐塞米	10	1（口服）	2~2.5	1~5	40~80mg （q.d.）
布美他尼	50~90	0.5（口服）	0.3~1.5 （ESRD 时无变化）	4~6	0.5~5mg （b.i.d. 或 t.i.d.）
吡咯他尼	80	0.5（口服）	1~1.25	6	2~12mg
依他尼酸	>90	0.5（口服） 5 分钟（静注）	0.5~1	12	25~100mg （q.d.）
依托唑啉	—	—	2~3	12~18	200~800mg （q.d. 或间歇使用）

第四节
研究进展与展望

一、袢利尿药的药物基因组学研究

有关遗传因素影响袢利尿药的研究目前较少。最近一项相关的药物基因组学研究发现，基因多态性对于袢利尿药的作用有较大影响。目前的研究已经确定以下几种基因多态性会影响机体对袢利尿药的反应：① NCC 的 Gly264Ala；② ENaC 的 β 亚基编码基因的 3′ 帽端单体型；③ ENaC 的 γ 亚基

Leu649Leu 的多态性；④ G 蛋白 β3 亚单位编码基因 C825T 的多态性；⑤心房钠尿肽前体编码基因 Val32Met 以及 Ter152Arg；⑥血管紧张素 I 转换酶基因多态性；⑦ α- 内收蛋白编码基因 Gly460Trp。但没有袢利尿药的靶点 NKCC2 相关多态性的报道。这类基因多态性可以作为潜在的预测机体对袢利尿药应答作用强弱的生物标记物。

二、袢利尿药与肿瘤治疗

谷胱甘肽 S 转移酶（GSTs）是人体非常重要的一类具有解毒功能的酶，主要存在于肝脏，可以催化谷胱甘肽与外源性或内源性物质结合，其中包括与抗肿瘤药物的结合，肿瘤组织中 GST 含量较正常组织高，肿瘤患者血 GST 含量也显著升高。由于 GST 可使化疗药物被 GSH 结合，从而促进了化疗耐药的产生。研究发现依他尼酸作为一种 GST 抑制剂可以有效逆转多种肿瘤化疗的耐药及增加对放疗的敏感性。此外，依他尼酸还可以通过直接与 GSH 结合，降低 GSH 水平起到化疗增敏效果。但由于其本身的利尿作用和副作用，限制了其在肿瘤治疗的临床应用，尚需进一步研究。

三、袢利尿药与神经精神疾病

近期多项研究发现，呋塞米和布美他尼具有多种神经精神疾病的潜在治疗效果。

（1）抗癫痫　研究发现癫痫的发生与神经元 NKCC1 向细胞内转运 Cl^-，提高细胞内 Cl^- 浓度，进而影响 GABA 抑制性作用有关。布美他尼作为一种 NKCC1 选择性抑制剂，可以影响 Cl^- 的内流，有潜在的抗癫痫研究价值。基于动物模型研究发现，布美他尼和呋塞米这类抑制 NKCC1 的袢利尿药对癫痫具有一定治疗效果。

（2）抗焦虑　GABA 是中枢神经系统中主要的抑制性神经递质。GABA

的下降促进了焦虑的进展。抗癫痫药通常可以上调GABA$_A$信号通路，因此也作为抗焦虑药，如普瑞巴林、加巴喷丁和苯二氮䓬类药物。前期研究发现袢利尿药可以调控GABA$_A$进而具有治疗癫痫的效果。呋塞米和布美他尼可以通过拮抗大脑中神经元和神经胶质细胞阳离子-氯离子共转运体（NKCC1及KCC2）进而降低神经元Cl$^-$的浓度，产生对GABA$_A$的调控效果。利用大鼠条件性焦虑模型研究发现，单次呋塞米100mg/kg静脉注射或布美他尼70mg/kg静脉注射均可产生显著的抗焦虑效果。

（3）小儿自闭症 由于自闭症的发生与GABA密切相关，发育过程中负责向神经元内转运Cl$^-$的NKCC1比将神经元内Cl$^-$转运出胞外的KCC2更早成熟，造成未成熟神经元内较高的氯离子浓度，进而激活GABA。Cl$^-$浓度的升高会导致GABA由抑制状态变为兴奋状态。在自闭症状态下，神经元Cl$^-$浓度升高，导致GABA信号通路功能紊乱。布美他尼是NKCC1的特异性抑制剂，可以阻断Cl$^-$向神经元内的转运进而逆转GABA为抑制型状态。在一项临床研究中发现，给予小儿自闭症患者每日1mg，连续3个月布美他尼治疗后，自闭症状显著缓解，可能与其阻断Cl$^-$转运，恢复GABA抑制性功能有关，但尚需进一步的研究。

参考文献

［1］Araoye M, Chang M, Khatri I, et al. Furosemide compared with hydrochlorothiazide. Long-term treatment of hypertension［J］. *JAMA*, 1978, 240(17): 1863–6.

［2］Ares G, Caceres P, Ortiz P. Molecular regulation of NKCC2 in the thick ascending limb［J］. *Am J Physiol Renal Physiol*, 2011, 301(6): F1143–59.

［3］Brater D. Diuretic therapy［J］. *N Engl J Med*, 1998, 339(6): 387–95.

［4］Brater D, Leinfelder J, Anderson S. Clinical pharmacology of torasemide, a new loop diuretic［J］. *Int J Clin Pharmacol Ther*, 1987, 42(2): 187–92.

［5］Caceres P, Ares G, Ortiz P. cAMP stimulates apical exocytosis of the renal Na(+)–K(+)–2Cl(–) cotransporter NKCC2 in the thick ascending limb: role of protein kinase A［J］.

J Biol Chem, 2009, 284(37): 24965-7.

[6] Carriere S, Dandavino R. Bumetanide, a new loop diuretic [J]. *Clin Pharmacol Ther*, 1976, 20(4): 424-38.

[7] Cosin J, Diez J. TORIC investigators. Torasemide in chronic heart failure: results of the TORIC study [J]. *Eur J Heart Fail*, 2002, 4(4): 507-13.

[8] Delpire E, Lu J, England R, et al. Deafness and imbalance associated with inactivation of the secretory Na-K-2Cl co-transporter [J]. *Nat Genet*, 1999, 22(2): 192-5.

[9] Delpire E, Rauchman M, Beier D, et al. Molecular cloning and chromosome localization of a putative basolateral Na(+)-K(+)-2Cl- cotransporter from mouse inner medullary collecting duct (mIMCD-3) cells [J]. *J Biol Chem*, 1994, 269(41): 25677-83.

[10] Dikshit K, Vyden J, Forrester J, et al. Renal and extrarenal hemodynamic effects of furosemide in congestive heart failure after acute myocardial infarction [J]. *N Engl J Med*, 1973, 288(21): 1087-90.

[11] Dyckner T, Wester P. Effects of magnesium infusions in diuretic induced hyponatraemia [J]. *Lancet*, 1981, 1(8220 Pt 1): 585-6.

[12] Dzhala V, Talos D, Sdrulla D, et al. NKCC1 transporter facilitates seizures in the developing brain [J]. *Nat Med*, 2005, 11(11): 1205-13.

[13] Earley L, Friedler R. Renal tubular effects of ethacrynic acid [J]. *J Clin Invest*, 1964, 43: 1495-506.

[14] Ernst M, Moser M. Use of diuretics in patients with hypertension [J]. *N Engl J Med*, 2009, 361(22): 2153-64.

[15] Formanek K, Kenner T. Special features of the action of a new diuretic [J]. *Br J Pharmacol Chemother*, 1966, 26(1): 27-33.

[16] Geck P, Pietrzyk C, Burckhardt B, et al. Electrically silent cotransport on Na+, K^+ and Cl^- in Ehrlich cells [J]. *Biochim Biophys Acta*, 1980, 600(2): 432-47.

[17] Gimenez I, Forbush B. Short-term stimulation of the renal Na-K-Cl cotransporter (NKCC2) by vasopressin involves phosphorylation and membrane translocation of the protein [J]. *J Biol Chem*, 2003, 278(29): 26946-51.

[18] Hammarlund-Udenaes M, Benet L. Furosemide pharmacokinetics and pharmacodynamics in health and disease--an update [J]. *J Pharmacokinet Biopharm*, 1989, 17(1): 1-46.

[19] Hebert S, Reeves W, Molony D, et al. The medullary thick limb: function and modulation of the single-effect multiplier [J]. *Kidney Int*, 1987, 31(2): 580-9.

[20] Hochman D. The extracellular space and epileptic activity in the adult brain: explaining the antiepileptic effects of furosemide and bumetanide [J]. *Epilepsia*, 2012, 53 Suppl 1: 18-25.

[21] Hochman D, Baraban S, Owens J, et al. Dissociation of synchronization and excitability in furosemide blockade of epileptiform activity [J]. *Science*, 1995, 270(5233): 99-102.

[22] Igarashi P, Whyte D, Li K, et al. Cloning and kidney cell specific activity of the promoter of the murine renal Na-K-Cl cotransporter gene [J]. *J Biol Chem*, 1996, 271(16): 9666-74.

[23] Ledingham J, Bayliss R. Ethacrynic acid: two years' experience with a new diuretic [J]. *Br Med J*, 1965, 2(5464): 732-5.

[24] Loffing J, Schild L. Functional domains of the epithelial sodium channel [J]. *J Am Soc Nephrol*, 2005, 16(11): 3175-81.

[25] Lytle C, McManus T, Haas M. A model of Na-K-2Cl cotransport based on ordered ion binding and glide symmetry [J]. *Am J Physiol*, 1998, 274(2): C299-309.

[26] Molnar J, Somberg J. The clinical pharmacology of ethacrynic acid [J]. *Am J Ther*, 2009, 16(1): 86-92.

[27] Mutig K, Kahl T, Saritas T, et al. Activation of the bumetanide-sensitive Na^+, K^+, $2Cl^-$ cotransporter (NKCC2) is facilitated by Tamm-Horsfall protein in a chloride-sensitive manner [J]. *J Biol Chem*, 2011, 286(34): 30200-10.

[28] Nielsen S, Maunsbach A, Ecelbarger C, et al. Ultrastructural localization of Na-K-2Cl cotransporter in thick ascending limb and macula densa of rat kidney [J]. *Am J Physiol*, 1998, 275(6 Pt 2): F885-93.

[29] Pickkers P, Dormans T, Russel F, et al. Direct vascular effects of furosemide in humans [J]. *Circulation*, 1997, 96(6): 1847-52.

[30] Plata C, Meade P, Vazquez N, et al. Functional properties of the apical Na^+-K^+-$2Cl^-$ cotransporter isoforms [J]. *J Biol Chem*, 2002, 277(13): 11004-12.

[31] Quamme G. Renal magnesium handling: new insights in understanding old problems [J]. *Kidney Int*, 1997, 52(5): 1180-95.

[32] Rivera C, Voipio J, Payne J, et al. The K^+/Cl^- co-transporter KCC2 renders GABA

hyperpolarizing during neuronal maturation [J]. *Nature*, 1999, 397(6716): 251-5.

[33] Roush G, Sica D. Diuretics for hypertension: A review and update [J]. *Am J Hypertens*, 2016, 29(10): 1130-7.

[34] Shankar S, Brater D. Loop diuretics: from the Na-K-2Cl transporter to clinical use [J]. *Am J Physiol Renal Physiol*, 2003, 284(1): F11-21.

[35] Sica D. Diuretic-related side effects: development and treatment [J]. *J Clin Hypertens*, 2004, 6(9): 532-540.

[36] Sica D. Diuretic use in renal disease [J]. *Nat Rev Nephrol*, 2012, 8(2): 100-9.

[37] Simon D, Karet F, Hamdan J, et al. Bartter's syndrome, hypokalaemic alkalosis with hypercalciuria, is caused by mutations in the Na-K-2Cl cotransporter NKCC2 [J]. *Nat Genet*, 1996, 13(2): 183-8.

[38] Veeraveedu P, Watanabe K, Ma M, et al. Torasemide, a long-acting loop diuretic, reduces the progression of myocarditis to dilated cardiomyopathy [J]. *Eur J Pharmacol*, 2008, 581(1-2): 121-31.

[39] Veeraveedu P, Watanabe K, Ma M, et al. Diuretics in the treatment of hypertension. Part 2: loop diuretics and potassium-sparing agents [J]. *Expert Opin Pharmacother*, 2014, 15(5): 605-21.

[40] Vormfelde S, Sehrt D, Toliat M, et al. Genetic variation in the renal sodium transporters NKCC2, NCC, and ENaC in relation to the effects of loop diuretic drugs [J]. *Clin Pharmacol Ther*, 2007, 82(3): 300-9.

[41] Wang H, D'Ambrosio M, Ren Y, et al. Tubuloglomerular and connecting tubuloglomerular feedback during inhibition of various Na transporters in the nephron [J]. *Am J Physiol Renal Physiol*, 2015, 308(9): F1026-31.

[42] Wittner M, Di Stefano A, Wangemann P, et al. Analogues of torasemide--structure function relationships--experiments in the thick ascending limb of the loop of Henle of rabbit nephron [J]. *Pflugers Arch*, 1987, 408(1): 54-62.

（耿晓强　杨宝学）

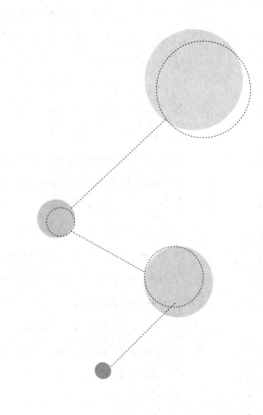

第四章

噻嗪类利尿药

噻嗪类利尿药主要分为噻嗪利尿药和类噻嗪利尿药。噻嗪利尿药有共同的苯并噻二嗪结构，包括氯噻嗪、氢氯噻嗪、氢氟噻嗪、泊利噻嗪、喹乙宗等；而类噻嗪利尿药包括氯噻酮、美托拉宗等，其无噻二嗪结构。噻嗪类利尿药主要通过抑制 Na^+-Cl^- 共转运体发挥利尿作用，是一类中效利尿药，临床上主要用于治疗各种水肿性疾病、高血压、中枢性或肾性尿崩症、肾结石等。

第一节
噻嗪类利尿药的发现和一般特性

　　氯噻嗪是最早出现的噻嗪类利尿药，在寻找碳酸酐酶的强抑制剂的过程中，由 Novello 和 Sprague 合成。在研究苯磺酰胺类化合物（碳酸酐酶抑制药）的利尿作用时，发现在苯磺酰胺的间位引入一个磺酰胺基后，其排 Na^+ 和 Cl^- 的作用大大增强；再在苯环上引入氯原子和氨基后，利尿活性增加；当在此基础上用脂肪酸酰化，其利尿活性又得到了进一步的增强；当用甲酸酰化时，就得到了一个环状的 1, 2, 4- 苯并噻二嗪类的化合物氯噻嗪。动物实验结果表明，相比之前发现的其他类型的利尿药，氯噻嗪使尿中 Cl^- 浓度增加。深入研究发现，氯噻嗪对 Na^+ 和 Cl^- 的转运有直接作用，而与碳酸酐酶无关。氯噻嗪于 1958 年作为利尿药被 Beyer 及其同事首次应用于临床。此后，通过对氯噻嗪进行结构改造，产生了一些新的具有利尿作用的噻嗪类衍生物，如其二氢化合物氢氯噻嗪，其利尿作用比氯噻嗪强 10 倍；之后又在氯噻嗪和氢氯噻嗪的基础上进行结构改造，得到了一系列苯并噻嗪结构的利尿药，如氢氟噻嗪、泊利噻嗪、喹乙宗等，它们结构上都有磺胺基，且药理作用相似，但噻嗪环相差较大；同时发现了一些非噻嗪类结构但利尿作用和噻嗪类相似的化合物，如氯噻酮、美托拉宗。临床上将这两类具有相同作用机制的药物统称为噻嗪类利尿药。噻嗪类利尿药的化学结构见表 4-1。

表 4-1　噻嗪类利尿药的名称和化学结构

类型	药物名称	英文名	其他名称	化学结构
噻嗪利尿药	氢氯噻嗪	Hydrochlorothiazide	双氢氯噻嗪，双氢克尿噻	

类型	药物名称	英文名	其他名称	化学结构
噻嗪利尿药	环戊噻嗪	Cyclopenthiazide	环戊甲噻嗪	
	苄氟噻嗪	Bendroflumethiazide	苄氟噻嗪 –D5	
	氯噻嗪	Chlorothiazide		
	甲氯噻嗪	Methyclothiazide	氯甲氢氧噻嗪	
	泊利噻嗪	Polythiazide	多噻嗪	
	三氯噻嗪	Trichlormethiazide		
	环噻嗪	Cyclothiazide		
	氢氟噻嗪	Hydroflumethiazide		
	贝美噻嗪	Bemetizide		

类型	药物名称	英文名	其他名称	化学结构
噻嗪利尿药	苄噻嗪	Benzthiazide	苄硫噻嗪，苄硫醚氯噻嗪	
	布噻嗪	Butizide		
	依匹噻嗪	Epitizide		
	乙噻嗪	Ethiazide	乙氢氯噻嗪	
	氢苄噻嗪	Hydrobentizide		
	美布噻嗪	Mebutizide		
	对氟噻嗪	Paraflutizide	氟苄氯噻嗪	
	戊氟噻嗪	Penflutizide		

类型	药物名称	英文名	其他名称	化学结构
类噻嗪利尿药	氯噻酮	Chlorthalidone		
	美托拉宗	Metolazone	甲醋唑胺，弥陀拉宗	
	喹乙宗	Quinethazone	喹乙唑酮，喹噻酮	
	吲达帕胺	Indapamide	吲满胺，吲满呋塞米，茚磺苯酰胺	
	希帕胺	Xipamide	利多呋塞米，氯磺水杨胺，希伯胺	
	氯帕胺	Clopamide	氯哌酰胺，克罗帕米	
	氯拉扎尼	Chlorazanil	氯苯二胺三嗪，氯嗪醛	

类型	药物名称	英文名	其他名称	化学结构
类噻嗪利尿药	氯索隆	Clorexolone		
	美夫西特	Mefrucide	倍可隆，甲呋呋塞米	
	西氯他宁	Cicletanine		
	替尼酸	Tienilic acid		

化学结构上，苯并噻二嗪环是噻嗪类药物利尿活性的基本结构，而作用时长和利尿活性取决于环上取代基的变化，如 2 位弱酸性氢被烷基取代后，作用时间延长：泊利噻嗪和甲氯噻嗪（methyclothiazide）因 2 位甲基取代，作用时间延长至 24 小时以上，泊利噻嗪可以达到 48 小时；3 位被亲脂性基团如烷基、芳烷基、卤代烷基取代，活性增加，如三氯噻嗪（trichlormethiazide）；3（4）位无双键活性比有双键高；6 位被吸电子基团取代，化合物活性高，给电子基团取代则活性下降；7 位磺酰胺基是利尿作用的关键，若被取代或者去除，利尿作用消失；2 位磺酰胺基可以被酮基取代，活性保持，如美托拉宗、喹乙宗（图 4-1）。

噻嗪类利尿药是中效利尿药，通过作用于髓袢升支皮质部和远曲小管前段，抑制这些部位 Na^+ 和 Cl^- 的重吸收，从而达到利尿作用。这类药物长期服用会引起低钾血症，因此常与保钾利尿药合用。氢氯噻嗪的化学名为 6-氯 -3, 4- 二氢 -2H-1, 2, 4- 苯并噻二嗪 -7- 磺酰胺 -1, 1- 二氧化物，熔点 265~273℃，溶于丙酮，微溶于乙醇，不溶于水，溶于氢氧化钠溶液，成钠盐

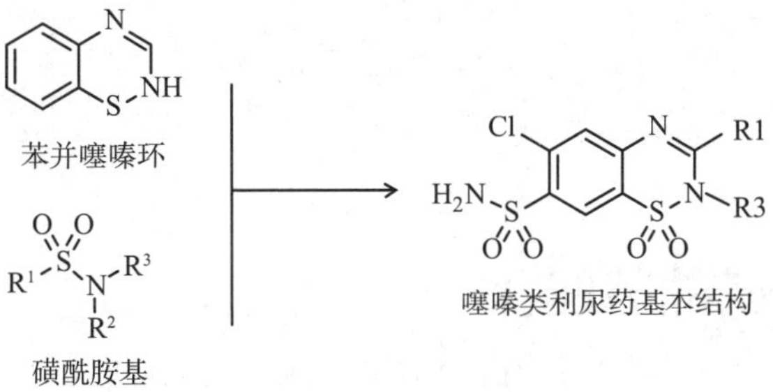

图 4-1　噻嗪类利尿药化学结构特点

后可制成注射剂。由于氢氯噻嗪有两个磺酰胺基，因此有弱酸性，其 pK_a 分别为 7.0 和 9.2，其中 2 位氮上的氢酸性较强。氢氯噻嗪的合成是以间氯苯胺为原料，在三氯化磷催化下和氯磺酸反应，得到双磺酰氯衍生物，其氧化后得到 3- 氯 -4, 6- 双磺酰胺苯胺，之后与甲醛缩合直接得到氢氯噻嗪（图 4-2）。氢氯噻嗪在碱性溶液中会水解生成 3- 氯 -4, 6- 双磺酰胺苯胺和甲醛；固态下稳定，室温储存 5 年，无显著降解；在日光或者加热条件下稳定，加热至 230℃ 保持 2 小时，颜色变成黄色，而其他物理性质无明显改变，但不能暴晒。

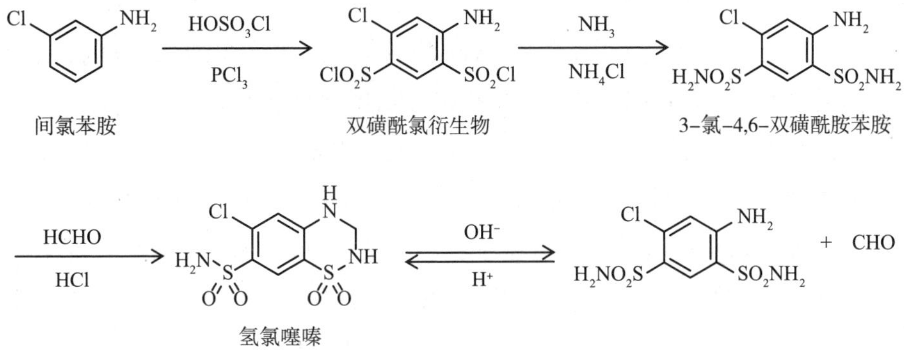

图 4-2　氢氯噻嗪的合成

氯噻酮、吲达帕胺（indapamide）和希帕胺（xipamide）是噻嗪类利尿药类似物，也称为非噻嗪类利尿药。氯噻酮的化学名为 5-(2,3- 二氢 -1- 羟基 -3- 氧代 -1H- 异氮杂茚 -1- 基)-2- 氯苯磺酰。

第二节
噻嗪类利尿药的药理学

一、作用靶点

肾脏远曲小管（distal convoluted tubule, DCT）承担了 5%~7% 的钠的重吸收。噻嗪类利尿药主要通过抑制远曲小管初段细胞管腔膜上的 Na^+–Cl^- 共转运体（NCC），抑制 Na^+ 的重吸收，从而发挥其利尿作用。对 NCC 敲除小鼠使用噻嗪类利尿药，可以观察到尿液中 Na^+ 排出显著增加，血压下降，说明 NCC 并不是噻嗪类药物在动物体内唯一的作用靶点。

人类 NCC 是由位于第 16 号染色体长臂（16q13）上的 SLC12A3 基因编码的，由 1002~1030 个氨基酸组成的蛋白，具有一个由 12 个跨膜区域组成的疏水核心和胞内 N 端和 C 端区域。在远曲小管，NCC 可以将管腔内的 Na^+ 和 Cl^- 转入细胞内，基底膜上 Na^+, K^+–ATP 酶将 Na^+ 泵出上皮细胞，而 Cl^- 逆浓度梯度通过 Cl^- 通道 Kb（ClC–Kb 或者 CLCNKB）排出细胞。

NCC 作为噻嗪类利尿药的作用靶点被逐步发现和克隆。Kunau 等人首次观察到氯噻嗪可以抑制肾脏远端部分 NaCl 的重吸收。此后纤维穿刺术结果显示，在哺乳动物远曲小管上存在 Na^+–Cl^- 耦联的转运体，并参与 NaCl 的重吸收，此作用可被氯噻嗪特异性抑制。Beamount 等人发现 ^3H 标记的美托拉宗可以结合细胞膜上的两个位置：一个高亲和力的位置和一个低亲和力的位置。高亲和力的结合位点仅出现在肾脏皮质，而在肾脏髓质以及其他器官中不存在。此高亲和力的结合位点被认为是噻嗪类药物发挥利尿作用的受体，即噻嗪类敏感型 Na^+–Cl^- 共转运体（TSC 或 TCC）。TCC 的 cDNA 首次被 Larry Renfro、David Ellison 和 John Stokes 从比目鱼的膀胱中克隆出来，并揭示了此蛋白的基本特性。TCC 是电中性阳离子耦联 Cl^- 共转运体超家族的成员，其中有 7 个基因都已经被识别了：1 个基因编码 NCC，2 个基因编码布美他尼敏

感型 Na^+-K^+-$2Cl^-$ 共转运体，4 个基因编码 K^+-Cl^- 共转运体。大鼠 TCCmRNA 在大鼠和人类肾脏远曲小管细胞管腔膜表达。TCC 基因位于人的 16 号染色体，此基因突变和吉特尔曼综合征相关。吉特尔曼综合征是一个常染色体隐性疾病，主要表型是慢性动脉低血压、低血钾引起的代谢性碱中毒、低镁症和低钙尿。抑制 TCC 基因表达会引起吉特尔曼综合征的部分症状。

二、作用机制

为了达到作用部位，噻嗪类药物首先被肾脏有机阴离子转运体（rOAT1）主动分泌至近端小管。其主要通过作用于远曲小管上皮细胞管腔膜 NCC，抑制 Na^+ 和 Cl^- 的重吸收，使管腔内 Na^+ 和 Cl^- 浓度升高，从而达到利尿的效果。使用高浓度的噻嗪类药物时，有些噻嗪类利尿药也可以抑制近曲小管膜结合型碳酸酐酶，从而增加 HCO_3^- 和磷酸盐的分泌，这个抑制过程并不引起利尿作用，因为近曲小管过量排出的液体在髓袢被重吸收了。噻嗪类利尿药还有磷酸二酯酶活性的作用，可以减少肾小管对脂肪酸的摄取和线粒体耗氧量，从而抑制肾小管对 Na^+ 和 Cl^- 的重吸收。

噻嗪类利尿药在使远曲小管管腔内 Na^+ 增加的同时，可以促进 K^+、Mg^{2+} 和 H^+ 的排泄，从而引起低血钾导致的碱中毒。远端肾单位的 K^+ 排泄的主要机制是通过上皮细胞管腔膜的 Na^+ 通道（ENaC）对 Na^+ 重吸收，从而造成管腔内负电位的环境，在基底膜的 Na^+，K^+-ATP 酶的作用下，将 K^+ 逆浓度梯度转运至小管上皮细胞中，从而产生利于 K^+ 分泌的电化学梯度，分泌的过程是通过 K^+ 通道（ROMK1 和 ROMK3）完成的。噻嗪类利尿药也可以刺激血流敏感性 maxi-K 通道，并且可以降低肾脏远曲小管管腔内的 Ca^{2+} 浓度，从而激活 ENaC，引起 K^+ 分泌。Mg^{2+} 的主动分泌也在远曲小管，其具体机制尚不清楚。低镁血症可能是由于噻嗪类利尿药下调表皮瞬时受体阳离子电压感受器（TRPM6）引起的。TRPM6 是在远曲小管上皮细胞管腔膜表达的一类对 Mg^{2+} 通透性高的通道蛋白。噻嗪类利尿药还可以通过增加 Na^+ 的转运激活集合管 A 类闰细胞的 H^+-ATP 酶，从而增加 H^+ 的排泄。噻嗪类药物可以激活肾

素 – 血管紧张素 – 醛固酮系统（RAAS），从而增加上皮细胞顶膜的 ENaC 和基底膜的 Na^+, K^+–ATP 酶对 Na^+ 的跨上皮细胞转运，和上皮细胞管腔侧膜负电位，后者可以进一步促进向管腔内排泄 H^+ 和 K^+。

远曲小管对水的通透性差，当 Na^+ 和 Cl^- 通过 NCC 被重吸收时，水并不会被重吸收，从而达到尿液稀释的作用。当 NCC 被抑制，肾小球滤出的 Na^+ 和 Cl^- 无法被重吸收，干扰了尿液稀释。如果患者大量饮水，而肾脏在多尿期无法稀释和排出尿液，就很可能会发生低钠血症。如果高剂量服用噻嗪类药物，可能通过其他机制削弱肾脏的稀释尿液功能：①减少细胞外液体容量（ECV）和估算的肾小球滤过率（eGFR），引起代偿性近端小管 Na^+ 的重吸收，并减少液体流向远端小管稀释部位，减少尿液排出；②促进抗利尿激素释放，增加集合管对水重吸收；③在集合管对水流动力学有直接的作用。由于远曲小管在高渗间质的调节中没有作用，因此噻嗪类药物对于脱水状态下肾脏浓缩尿液的能力没有影响。

噻嗪类药物通过两种途径增加 Ca^{2+} 的重吸收。噻嗪类药物引起细胞外液体容量减少，使近端肾单位对 Na^+ 重吸收代偿性增加，从而增加电化学梯度，使 Ca^{2+} 被动转运至近端肾小管。同时，噻嗪类药物还可以激活 Ca^{2+} 在远端小管的重吸收，可能是由于其可以激活基底膜上的 Na^+/Ca^{2+} 交换体（NCX1）和 Ca^{2+}–ATP 酶（PMCA1b），Ca^{2+} 排至血流中。这些作用都可以减少胞内 Ca^{2+} 浓度，并增加 Ca^{2+} 通过管腔膜 Ca^{2+} 选择性通道（TRPV5）重吸收的驱动力。也有证据表明，噻嗪类药物可以刺激成骨细胞分化和非肾脏依赖性骨矿物质形成。以上都可以解释为什么长期口服噻嗪类利尿药可以减少尿液 Ca^{2+} 的排泄，同时增加骨密度，减少年龄增长导致的骨质流失和骨折几率（图 4–3）。

噻嗪类利尿药还具有降血压的作用。传统观点认为，噻嗪类药物降血压是通过增加 Na^+ 排泄实现的。噻嗪类药物抑制 Na^+–Cl^- 共转运体，达到利尿效果的同时，长期 Na^+ 平衡的改变也引起了血流动力学的变化，从而使外周血管阻力（PVR）降低，静脉回心血量减少，心输出量减少，血压持续性的降低。50 年来，噻嗪类药物都被作为是治疗高血压的主要药物，常与其他降血压药物合用。肾素缺乏的人群，如黑色人种、老人和糖尿病患者，或者是有代谢综合征的患者往往更依赖于此类药物。除此之外，噻嗪类利尿药也常

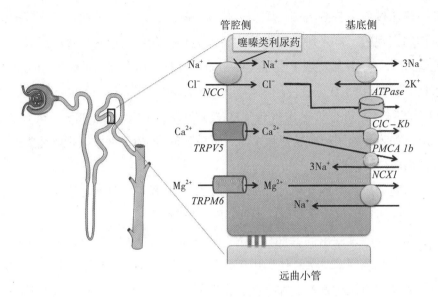

图 4-3 噻嗪类药物作用机制

ClC-Kb. 基底膜上的 Cl⁻ 通道；NCC. Na⁺-Cl⁻ 共转运体；NCX1. Na⁺/Ca²⁺ 交换体；PMCA1b. 细胞膜 Ca²⁺ 依赖的 ATP 酶；TRPM6. 瞬时受体电位阳离子通道，M 亚家族 6 号成员；TRPV5. 顶膜 Ca²⁺ 选择性通道

用于心衰和慢性肾病（CKD）等液体容量过负荷的情况。噻嗪类药物的利尿作用机制基本相同，但是由于它们的药代动力学特性不同也会引起不同的不良反应。此类药物常呈现剂量依赖效应，高剂量时容易出现电解质和其他溶质代谢紊乱，如低钾血症、低镁血症、低钠血症、葡萄糖耐受不良、新发型糖尿病、高尿酸血症和血脂异常，而其降血压作用并不增强。低剂量时这些不良反应基本上都会消失。

　　噻嗪类利尿药也可以用于 CKD 患者降血压的治疗。但 1950~1960 年的研究表示，当肾小球滤过率降低到一定程度时，噻嗪类药物的利尿作用降低，因此在治疗严重 CKD 时，不推荐使用噻嗪类药物。一个原因是肾功能不全会产生很多内源性有机酸，这些有机酸和噻嗪类药物共同竞争近端小管的有机阴离子转运体，从而减少了噻嗪类药物进入近端小管管腔，阻止其到达远端小管发挥作用。另一个原因是肾功能丧失会引起 GFR 降低和小管团的形成。GFR 降低会引起滤出的 Na⁺ 减少，Na⁺ 的重吸收也减少，ECV 增加。肾小管团的形成也可以抑制 Na⁺ 的重吸收。但也有科学家持相反的观点，血浆容量降低在降压过程中是必需的，噻嗪类药物的降压作用主要是通过其直接的扩血管作用实现的。许多研究者在动物、人类甚至有吉特尔曼综合征患者（无功能性 NCC）身上都发现了噻嗪类药物的扩血管作用。之前的临床用药指南一直极力避免对 CKD 患者使用噻嗪类利尿药，但美国高血压预防、检测、评估和治疗联合委员会第七次报告（JNC7）建议当 GFR 降到 $30ml/min/1.73m^2$ 时，应将噻嗪类利尿药换成袢利尿药。而新发布的 JNC8 并没有把噻嗪类药物换成袢利尿药的说法。

噻嗪类利尿药可能会增加痛风性关节炎发生概率，但不能够为了避免痛风性关节炎的发生就放弃使用这类重要的利尿药。

因为被肾小球滤出的大部分的 Na^+ 都已经在髓袢被重吸收，相对于袢利尿药，噻嗪类利尿药排 Na^+ 作用中等，但其作用时间比袢利尿药长。袢利尿药的降血压作用比噻嗪类利尿药差，说明其降血压作用不完全是由于其利尿作用引起的。吲达帕胺的降血压剂量小于其利尿药量，是由于其有 L 型 Ca^{2+} 通道阻滞作用。但其他噻嗪类利尿药并无此作用。

三、体内过程

氢氯噻嗪、美托拉宗、苄氟噻嗪和吲达帕胺都能在胃肠道迅速吸收，生物利用率约 65%（氢氯噻嗪、美托拉宗）~93%（吲达帕胺），甚至 100%（苄氟噻嗪）。进食时服用氢氯噻嗪，生物利用率可以到 75%。

大多数噻嗪类药物吸收后主要分布在肾脏和肝脏。在给药 1 小时后发挥其利尿效果，2 小时左右达到峰值。其均被近端小管主动分泌至管腔内，作用持续时间和活性取决于药物自身理化性质、血浆蛋白结合率和肾小管重吸收率。氢氯噻嗪和其他噻嗪利尿药只能持续药效 5~15 小时，而氯噻酮可以经由红细胞摄入与碳酸酐酶结合，因此其半数有效期可达 30~72 小时。氢氯噻嗪和氯噻嗪主要以原型从尿中排出，苄氟噻嗪和吲达帕胺主要以代谢产物排出，仅 7% 吲达帕胺以原型排出。

四、适应证

（1）治疗水肿　一般口服 1 小时后有利尿效果。由于结构中有磺酰胺基，可轻度抑制碳酸酐酶，但此作用并不利尿。用药早期血容量减少，心输出率下降，肾小球滤过率降低，肾功能不全者慎用。常用于治疗心源性、肝源性和肾源性水肿，除美托拉宗和吲达帕胺外，当 GFR < 30ml/min 时，噻嗪类药物失去作用，需替换为祥利尿药。

（2）降血压　噻嗪类药物于 1950 年首次用于临床高血压的治疗。其有轻度降血压作用，并可以与其他降血压药合用以提高降压效果。噻嗪类药物价格便宜，一天 1 次，不用剂量滴定，禁忌证少。但其可增加猝死和肾细胞癌的危险。噻嗪类药物用于治疗高血压常用低剂量，常用剂量为氢氯噻嗪 25mg 或等效剂量的其他噻嗪类药物；当剂量高至一定程度，降血压效果不会增强，并且会有严重的不良反应。

（3）抗利尿作用　噻嗪类药物可以抑制磷酸二酯酶活性，使肾小管细胞中 cAMP 含量增加，cAMP 可以增加水通道 AQP2 介导的远曲小管和集合管对水的通透性，又因为 Na^+ 重吸收减少引起血浆渗透压降低，渴感减轻，饮水少，尿少。可用于减少尿崩症患者的尿量和口渴，但疗效没有脑垂体后叶素好。

（4）其他　噻嗪类药物可以减少尿液中 Ca^{2+} 的分泌，有时可以用于钙性肾结石的治疗；还有一些卤素化合物在肾脏分泌和 Cl^- 相似，因此可以用于治疗 Br^- 中毒。

五、药物相互作用

噻嗪类利尿药的药物相互作用大多类似，仅有些许不同。详见氢氯噻嗪的药物相互作用。

六、不良反应

（1）中毒性反应　用于治疗一般性高血压患者时不多见，常见于治疗伴有继发性的高醛固酮症的心衰或肝硬化患者。常见的症状有眩晕、血脂升高等。也可能出现血小板减少症、药物性发热、胰腺炎，糖尿病患者低血脂、肝硬化患者出现肝性脑病等，但发病率极低。

（2）电解质平衡紊乱　①大剂量使用噻嗪类药物容易出现低血钠。原因是由于钠的适量排出或者大量饮水引起的。老年患者合并服用噻嗪类和保钾利尿药易出现低钠血症。停止使用利尿药并限制饮水，低钠血症会好转。

②噻嗪类利尿药可增加钾的排泄，若存在其他危险因素，或出现肌肉疼痛等症状，或需要和袢利尿药合用时，需慎重，且应实时监测血钾，以防血钾低于2.5mmol/L。也有证据证明，心衰或肝硬化伴发高醛固酮症患者较容易出现低血钾。对于有严重心脏病患者，中等程度的低血钾可能就会引起心律失常。少数患者对噻嗪类利尿药治疗不敏感，可能是血钾过低的原因，补钾后敏感性会增加。

③噻嗪类利尿药可以引起低血镁，抑制肾小管对Ca^{2+}的分泌，使血钙中度升高，对治疗无影响；也可促进锌的排泄，长期使用可能会影响性功能。

（3）过敏反应　常见中度皮疹，也可能出现过敏性脉管炎。过敏性紫癜和急性间质性肺炎极其少见。

（4）头晕　利尿药治疗初期常出现头晕的症状，直立性低血压少见。老年患者可出现局部缺血的现象，如肠系膜梗死或者瞬间脑缺血，一般是由于器官血流减少或者药物本身引起的。

（5）过敏性间质性肺炎　一般服药1小时内出现，症状是胸疼、呼吸困难等，但很快就可以恢复。常和心肌梗死或左心室衰竭等需要利尿药治疗患者的常见症状混淆。

（6）对糖尿病患者的糖耐量有影响，但机制不清，噻嗪类利尿药对葡萄糖耐量成剂量相关性，且对葡萄糖耐量正常的人影响很小。

（7）高尿酸血症　可能是因为该类利尿药在分泌的过程中和尿酸竞争，使尿酸分泌减少，血尿酸升高。

（8）影响脂代谢　噻嗪类利尿药对血脂有短时影响，可增加低密度脂蛋白、超低密度脂蛋白、总胆固醇和甘油三酯的含量。其对脂肪代谢的影响一般出现在 2 周以内，持续 6~12 个月，在持续 3~6 年的长期研究中，这些变化并不明显。说明长期服用噻嗪类药物对血脂并无明显影响。

（9）血小板减少　少见，自发性免疫溶血性贫血、粒细胞减少或增多症更为少见。

（10）对肝脏影响　肝硬化患者服用噻嗪类药物会出现严重的低血钾、肝性脑病和肝昏迷震颤。

（11）消化系统反应　常见恶心、呕吐，发生率和安慰剂组类似。有少数报道表示噻嗪类药物可能诱发胰腺炎，还有报道其与急性胆囊炎的发作相关，特别是对于胆石症的患者。

七、禁忌证

（1）对本类药或磺胺类药物过敏者。
（2）无尿或严重肾功能减退者。

八、注意事项

（1）噻嗪类药物和磺胺类药物、呋塞米、布美他尼、碳酸酐酶抑制剂等有交叉过敏反应，合用时应当注意。

（2）以下情况慎用　糖尿病、高尿酸血症或痛风患者、严重肝功能损伤、高钙血症、低钠血症、红斑狼疮、胰腺炎、交感神经切除术及病理性黄疸的婴儿。

（3）随访应当检查血电解质、血糖、血尿酸、血肌酐、血尿素氮、血压等。

（4）用药时应当从最小剂量开始，以减少不良反应的发生，减少反射性分泌的肾素和醛固酮。

（5）用药时间最好在早晨，间歇用药可以减少电解质紊乱的发生率。

（6）若有低钾血症倾向，应当适量补钾或者合用保钾利尿药。

第三节
主要的噻嗪类利尿药

氢氯噻嗪
Hydrochlorothiazide

【其他名称】双氢氯噻嗪、双氢克尿噻。

【物理性质】白色结晶性粉末，无嗅，味微苦。在水、三氯甲烷或乙醚中不溶，在乙醇中微溶，在丙酮和氢氧化钠溶液中溶解。

【药理作用】氢氯噻嗪的主要药理作用是利尿和降血压。其利尿作用主要是通过抑制远曲小管上皮细胞管腔膜上的 NCC，抑制 Na^+ 和 Cl^- 的重吸收产生的。其还可以在近曲小管抑制碳酸酐酶，因此尿中排出 HCO_3^- 也增加，但之后在髓袢被重吸收，所以并不产生利尿效果。同时，氢氯噻嗪还可以抑制磷酸二酯酶活性，从而减少肾小管脂肪酸摄取，降低线粒体耗氧量，进而抑制肾小管对 Na^+ 和 Cl^- 的重吸收。氢氯噻嗪的降压作用可能是由 Na^+ 的排泄以及其他的肾外机制引起的。氢氯噻嗪对肾脏血流动力学和肾小球滤过功能也有影响。氢氯噻嗪减少对 Na^+ 和 Cl^- 的重吸收，肾小管内压升高，远曲小管的水和 Na^+ 增加，激活致密斑的管 – 球反射，肾素、血管紧张素分泌增多，肾脏血管收缩，肾血流量下降，肾脏入球小动脉和出球小动脉收缩，肾小球滤过率下降，对髓袢无作用。因此氢氯噻嗪的利尿作用弱于袢利尿药。在肾源性尿崩症患者中，氢氯噻嗪可以减少尿量，呈现抗利尿作用，有时达到 50%，作用机制尚不清楚。

　　氢氯噻嗪的抗高血压效率相对于同类药物较低。临床上使用氢氯噻嗪12.5~25mg/d，24小时循环血压仅下降了6.5/4.5mmHg。其降血压效应相对其他降血压药物家族，如血管紧张素转换酶抑制药，血管紧张素受体抑制药，和钙通道阻滞药都更弱，但当氢氯噻嗪的剂量提高到50mg/d，其降血压程度和其他家族基本相同。在近期关于氢氯噻嗪的meta分析中，每天服用12.5~25mg氢氯噻嗪在临床的降血压效果要比低剂量的氯噻酮和苄氟噻嗪弱。

　　【体内过程】氢氯噻嗪口服吸收迅速，但不完全，可能与药物在小肠的滞留时间延长有关。口服2小时后产生利尿作用，达峰时间为4小时，3~6小时后产生降压作用，作用持续时间约6~12小时。生物利用度为65%~70%。其部分和血浆蛋白结合，蛋白结合率40%。部分进入红细胞内，发挥抑制碳酸酐酶作用。95%药物以原型由肾脏近曲小管有机酸分泌系统分泌，经尿排出。其可透过胎盘屏障，进入胎儿体内，也可以从乳汁分泌。

　　【适应证】（1）各种水肿性疾病　充血性心力衰竭、肝硬化腹水、肾病综合征、急慢性肾炎水肿、慢性肾功能衰竭早期、肾上腺皮质激素和雌激素治疗所致的水钠潴留等。

　　（2）高血压　用于治疗原发性高血压，单独服用或者和其他降压药联用。

　　（3）中枢性或肾性尿崩症。

　　（4）肾石症　用于预防含钙盐成分形成的结石。

　　【用法用量】（1）水肿性疾病　一次25~50mg，一日1~2次；或隔日用药，或连服3~4日后停药3~4日。心源性水肿患者应当从小剂量（12.5~25mg/d）开始服用，避免盐和水分排泄过快，引起循环障碍和其他症状；合用洋地黄时应当调整洋地黄用量，以免钾丢失引起洋地黄中毒。

　　（2）高血压　可单独或与其他降压药联合应用，主要用于治疗原发性高血压。一日12.5~25mg，1次或分2次服用。①老年人用量：可从一次12.5mg，一日1次开始，并按降压效果调整剂量；停用时应缓慢停药。②儿童口服给药：小于6个月的婴儿剂量可达每天3mg/kg；6个月~2岁的患儿，推荐口服剂量为每天1~2mg/kg，分1~2次口服，最大剂量是37.5mg/d；对于大于2岁的患儿，推荐口服剂量为每天1~2mg/kg，分1~2次口服，最大日剂量是100mg/d；对于青少年，推荐口服剂量为每天1~2mg/kg，分1~2次口服，最大日剂量是 200mg/d。停药时需逐渐减量以免发生钠、氯及水的潴留。

【不良反应】氢氯噻嗪的不良反应大多呈剂量相关性和服药时间相关性。

（1）水电解质紊乱引起的口干、烦躁、肌肉痉挛、恶心、呕吐和极度疲乏无力。较为常见的是低钾血症，长期缺钾可以损伤肾小管，严重时可引起肾小管上皮的空泡样变，以及严重快速性心律失常等。也可能会出现低氯性碱中毒或者低氯低钾性碱中毒。低钠血症会引起中枢神经系统症状加重和肾损伤。脱水会引起血容量和肾血流量减少，引起肾小球滤过率降低，可加重氮质血症，肾功能严重损害患者可诱发肾衰。长期应用时，H^+排出减少，血氨升高，可诱发肝病患者肝性脑病。

（2）高血糖症　氢氯噻嗪会引起糖耐量降低，血糖升高，产生胰岛素抵抗。对糖耐量正常的患者影响不大，但会加重糖尿病患者的病情。

（3）高脂血症　可引起血总胆固醇和甘油三酯中度升高，低密度脂蛋白和极低密度脂蛋白升高，高密度脂蛋白降低，影响脂代谢。

（4）高尿酸血症　氢氯噻嗪可以竞争性抑制尿酸的分泌，血尿酸升高，诱发痛风。由于通常无关节疼痛等症状，因此高尿酸血症常被忽视。

（5）过敏反应　轻度皮疹、荨麻疹等，但少见。

（6）血白细胞减少或缺乏症，血小板减少性紫癜，少见。

（7）其他　胆囊炎、胰腺炎、性功能减退、光敏感、色觉障碍等。

【禁忌证】（1）对本药或磺胺类药物过敏者。

（2）无尿或严重肾功能减退者。

（3）肝性脑病患者。

（4）哺乳期妇女。

【注意事项】（1）此药和磺胺类药物、呋塞米、布美他尼、碳酸酐酶抑制药存在交叉过敏反应。

（2）可引起糖耐量降低，血糖、尿糖、血胆红素、血钙、血尿酸、血胆固醇、甘油三酯、低密度脂蛋白浓度升高，血镁、血钾、血钠和尿钙降低。

（3）以下情况慎用：①严重肾功能减退者：此时氢氯噻嗪无法分泌至近曲小管腔内，在肾脏蓄积，引起毒性；②高尿酸血症或痛风病史者；③严重肝功能损害者；④高钙血症患者；⑤低钠血症患者；⑥红斑狼疮患者；⑦胰腺炎患者；⑧交感神经切除者；⑨黄疸的婴儿；⑩糖尿病患者。

（4）随访时应当检查：血电解质、血糖、血尿酸、血肌酶、尿素氮和血压。

（5）有低钾血症倾向的患者应当合用保钾利尿药或者适量补钾。

（6）孕妇和哺乳期妇女。FDA对此药的妊娠安全性分级是B级，若用于妊娠高血压患者为D级。

（7）从最小有效剂量开始用药，以减少不良反应，防止刺激反射性肾素和醛固酮分泌，停药时也要缓慢减量停药。

【相互作用】（1）与降压药（如利血平、可乐宁）合用时，利尿、降压作用均增强。

（2）与多巴胺合用时，利尿作用加强。

（3）与单胺氧化酶抑制药合用时，可加强降压效果。

（4）与非除极肌松药（如氯筒箭毒碱）合用时，可增加后者作用，其机制与氢氯噻嗪使血钾降低有关。

（5）与维生素D和钙剂合用时，可升高血钙浓度。

（6）与二氮嗪合用时，可增高血糖。

（7）与肾上腺素β受体阻滞药合用时，可增强对血脂、尿酸和血糖的影响。

（8）与锂制剂合用时，可减少肾脏对锂的清除，升高血清锂浓度，增加其肾毒性。

（9）与碳酸氢钠合用时，可增加发生低氯性碱中毒的危险。

（10）与金刚烷胺合用时，可产生肾毒性。

（11）与酮色林合用时，可发生室性心律不齐。

（12）与酚噻嗪类药物合用时，可导致严重的低血压或休克。

（13）与巴比妥类药、血管紧张素转换酶抑制剂合用时，可引起直立性低血压。

（14）与洋地黄类药物、胺碘酮等合用时，易发生低钾血症。

（15）肾上腺皮质激素、促肾上腺皮质激素、雌激素、两性霉素B（静脉用药）等药物能降低氢氯噻嗪的利尿作用，增加发生电解质紊乱（尤其是低钾血症）的机会。

（16）非甾体类消炎镇痛药（尤其是吲哚美辛），能降低氢氯噻嗪的利尿作用，其作用机制可能与前者抑制前列腺素合成有关；与吲哚美辛合用时，还可引起急性肾衰竭。氢氯噻嗪与阿司匹林合用时，可引起或加重痛风。

（17）考来烯胺（消胆胺）能减少胃肠道对氢氯噻嗪的吸收，故应在口服考来烯胺 1 小时前或 4 小时后服用氢氯噻嗪。

（18）与拟交感胺类药合用时，利尿作用减弱。

（19）与氯磺丙脲合用时，可降低血钠浓度。

（20）可降低抗凝药的抗凝作用，主要是因为利尿后机体血浆容量下降，血中凝血因子浓度升高，加上利尿使肝脏血液供应改善，合成凝血因子增多。

（21）可降低降糖药的作用。

（22）与乌洛托品合用时，乌洛托品转化为甲醛受抑制，疗效下降。

（23）因氢氯噻嗪可干扰肾小管排泄尿酸，使血尿酸升高，故氢氯噻嗪与抗痛风药合用时，应调整后者剂量。

（24）与阿替洛尔有协同性降压作用，两药联用控制心率效果亦优于单独应用阿替洛尔。

（25）木通具有保钾利尿作用，与氢氯噻嗪联用可增强利尿作用和维持钾平衡。

（26）溴丙胺太林可明显增加氢氯噻嗪的胃肠道吸收。

（27）甘草与氢氯噻嗪联用可加重低血钾或瘫痪的危险。

（28）在用氢氯噻嗪期间给予静脉麻醉药羟丁酸钠，可导致严重的低血钾。

（29）与利托君、福寿草合用时，可导致明显的低血钾。

（30）与甲氧苄啶合用时，易发生低血钠。

（31）可降低丙磺舒作用，两药联用时应加大丙磺舒的用量。

（32）过多输入氯化钠溶液可消除氢氯噻嗪的降压利尿作用。

【制剂与规格】片剂：10mg；25mg；50mg。

环戊噻嗪
Cyclopenthiazide

【其他名称】环戊甲噻嗪、环戊氯噻嗪。

【物理性质】白色粉末，无嗅无味，熔点为 235℃（同时分解）。溶于水、乙醇和三氯甲烷，溶于丙酮和乙醚。

【药理作用】环戊噻嗪的药理作用和氢氯噻嗪相同，但效价强 100 倍。

【体内过程】环戊噻嗪口服吸收迅速，其生物利用度为 50%~76%。在各组织中均有分布，集中分布于肾脏和肝脏。血浆药物浓度在 2 小时达到峰值，服药后 1~2 小时出现利尿作用，3~6 小时有降血压的效果，作用持续 6~12 小时，血浆蛋白结合率为 50%，游离药物可以进入红细胞和胎盘，且可经由乳汁分泌。血浆 $t_{1/2}$ 为 12~15 小时，95% 以药物原型从近曲小管分泌，70% 从尿液排出。

【适应证】各种水肿性疾病、高血压、中枢性或肾性尿崩症。

【用法用量】①各种水肿性疾病：成人一次 0.25~0.5mg，一天 2 次。②高血压：一次 0.25mg，一天 2 次，维持剂量一次 0.25mg，一天 1 次。

【不良反应】【禁忌证】【注意事项】【相互作用】同氢氯噻嗪。

【制剂与规格】片剂：0.25mg；0.5mg。

苄氟噻嗪

Bendroflumethiazide

【其他名称】利钠素、氟克尿噻、氟利尿。

【物理性质】白色或者近似白色的结晶性粉末，无嗅无味。熔点 220℃（分解）。易溶于丙酮，可溶于乙醇，微溶于乙醚，不溶于水和三氯甲烷，可溶于碱性溶液。

【药理作用】苄氟噻嗪的药理作用和氢氯噻嗪相同，区别在于苄氟噻嗪排泄较慢，作用持续时间较长，K^+ 和 HCO_3^- 排出较少。

【体内过程】口服后胃肠道迅速吸收，血浆蛋白结合率 94%，半衰期为 3~4 小时。利尿作用从服药后 1~2 小时开始，3~6 小时达到高峰，持续时间 12~18 小时。绝大部分经由肾脏代谢，30% 以原型从尿中排出，少部分由胆汁排泄。

【适应证】（1）各种水肿性疾病　充血性心力衰竭、肝硬化腹水、肾病综合征、急慢性肾炎水肿、慢性肾衰竭早期、肾上腺皮质激素和雌激素治疗引起的水钠潴留。

（2）高血压　单用或和其他降压药合用以治疗原发性高血压。

（3）中枢性或肾性尿崩症。

（4）肾结石。

【用法用量】（1）成人　①水肿性疾病或尿崩症：开始每次 2.5~10mg，每日 1~2 次，或隔日服用，或每周连续服用 3~5 日。维持阶段则 2.5~5mg，每日 1 次，或隔日 1 次，或每周连续服用 3~5 日。②高血压：开始每日 2.5~20mg，分 1~2 次服，并酌情调整剂量。

（2）小儿　①水肿性疾病或尿崩症：开始一日按体重 0.4mg/kg 或按体表面积 12mg/m^2，分 1~2 次服用。维持阶段，一日 0.05~0.1mg/kg，或 1.5~3mg/m^2。

②高血压：开始一日 0.05~0.4mg/kg，分 1~2 次服用，并酌情调整剂量。

【不良反应】【禁忌证】【注意事项】【相互作用】同氢氯噻嗪。另外：①对此药或磺胺类药物过敏者禁用，无尿者禁用，肝功能不全者禁用，哺乳期妇女不宜使用。②美国 FDA 妊娠期药物安全性分级：口服给药 C、D（如用于妊娠高血压患者）。

【制剂与规格】片剂：2.5mg；5mg；10mg。

氯噻酮
Chlorthalidone

【其他名称】氯酞酮、海因通、氯肽酮、海固酮。

【物理性质】白色或类白色结晶性粉末，无嗅无味。熔点为 224~226℃（分解）。溶解于甲醇、丙酮、乙醇，微溶于乙醚和三氯甲烷，不溶于水，溶于氯化钾溶液。

【药理作用】氯噻酮的药理作用同氢氯噻嗪，利尿作用与其相当，但对碳酸酐酶的抑制作用比氢氯噻嗪强 70 倍，尿中排出 HCO_3^- 增多。且氯噻酮比氢氯噻嗪降低收缩压的效果更好。

除此之外，有研究显示类噻嗪利尿药可以通过减少血小板聚集和血管的通透性调节血管状态。之前的研究将氯噻酮和氢氯噻嗪在降血压方面进行了对比，出现了很多矛盾的结果。有 meta 分析结果显示，氯噻酮相比氢氯噻嗪更不容易引起心血管事件（CVE）。当下降相同数值的血压时，类噻嗪利尿药引起的 CVE 比噻嗪利尿药低 12%，引起的心衰比噻嗪利尿药低 21%。

氯噻酮相比于氢氯噻嗪还更容易引起低钠血症，对各年龄段的患者都有此现象。有一个回顾性的基于人群的队列研究，针对 29873 个 66 岁以上的患者进行调查，发现氯噻酮引起的因低钠血症住院的人数比氢氯噻嗪多了约 1.7 倍。

【体内过程】氯噻酮口服吸收不规则。口服 2 小时起效，作用持续 24~72 小时，半数清除时间达到 35~50 小时，显著长于其他噻嗪类药物。主要是由于氯噻酮可以被红细胞优先摄取，和红细胞内碳酸酐酶结合，少部分与血浆蛋白结合，严重贫血时与血浆蛋白结合增多，使其在体内存留时间延长。其可透过胎盘屏障，也可以从乳汁中分泌。主要以原型从尿中排泄，部分在体内被代谢，其中 65% 经由肾脏排泄，胆道不是主要的排泄途径。

【适应证】同氢氯噻嗪。

【用法用量】（1）成人　①各种水肿性疾病：开始尽量选择最小剂量，25~75mg/d；或一次 100mg，隔天 1 次；严重者每天或隔天 150~200mg。当 GFR < 10ml/min 时，间隔 24~48 小时以上用药。②高血压：主要用于治疗原发性高血压，可单独使用或和其他降压药合用。成人开始剂量 12.5~25mg/d；若不能满足要求，可增至 50~100mg/d，一天 1 次或者隔天 1 次；最多不能超过 100mg/d，维持剂量根据病情决定。增加剂量可增加尿酸和降低血钾，因此长期服用者应当适量补钾。

（2）儿童　口服，2mg/kg，一天 1 次，1 周连续服用 3 天，根据疗效调整用量。

【不良反应】同氢氯噻嗪。此外，氯噻酮更容易引起水电解质紊乱，主要是低钠血症和低钾血症。长期缺钾会引起肾小管上皮的空泡样变，以及引起严重快速性心律失常等异位心率。低钠血症会引起中枢神经系统症状，以及加重肾损害。脱水会引起血容量和肾血流量减少，也可降低 GFR。水电解质紊乱主要的临床症状为口干、烦渴、肌肉痉挛、恶心、呕吐和极度疲乏无力。

【禁忌证】同氢氯噻嗪。此外，①对此药或其他含磺酰胺基类药物过敏者禁用，严重肝、肾功能不全者禁用，冠状动脉或脑动脉严重硬化者禁用，哺乳期妇女慎用。②美国 FDA 妊娠期药物安全性分级，口服给药 B、D（如用

于妊娠高血压患者)。

【注意事项】同氢氯噻嗪。

【相互作用】（1）与肾上腺皮质激素、促肾上腺皮质激素、雌激素、两性霉素 B（静脉）合用，能降低其利尿作用，增加发生水、电解质紊乱的概率，尤其是低钾血症。

（2）与非甾体类抗炎镇痛药尤其是吲哚美辛合用，能降低氯噻酮的利尿作用，与前者抑制前列腺素合成有关。

（3）与拟交感胺类药物合用，利尿作用减弱。

（4）与考来烯胺（消胆胺）合用能减少胃肠道对氯噻酮的吸收，故应在口服考来烯胺 1 小时前或 4 小时后服用氯噻酮。

（5）与多巴胺合用，利尿作用加强。

（6）与降压药合用时，利尿降压作用均加强；与钙拮抗药合用时作用减弱。

（7）与抗痛风药合用时，使抗凝药作用减弱，主要是由于利尿后机体血浆容量下降，血中凝血因子水平升高，加上利尿使肝脏血液供应改善，合成凝血因子增多，降低降糖药的作用。

（8）洋地黄类药物、胺碘酮等与氯噻酮合用时，应慎防因低钾血症引起的不良反应。

（9）与锂制剂合用，因本类药物可减少肾脏对锂的清除，增加锂肾毒性。

（10）与乌洛托品合用，其转化为甲醛受抑制，疗效下降。增强非除极肌松药的作用，与血钾下降有关。

（11）与碳酸氢钠合用，发生低氯性碱中毒机会增加。

【制剂与规格】片剂：25mg；50mg；100mg。

美托拉宗
Metolazone

【其他名称】甲苯喹唑酮、甲苯喹唑磺胺。

【物理性质】无色结晶，多晶形。熔点 253~259℃。难溶于水，可溶于碱性溶液和有机溶剂。

【**药理作用**】美托拉宗的药理作用和氢氯噻嗪相似，利尿作用介于噻嗪类药物和强效的袢利尿药之间，比氢氯噻嗪强 10 倍，甚至在 GFR < 20ml/min 时，仍能发挥利尿作用，持续时间较长。因此对于中度至重度肾衰患者，美托拉宗比噻嗪利尿药更加有效，比降血压药物苄氟噻嗪的降压效果更好。无抑制碳酸酐酶作用。

对于急性失代偿性心衰患者，当其出现袢利尿药抵抗时，口服美托拉宗和静脉注射氯噻酮可以达到相同的效果，并且都不会损伤肾脏功能和干扰水电解质平衡，因此美托拉宗被认为是这类患者的首选药物。

终末期肾衰（ESRF）患者在姑息疗法下不进行血液透析可以存活数月甚至数年，但会出现严重的肾衰引起的液体潴留症状。临床研究结果显示，将小剂量的美托拉宗和呋塞米合用，可以有效减轻 ESRD 患者液体潴留的症状，改善患者生存质量。

【**体内过程**】美托拉宗口服吸收迅速，但不完全（64%），有些心脏病患者吸收率仅 40%。此药可广泛与血红蛋白和红细胞结合，而不发挥抑制碳酸酐酶的作用。服药后 1 小时发挥利尿作用，持续 12~24 小时。$t_{1/2}$ 约 8 小时。主要以原型经由肾脏排泄，小部分以无活性代谢物从尿液中排泄，另外少部分经由胆汁排泄。可通过胎盘屏障，也可经由乳汁分泌。

【**适应证**】同氢氯噻嗪。

【**用法用量**】（1）各种水肿性疾病　成人口服，开始一次 5~10mg，一天 1 次，需要时可一次 20mg 或者更大剂量，但不能超过 80mg/d。

（2）高血压　成人一般一次 2.5~5mg，一天 1 次，可以单独口服或者和其他降压药合用。此药不同于氢氯噻嗪的是，不会使肾血流量和 GFR 降低，严重肾衰患者也可以使用，但当 GFR < 10ml/min 时疗效较差。

【**不良反应**】同氢氯噻嗪。此外，①可以引起粒细胞减少和癫痫样发作。②个别出现心悸、胸痛、室颤等。③有较为明显的肾损伤，肌颤、高血尿酸、葡萄糖耐量下降的发生率更高。

【**禁忌证**】同氢氯噻嗪。此外，对此药过敏者，肝性脑病前期及肝性脑病患者禁用，妊娠期妇女、哺乳期妇女及儿童不宜使用。

【**注意事项**】【**相互作用**】同氢氯噻嗪。

【制剂与规格】片剂：2.5mg；5mg；10mg。

甲氯噻嗪
Methyclothiazide

【其他名称】Enduron、Aquatensen。

【物理性质】白色结晶性粉末，无嗅。略溶于丙酮，微溶于甲醇或乙醇，不溶于水、0.1mol/L 盐酸溶液或三氯甲烷。

【药理作用】同氢氯噻嗪。甲氯噻嗪和特拉唑嗪合用可以显著降血压，而没有明显的代谢方面的副作用。特拉唑嗪是一个有效的抗高血压药物，并且单独应用时对血浆中的脂质分子代谢有益，甲氯噻嗪对血浆中的脂质分子代谢有负面作用，但当两者合用时，甲氯噻嗪的负面作用可以被消除。

【体内过程】甲氯噻嗪口服 2 小时起效，6 小时血药物浓度达到峰值，可持续 24 小时以上。由肾近曲小管排出，排泄较慢，作用时间较长。

【适应证】同氢氯噻嗪。

【用法用量】（1）成人 ①各种水肿性疾病：开始一次 2.5~10mg，一天 1 次，维持 2.5~5mg/d。②高血压：常和降压药合用，口服一次 2.5~5mg，一天 1 次。

（2）儿童 每天 0.05~0.2mg/kg，酌情调整剂量。

【不良反应】【禁忌证】【注意事项】同氢氯噻嗪。此外，①哺乳期妇女慎用。②美国 FDA 妊娠期药物安全性分级：口服给药 B、D（如在妊娠中、晚期用药）。

【相互作用】同氯噻酮。

【制剂与规格】片剂：2.5mg；5mg。

泊利噻嗪
Polythiazide

【其他名称】多噻嗪、三氟硫醚甲噻嗪、聚噻嗪。

【物理性质】折射率 1.566，沸点 580.1℃（760mmHg），密度 1.598g/cm^3。

【药理作用】同氢氯噻嗪，但其利尿效果是氢氯噻嗪的 25 倍。

【体内过程】口服易吸收，生物利用度为 100%。口服后 2 小时发挥利尿作用，5 小时达到血药浓度峰值，6 小时达到治疗效果峰值，持续 24~48 小时。血浆蛋白结合率达到 80%，分布容积为 4L/kg，半数有效清除时间为 25.7 小时。其主要以原型和代谢产物从尿中排泄。

【适应证】同氢氯噻嗪。

【用法用量】（1）成人　①各种水肿性疾病：口服开始一次 1~4mg，一天 1 次，维持剂量为 1~2mg/d，部分患者维持量可以达到 4mg/d。②高血压：可单独使用，或与其他降压药合用。口服一次 2~4mg，一天 1 次。

（2）儿童　开始 0.02~0.08mg/kg，酌情调整用量。

【不良反应】【禁忌证】【注意事项】【相互作用】同氢氯噻嗪。

【制剂与规格】片剂：1mg；2mg；4mg。

三氯噻嗪

Trichlormethiazide

【其他名称】三氯甲氢氯噻嗪、Naqua、Metahydrin。

【物理性质】折射率 1.625，沸点 631.3℃（760mmHg），熔点 248~250℃。

【药理作用】同氢氯噻嗪。但作用比其强 25 倍。

【体内过程】口服 2 小时起效，6 小时达到峰值，持续 18~24 小时。

【适应证】适应证同氢氯噻嗪。临床上有时用奥美沙坦和三氯噻嗪合用以治疗 2 型糖尿病。有一项研究指出，奥美沙坦和阿折地平合用对此类患者血压控制比奥美沙坦和三氯噻嗪合用效果更好。另外有统计学结果显示，在对糖尿病患者蛋白尿的治疗中，将螺内酯和三氯噻嗪添加在肾素 – 血管紧张素抑制药中，达到的治疗效果类似。

【用法用量】（1）成人　①各种水肿性疾病：口服一次 2~4mg，一天 2 次，有效果后改为一天 1 次，一次 1~2mg。②高血压：常与其他降血压药物合用，口服一次 2~4mg，一天 1 次。

（2）儿童　开始每天 0.02~0.08mg/kg，酌情调整剂量。

【不良反应】【禁忌证】【注意事项】【相互作用】同氢氯噻嗪。

【制剂与规格】片剂：2mg；4mg。

环噻嗪

Cyclothiazide

【其他名称】环己氯噻嗪、环戊氯噻嗪环、戊甲噻嗪。

【物理性质】白色固体，折射率 1.653，熔点 234℃，沸点 627.3℃（760mmHg），密度 1.572g/cm³。

【药理作用】同氢氯噻嗪。

【体内过程】环噻嗪口服 2 小时开始出现利尿作用，持续时间 24 小时。

【适应证】同氢氯噻嗪。

【用法用量】（1）各种水肿性疾病　成人口服开始 1~2mg/d，逐渐减少为隔天 1 次或者每周 2~3 次。儿童开始剂量 0.02~0.04mg/kg。维持量 1~2mg/2~3 天。

（2）高血压　单用或者和其他降压药合用。一次 2mg，一天 1 次。

【不良反应】【禁忌证】【注意事项】【相互作用】同氢氯噻嗪。

【制剂与规格】片剂：0.25mg；1mg。

氢氟噻嗪

Hydroflumethiazide

【其他名称】双氢氟噻嗪、氢氟甲嗪。

【物理性质】折射率 1.55，熔点 272~273℃，沸点 531.6℃（760mmHg），密度 1.678g/cm³。

【药理作用】同氢氯噻嗪。毒性低。

【体内过程】口服吸收迅速但不完全，服药后 2 小时产生利尿作用，2.7 小时达到血浓度峰值，4 小时达到最大利尿效应，持续时间 12~24 小时。代谢物之一可与红细胞广泛结合。主要经由近曲小管分泌排出，少数由胆汁排出。母体化合物的 $t_{1/2}$ 为 2~17 小时。

【适应证】同氢氯噻嗪。

【用法用量】（1）成人　①各种水肿性疾病：口服 50~200mg/d，一次不能超过 100mg，一天不能超过 200mg。②高血压：口服 50~100mg/d，分 1~2

次服。

（2）儿童 常规剂量：口服，开始 1mg/kg，维持剂量酌情调整。

【不良反应】【禁忌证】【注意事项】【相互作用】同氢氯噻嗪。

【制剂与规格】片剂：50mg。

苄噻嗪

Benzthiazide

【其他名称】苄硫噻嗪、苯噻嗪。

【物理性质】熔点 118~120℃。

【药理作用】同氢氯噻嗪。

【体内过程】口服 2 小时起效，4~6 小时达到峰值，持续 12~18 小时。生物利用度为 25%，肾脏排泄率为 1%~4%，几乎完全以原型从尿液中排出。

【适应证】同氢氯噻嗪。

【用法用量】（1）成人 ①各种水肿性疾病：口服开始 50~200mg/d；维持量 50~150mg/d；当剂量超过 100mg 时应当分次服用，一天用量不能超过 200mg。②高血压：开始 50~200mg/d，分 2 次服用；维持剂量，根据反应一次 50mg，一天 2 次；一天用量不应超过 200mg。

（2）儿童 开始 1~4mg/kg，分 3 次服用，减到最低剂量，维持服用。

【不良反应】【禁忌证】【注意事项】同氢氯噻嗪。

【相互作用】同氢氯噻嗪。此外，与卟吩姆钠合用时，可增加对光敏性组织细胞的损伤。

【制剂与规格】片剂：25mg；50mg。

喹乙宗

Quinethazone

【其他名称】喹噻酮、Aquamox、Hydromox。

【物理性质】白色粉末，折射率 1.582，熔点 250~252℃，密度 1.425g/cm^3。

【药理作用】喹乙宗并不含有噻嗪环，但其作用同氢氯噻嗪。

【体内过程】口服后 2 小时开始利尿，6 小时达到峰值，持续 18~24 小时。

【适应证】同氢氯噻嗪。

【用法用量】（1）各种水肿性疾病　成人口服开始一次 50~100mg，一天 1 次；维持剂量 50mg/d，或者根据疗效酌情修改剂量。

（2）高血压　成人口服 50~100mg/d，一天 1 次。

【不良反应】【禁忌证】【注意事项】同氢氯噻嗪。

【相互作用】有研究结果显示喹乙宗和呋塞米合用可用于治疗充血性心力衰竭。

【制剂与规格】片剂：50mg。

贝美噻嗪
Bemetizide

【其他名称】苯甲噻嗪，Melusin。

【物理性质】折射率 1.63，沸点 623.3℃（760mmHg），密度 1.481g/cm³。

【药理作用】同氢氯噻嗪。

【体内过程】口服后 1~2 小时起效，3 小时达到血药浓度峰值，6~8 小时利尿效果达到峰值，持续 24 小时。$t_{1/2}$ 为 3~6 小时。4.4% ~9.8% 由肾脏排泄。

一项关于年龄对贝美噻嗪的药代动力学和药效学的研究结果表示，老年人的血浆贝美噻嗪浓度比年轻人明显要高，而 Na^+ 排泄率较低。在状态稳定的老年志愿者中，刚用药的前 8 小时内，尿量和 Na^+ 排泄率都没有明显的变化。而老年志愿者的血肌酐清除率越低。

【适应证】同氢氯噻嗪。

【用法用量】常与氨苯蝶啶合用。成人口服一次 25~50mg，一天或隔天 1 次。

【不良反应】【禁忌证】【注意事项】【相互作用】同氢氯噻嗪。

【制剂与规格】片剂：25mg。

布噻嗪
Butizide

【其他名称】Butizidum。

【物理性质】折射率 1.572，熔点 214~217℃，沸点 562.7℃（760mmHg），

密度 1.433g/cm^3。

【**药理作用**】同氢氯噻嗪。不影响肾小球滤过率。

【**适应证**】同氢氯噻嗪。

【**用法用量**】①各种水肿性疾病：成人口服 5~15mg/d，或者每周用药 2~3 天。②高血压：成人口服 2.5~10mg/d。

【**不良反应**】同氢氯噻嗪。此外，可出现心悸、胸痛和心室颤动。

【**禁忌证**】同氢氯噻嗪。此外，肝性脑病前期和肝性脑病患者禁用，儿童不宜使用。

【**注意事项**】【**相互作用**】同氢氯噻嗪。

【**制剂与规格**】片剂：5mg。

依匹噻嗪
Epitizide

【**物理性质**】折射率 1.566，沸点 586.6℃（760mmHg），密度 1.636g/cm^3。

【**药理作用**】【**适应证**】同氢氯噻嗪。

【**用法用量**】常与氨苯蝶啶合用。一次 4mg，一天 2~3 次。

【**不良反应**】【**禁忌证**】【**注意事项**】同氢氯噻嗪。

【**制剂与规格**】片剂：4mg。

乙噻嗪
Ethiazide

【**其他名称**】Hypertance、Forte。

【**物理性质**】折射率 1.589，沸点 563.5℃（760mmHg），密度 1.526g/cm^3。

【**药理作用**】同氢氯噻嗪。

【**体内过程**】口服易吸收，2 小时后有显著的排钠利尿作用，在 6 小时达到峰值，持续 12 小时。从肾以原型药排泄。

【**适应证**】同氢氯噻嗪。

【**用法用量**】①各种水肿性疾病：成人口服一次 2.5~5mg，一天 2 次，隔天或者间隔给药。②高血压：成人口服一次 2.5~5mg，一天 2 次。

【不良反应】【禁忌证】【相互作用】同氢氯噻嗪。

【注意事项】同氢氯噻嗪。此外，长期服用应当适量补钾。

【制剂与规格】片剂：2.5mg。

氢苄噻嗪

Hydrobentizide

【其他名称】Benzthiazide。

【物理性质】折射率1.647，沸点674.9℃（760mmHg），密度1.506g/cm³。

【药理作用】【适应证】同氢氯噻嗪。

【用法用量】①各种水肿性疾病：成人口服20~30mg/d。②高血压：一般和降压药合用，同"水肿型疾病"。

【不良反应】【禁忌证】【注意事项】同氢氯噻嗪。

【制剂与规格】片剂：10mg。

美布噻嗪

Mebutizide

【物理性质】折射率1.564，沸点567.8℃（760mmHg），密度1.374g/cm³。

【药理作用】【适应证】同氢氯噻嗪。

【用法用量】成人口服7.5~30mg/d。

【不良反应】【禁忌证】【注意事项】同氢氯噻嗪。

【制剂与规格】片剂：2.5mg。

对氟噻嗪

Paraflutizide

【物理性质】折射率1.632，沸点636.2℃（760mmHg），密度1.571g/cm³。

【药理作用】【适应证】同氢氯噻嗪。

【用法用量】成人口服5~15mg/d，每周用药5天。

【不良反应】【禁忌证】【注意事项】同氢氯噻嗪。

【制剂与规格】片剂：5mg。

戊氟噻嗪
Penflutizide

【**物理性质**】折射率 1.516，沸点 547.4℃（760mmHg），密度 1.411g/cm³。

【**药理作用**】【**适应证**】同氢氯噻嗪。

【**用法用量**】成人口服 7.5mg/d，每周用药 5 天。

【**不良反应**】【**禁忌证**】【**注意事项**】同氢氯噻嗪。

【**制剂与规格**】片剂：2.5mg。

吲达帕胺
Indapamide

【**其他名称**】Natrilix。

【**物理性质**】结晶固体，折射率 1.693，熔点 160~162℃，密度 1.51g/cm³。

【**药理作用**】吲达帕胺是一种强效、长效的降压药，作用机制类似于氢氯噻嗪，但比其强 10 倍。其可调节跨膜离子转运机制，阻滞 Ca^{2+} 内流，对平滑肌有较高的选择性，从而使周围小血管扩张，外周血管阻力下降，达到降血压的作用。另一方面，其可抑制远端肾小管近端皮质部的水和 Na^+ 重吸收，增加 Na^+ 和 Cl^- 的排泄，较小程度上促进 K^+ 和 Mg^{2+} 的排泄。其对血管平滑肌的作用大于利尿作用。同时，吲达帕胺还可以刺激血管扩张因子和抗血小板因子前列腺素 PGE2 和前列环素 PGI2 的合成，逆转左心室肥厚，但不影响心排血量、心肌收缩力、心率和心律。

Ⅱ期和Ⅲ期临床研究结果表示，单独使用吲达帕胺时，其降血压的作用可以持续 24 小时，降压使用的剂量仅表达轻度利尿作用。

吲达帕胺的耐受性较好，但荷兰药物不良反应检测中心曾报道过数例用药后引起的严重低血钾。也有报道吲达帕胺不影响血脂代谢的研究，短期、中期和长期应用吲达帕胺治疗高血压患者时，甘油三酯、LDL- 胆固醇和 HDL- 胆固醇代谢都不受到影响，用于糖尿病性高血压患者也有同样的结果，且糖代谢也不受到影响。

【**体内过程**】吲达帕胺口服后在胃肠道内吸收迅速且完全，而且不受食物和抗酸药的影响。在血浆中清除慢，呈双相半衰期。吸收期血浆半衰期为1.5~2小时，分布期血浆半衰期为17~20小时，30分钟血药物浓度达到峰值。血浆蛋白结合率为79%，生物利用度为93%，可以和血管平滑肌的弹性蛋白结合。单独口服时24小时达到最大降压效应；多次给药后8~12周达到最大降压效应，且此效应可以维持8周。其可分布于各组织，血管平滑肌药物浓度高，也可透过血脑屏障进入脑组织，透过胎盘屏障进入胎儿，少量也可以由乳汁分泌。吲达帕胺由肝脏部分代谢，产生19种代谢产物，70%经肾排泄，23%经胃肠道排出。因其脂溶性强，大部分原型药物和代谢产物被脂肪溶解。少量（原型药物占5%）可以由尿液和粪便排出，其排出时间较短，大概1周。肾功能不全者或者肾损伤时，药物不会蓄积，由胆汁排出体外，因此可以用于慢性肾衰竭患者。但若同时有肝胆功能损害，则禁止使用。

吲达帕胺缓释剂释放的吲达帕胺可以迅速被胃肠道完全吸收，进食可轻度加快吸收过程，但不改变吸收量。一次服药12小时可以达到血药浓度的峰值，重复给药可以减少2次用药间隔血药浓度的变化。用药7天后血药浓度可以达到稳态，重复给药不引起药物蓄积。

【适应证】①轻中度原发性高血压、充血性心力衰竭伴高血压。②充血性心力衰竭引起的水钠潴留。

【用法用量】（1）各种水肿性疾病　成人口服一次2.5mg，一天1次，早餐后服用；维持量可隔天1次，一次2.5mg，药片不能掰开或者嚼碎；必要时一次5mg，加大剂量并不能增加其降压效果，仅能增加利尿效果。

（2）高血压　成人口服一次2.5mg，一天1次，维持剂量每2天2.5~5mg。

【不良反应】和氢氯噻嗪相似，但比噻嗪类要轻。此外，①急性毒性实验通过静脉或者腹腔内注射吲达帕胺，引起的主要症状和吲达帕胺的药理作用相关，主要表现为呼吸变缓和外周血管扩张。

②在临床试验中，使用吲达帕胺后观察到有低钾血症发生，治疗4~6周后，10%患者血钾低于3.4mmol/L，4%患者血钾低于3.2mmol/L；治疗12周后，患者平均血钾浓度降低0.23mmol/L。

③吲达帕胺治疗期间，血浆中尿酸和血糖浓度增加。

【禁忌证】同氢氯噻嗪。此外，妊娠期及哺乳期女性禁用；脑血管病、肾衰竭、肝性脑病、严重肝功能不全、低钾血症、对磺胺类药物过敏可能引起变态反应者禁用。

【注意事项】同氢氯噻嗪。（1）糖尿病、肝功能不全、痛风/高尿酸血症、低钠血症、高钙血症、系统性红斑狼疮者慎用，低钾血症患者应当实时监测血钾。

（2）交感神经切除术后慎用，因交感神经切除会引起降压作用增强。

（3）为了避免水电解质平衡失调的情况，起初应当使用较少的剂量，并定期检测血钾、血钠、血钙和血尿酸等，维持水电解质平衡，尤其是老年人等高危人群，注意及时补钾。

（4）发挥利尿作用时，最好早晨服药，以免夜间打扰睡眠。

（5）无尿或者严重肾功能不全者，使用此药会诱发氮质血症。

（6）服用此药但需要做手术时不需要停药，但需要告知麻醉医师。

（7）可能会引起兴奋剂检测阳性，运动员应谨慎使用。

【相互作用】（1）避免和作用于远曲小管的利尿药（如噻嗪类利尿药）合用，防止排 K^+ 过多，若需要合用利尿药，可与醛固酮受体阻断药等合用。

（2）和血管紧张素转换酶抑制药培哚普利、咪达普利等合用，可引起低钾血症；在缺钠的情况下，特别是肾动脉狭窄时，吲达帕胺和血管紧张素转化酶抑制药合用，可能会引起突发性低血压和急性肾衰竭。

（3）和非甾体类抗炎药，如对乙酰氨基酚、吲哚美辛等合用，可减弱吲达帕胺的利尿作用，并引起高钾血症或者潜在的中毒性肾损伤。

（4）禁止和锂盐共同服用，在无钠饮食（尿锂减少）中，吲达帕胺可以增加血锂浓度，并导致锂盐过量，因此使用吲达帕胺时应当严格检测血锂水平。

（5）和可以引起扭转性室性心动过速的药物一起使用要谨慎，如Ⅰa类抗心律失常药、Ⅲ类抗心律失常药和一些抗精神失常药，主要和吲达帕胺引起的低钾血症相关。因此，在联合用药前，应当进行临床体征、血电解质水平和心电图的检测。

（6）不能和其他降血钾的药物合用，如静脉注射两性霉素B、口服糖皮质激素和盐皮质激素、替可克肽、刺激性泻药等。

（7）慎用保钾利尿药，如阿米洛利、螺内酯、氨苯蝶啶等，对某些患者有利，但不能排除低钾血症或者高钾血症的可能性。特别是肾衰和糖尿病患者，更容易发生高钾血症，应当实时监测血钾、心电图。

（8）慎用二甲双胍。

（9）慎用碘造影剂，因其可增加急性肾衰竭的危险性，特别是大剂量。因此在给予碘化合物前，应当先进行补液治疗。

（10）丙咪唑抗抑郁药（三环类抗抑郁药）和精神安定药物慎用，因其具有降血压作用，更容易引起体位性低血压。

（11）不能和钙盐合用，因尿中排钙减少会引起高血钙。

（12）慎用环孢素，在不增加循环中环孢素的水平且无水钠缺失的情况下，血肌酐仍然可能升高。

（13）慎用皮质激素、替可克肽（全身性），因其可降低吲达帕胺降血压的效果（皮质激素引起水钠潴留）。

（14）吲达帕胺和呋塞米合用会引起 ICU 患者排钠量和肌酐清除率增加，但不会引起多尿。ICU 患者通常都有非常严重的水钠潴留的症状，其利尿作用比排钠作用强。但当同时使用吲达帕胺时，ICU 患者的水钠潴留现象有所改善。

【制剂与规格】片剂：2.5mg。

希帕胺
Xipamide

【其他名称】氯磺水杨酸、Aquaphor。

【物理性质】折射率 1.652，熔点 255~256℃，密度 1.477g/cm^3。

【药理作用】希帕胺结构上类似呋塞米，但药理作用和氢氯噻嗪相似。其为类噻嗪利尿药，作用部位在远端肾小管。希帕胺作用时间快，持续时间久，效果和美托拉宗相当，也可用于治疗肾衰竭。

【体内过程】口服后 1 小时起效，4~6 小时达到峰值，持续 12 小时，半数排出时间为 5~8 小时。其主要从尿液中排泄，肾衰竭时大部分从胆汁排泄。

【适应证】同氢氯噻嗪。

【用法用量】（1）各种水肿性疾病　成人口服开始 40mg/d，根据效果逐渐减至 20mg/d，耐药患者可以增加至 80mg/d。

（2）高血压　可与其他降压药合用。成人清晨口服一次 10mg，必要时可以增加至 20~40mg/d。

【不良反应】希帕胺的不良反应较为严重。有报道称，每日服用 20mg 希帕胺，相比其他的噻嗪类药物，更容易出现低血钾和高尿酸血症。若两者剂量都降至 10mg/d，希帕胺比其他噻嗪类药物更容易出现低钾血症。和呋塞米相比，当剂量都为 40mg/d 时，此药可引起有急性临床症状的低钾血症。其余同氢氯噻嗪。

【禁忌证】【注意事项】【相互作用】同氢氯噻嗪。

【制剂与规格】片剂：20mg。

氯帕胺

Clopamide

【其他名称】氯哌酰胺、Brinaldlx。

【物理性质】白色至淡黄色结晶粉末。折射率 1.613，熔点 244~246℃，密度 1.39g/cm^3。

【药理作用】同氢氯噻嗪。不影响 GFR。临床研究表示，使用氯帕胺可能会降低普通高血压患者血 Cu^{2+} 和 Zn^{2+} 的水平，并且减少其单核细胞的数目。

【体内过程】口服后 2 小时起利尿效果，3~6 小时达到血药浓度峰值，作用强，可持续 24 小时。

【适应证】同氢氯噻嗪。

【用法用量】（1）各种水肿性疾病　成人口服 10~20mg/d，每天服用或者隔天服用。

（2）高血压　单独使用或者和其他降压药合用。成人口服 5~10mg/d。

【不良反应】同氢氯噻嗪。此外，①可有心悸、胸痛和心室颤动。②可发生尿素氮升高、总胆固醇升高。

【禁忌证】【注意事项】【相互作用】同氢氯噻嗪。

【制剂与规格】片剂：20mg。

氯拉扎尼
Chlorazanil

【其他名称】Neurofort、Daquin。

【物理性质】折射率 1.72，沸点 457.2℃（760mmHg），密度 1.483g/cm^3。

【药理作用】【适应证】同氢氯噻嗪。

【用法用量】成人口服 150mg/d，每周 2~3 次。

【不良反应】【注意事项】同氢氯噻嗪。

【禁忌证】同氢氯噻嗪。此外，肝性脑病、低钾血症、肾功能低下无尿患者禁用。

氯索隆
Clorexolone

【其他名称】氯环吲酮、Nefrolan。

【物理性质】折射率 1.631，沸点 577.2℃（760mmHg），密度 1.447g/cm^3。

【药理作用】【适应证】同氢氯噻嗪。

【体内过程】作用持续 24~48 小时。

【用法用量】（1）水肿性疾病　成人口服一次 25~100mg，每天或隔天服用 1 次。

（2）高血压　成人口服 10~25mg/d。

（3）尿崩症　成人口服 10~20mg/d。

【不良反应】【禁忌证】【注意事项】【相互作用】同氢氯噻嗪。

【制剂与规格】片剂：10mg。

美夫西特
Mefrucide

【其他名称】Baycaron。

【物理性质】沸点 565.2℃（760mmHg），密度 1.417g/cm^3。

【药理作用】【适应证】同氢氯噻嗪。

有研究显示美夫西特有强有效的血流动力学方面的抗高血压特性，其可以通过减少总外周血管阻力达到降血压的作用，而脑血流通过自主调节变化不大。美夫西特引起的代谢变化比其他噻嗪类药物要小。

【体内过程】口服 2 小时后发挥利尿效果，6~12 小时达到峰值，持续 20~24 小时。药物在体内代谢，通过胆汁和尿液排出。

【用法用量】（1）水肿性疾病　成人口服 25~50mg/d，需要时可增至 75~100mg/d。长期服用可隔 1 天或者间隔 2 天服用 25~50mg。

（2）高血压　成人口服开始 25~50mg/ 天，然后隔天 25~50mg。

【不良反应】【禁忌证】【注意事项】【相互作用】同氢氯噻嗪。

【制剂与规格】片剂：25mg。

西氯他宁
Cicletanine

【物理性质】折射率 1.637，熔点 223.7℃，沸点 446.3℃（760mmHg），密度 1.351g/cm^3。

【药理作用】同氢氯噻嗪。能增强血管平滑肌合成前列环素，并可以通过不同途径降低细胞内 Ca^{2+}，如通过对抗组胺诱导的 Ca^{2+} 内流，减少去氧肾上腺素和血管紧张素Ⅱ激发的 Ca^{2+} 内流，引起血管平滑肌松弛，血压下降，也可以阻断 α_1 受体，大剂量时有利尿作用。服用 100mg 的利尿作用和 5mg 苄氟噻嗪相当。对于高血压Ⅰ期患者，其排钾量比氢氯噻嗪要少。

【体内过程】开始作用迅速，可持续 6~10 小时。

【适应证】轻中度高血压治疗。

【用法用量】高血压：成人口服，中轻度 50mg/d，重度 200mg/d。

【不良反应】少，有时有腹痛、腹泻、乏力、尿频等，无体位性低血压和停药反应。

【禁忌证】【注意事项】同氢氯噻嗪。

替尼酸
Tienilic acid

【其他名称】替恩尼酸、噻吩利尿酸。

【药理作用】替尼酸曾经是一个非常好的尿酸排泄药物，但由于其有致命的肝脏毒性，因此很快就被停用。此药引起的肝损伤和临床上的病毒性肝炎没有明显区别，一般在服药第 9 天至 3 年间开始发作，60 岁以上的女性危险性更大。用药后，14% 患者死于肝衰竭，75% 患者有急性肝细胞损伤，或慢性活动性肝炎或肝硬化，或者两者都有。替尼酸除了肝脏毒性外，还可以导致急性肾衰竭，形成尿结石，并且和抗凝药物以及其他药物相互作用。一系列严重的不良反应是临床停用替尼酸的原因。

第四节
研究进展与展望

一、噻嗪类利尿药相关疾病

1. 光化性角化病

有报道称噻嗪类利尿药可能引起光化性角化病。光化性角化病是一种表皮鳞状细胞癌，主要由长期慢性日光照射引起。主要症状是鳞状或者角化的丘疹，或者是有颜色的、苔藓样的皮肤突起。

苄氢氯噻嗪可能会引发嗜酸性粒细胞的海绵样结构和牛角线层的形成，这些改变都是汗孔角化病表皮症状的前期表现。

2. 骨质疏松症

一个瑞典的基础保健心血管数据库的研究分析显示，噻嗪类利尿药用于高血压患者可以减少骨质疏松症发生的概率。但停药后骨质疏松症发生概率增加，因此噻嗪类利尿药应长期服用。

有研究显示苄噻嗪可以纠正临床上的高钙血症和高催乳素血症。人催乳素瘤常伴发骨质疏松症，有证据显示催乳素（PRL）在其中扮演着重要的作用。高催乳素血症模型大鼠尿液中 Ca^{2+} 的排泄量是正常组的两倍，使用苄噻嗪后，模型鼠尿液中 Ca^{2+} 的排泄量显著降低。

3. 急性心力衰竭

在心衰早期时，噻嗪类利尿药可以有效减少远曲小管对 Na^+ 和 Cl^- 的吸收，单独使用效果很好。随着充血症状加重，大多数患者需要同时服用袢利尿药以增加 Na^+ 的排泄，其主要通过抑制髓袢升支粗段的 NKCC 发挥作用；随着袢利尿药的使用，可能发生远端肾单位肥大，重吸收 Na^+ 能力增强，产生药物抵抗，此时增加噻嗪类利尿药可以增强 Na^+ 的排泄，更好的控制症状。

4. 慢性肾病

CKD 常和高血压并发，通常临床上 CKD 4 期不建议使用噻嗪类药物。但有调查结果显示，美托拉宗对 CKD 患者可以显著降血压，氢氯噻嗪可以使动脉血压降低 15mmHg 左右。因此，噻嗪类药物可能也可以用于 CKD 晚期患者高血压的治疗，但要注意血电解质的变化。

5. Stevens-Johnson 综合征（SJS）和毒性表皮坏死（TEN）

一个案例中一位 55 岁的女士在使用美托拉宗后出现了 SJS 和 TEN。SJS 和 TEN 是严重的黏膜与皮肤疾病，死亡率非常高，主要症状是表皮的坏死和松弛、分离。药物通常是 SJS 和 TEN 的诱因。这位女士在多年前被诊断患有高血压、局部缺血性心脏病和甲状腺功能减退症，持续服用阿司匹林、他汀类药物、雷米普利、美托洛尔、甲状腺素和托拉塞米，她规律服药 4 年。由于难治性水肿，她的医生在她的处方中增加了口服美托拉宗 5mg/d，之后便出现了一系列皮肤损害，下腹部溃疡等症状。此案例提醒我们，患者使用美托拉宗时应当考虑到出现 SJS 和 TEN 的可能性。

6. 高血压

甲氯噻嗪可以抑制大鼠主动脉的收缩。在 12 周大的自发性高血压模型大鼠，用去甲肾上腺素（NE）诱导主动脉环的收缩。研究发现，在没有用吲哚美辛的情况下，甲氯噻嗪的抑制作用可以通过将内皮的 N 端 O-N-L- 精氨酸（NOLA）机械性的去除减弱。结果提示，甲氯噻嗪对 NE 诱导的血管反应的抑制是通过内皮依赖性的机制介导的，并且和内皮依赖性舒张因子和一氧化氮释放相关。甲氯噻嗪也可以对 Ca^{2+} 诱导的收缩反应进行抑制，此抑制作用部分是由于 NOLA 引起的。因此甲氯噻嗪可以通过内皮依赖性的机制对主动脉环的收缩进行抑制。

结果显示，高血压可能和人肠系膜动脉的重构相关，而甲氯噻嗪可以抑制高血压患者由于去甲肾上腺素引起的收缩反应，从而缓解高血压的症状。甲氯噻嗪对于血压正常的人，作用不强。体外实验探究了甲氯噻嗪是否可以抑制高血压患者肠系膜环的去甲肾上腺素作用。实验所用的动脉血管是从 24 人的结肠系膜中取得的，其中 13 名为高血压患者，11 名为正常血压对照。对动脉血管进行组化分析得出：①高血压患者的管壁厚度 / 管腔直径比值更高；②高血压患者的管腔直径更小；③高血压患者和对照组的管腔截面积基本相同。生理实验结果表明，高血压患者和对照组的动脉对 KCl 和去甲肾上腺素的刺激都显示了相同的收缩反应。结果提示，甲氯噻嗪对去甲肾上腺素诱导的血管收缩反应有剂量依赖性的抑制作用。

在高血压伴代谢综合征的大鼠模型中，三氯噻嗪合用厄贝沙坦可以通过抑制交感神经兴奋性增强降血压的效果，同时没有明显的代谢副作用。大脑的交感神经兴奋和氧化应激在代谢综合征患者高血压中有重要的作用。实验结果显示厄贝沙坦和三氯噻嗪可以显著降低自发性高血压模型大鼠的血压。泌尿系统去甲肾上腺素分泌和大脑氧化应激的水平在服药后均显著降低。

二、噻嗪类利尿药与神经系统疾病

有一研究证实三氯噻嗪可以增强 Mdr1a/b 的基因表达。多药耐药蛋白 1（MDR1）是 ATP 结合盒家族中的一个转运体，其在维持大脑稳态的过程中发挥重要作用。在药物治疗中枢神经系统疾病时，血脑屏障有时会影响药物作用于其靶点；在神经系统疾病或者感染的情况下，血脑屏障的屏障作用也会出现异常。此研究应用了单报告基因和双报告基因标记的鼠 Mdr1a 和 Mdr1b 的上游核心启动子，检测了 FDA 批准的 627 个药物分子。试验筛选出了吉西他滨和三氯噻嗪，其可以增强 Mdr1a 和 Mdr1b 的上游核心启动子作用。

环噻嗪可以用于构建海马 CA1 神经元癫痫样活动，有研究显示，激活突触外的 GABA（A）受体可以抑制癫痫样活动的产生。环噻嗪被认为可以增强谷氨酸受体激动，抑制 GABA（A）受体，从而引起海马神经元癫痫样活动。在正常大鼠中，环噻嗪也可以诱导急性癫痫样行为。研究结果显示，46% 环噻嗪引起的癫痫大鼠再次出现了癫痫症状。并且在诱导癫痫后 6 个月，对这些大鼠的大脑进行免疫组化染色，发现海马的 CA1、CA3 和齿状回区域的 GAD 和 GAT-1 都显著减少，同时，BDNF 及其受体 TrkB 也减少了。这些结果显示，环噻嗪诱导的大鼠癫痫模型可用于癫痫方面的研究。

三、噻嗪类利尿药的器官保护作用

有研究显示，西氯他宁在肝窦内皮细胞中可以通过调节 Akt 和 MAP 激酶 -Erk 信号通路激活 eNOS 的磷酸化和 NO 的产生。内皮一氧化氮合成酶亚型（eNOS）的功能和一氧化氮的产生在不同的疾病中常发生改变。实验结果显示，胆管结扎引起的门静脉高压小鼠在服用西氯他宁后，门静脉压显著降低。因此，西氯他宁可能可以改善损伤的肝窦内皮细胞的 eNOS 活性，并激活肝脏星形细胞的 NO/PKG 信号通路，从而改善门静脉高压患者肝内血管的功能。

此外，对于有代谢综合征的家兔，西氯他宁有心脏保护作用。高脂饮食和随之发生的代谢综合征通常会引起心律失常。实验结果显示，西氯他宁可有效降低家兔模型室性心律失常的发生率，增加心肌 cGMP 和 NO 的水平，同时降低心肌 cAMP 的水平。西氯他宁并不会显著影响 QTc 和 T 波峰末间期，同时可以显著减少运动情况下 ST 段改变幅度。另有研究表示，西氯他宁也可用于肺动脉高压患者的治疗。

西氯他宁可以非常低的剂量达到胰岛素敏感的效应，此代谢效应需要完整的肝脏感受神经元功能。其在高血压大鼠模型中还有肾脏保护作用，作用机制不清，但可能是通过刺激主动脉前列环素的合成或者是降低毛细血管球内压发挥作用。

希帕胺及其降解产物 2,6- 二甲基代苯胺可以通过时间编程的荧光检测进行实时检测。对于体外培养的大鼠心肌细胞，希帕胺可以抑制阿米洛利诱发的酸化。临床上，对于有左心室肥厚的高血压患者来说，希帕胺可以帮助改善心肌舒张，但机制不清。研究利用了体外培养的大鼠原代心肌细胞 H9c2 和新生的心肌细胞研究希帕胺对其细胞酸化以及 Ca^{2+} 调节的作用。实验结果显示，希帕胺可以有效减弱阿米洛利诱发的细胞酸化作用，而对内皮素 1、血管加压素或者是 Ca^{2+} 通道载体诱发的 Ca^{2+} 信号调节没有作用。

四、噻嗪类利尿药不良反应的防治

噻嗪类利尿药常用于高血压患者的治疗，低镁血症是常见的不良反应。有研究显示，噻嗪类药物治疗高血压女性患者时口服补钾剂，可以提升内皮功能，改善亚临床状态的动脉粥样硬化。

对于老年患者来说，噻嗪类利尿药常常是引起低钠血症的主要原因，常发生在服用大剂量的噻嗪类药物，伴有其他疾病（如心力衰竭、肝病、肿瘤），或者同时服用其他药物（如非甾体类抗炎药、选择性 5-羟色胺重吸收抑制剂和三环类抗抑郁药）的情况下。急性低钠血症（48 小时内发生发展）的症状主要是恶心、呕吐、头痛、癫痫等。慢性低钠血症的症状主要是疲劳、认知能力下降和步态异常。噻嗪类药物诱发的低钠血症常发生于体重较轻、低钠饮食的老年患者。同时，大量饮水以及服用一些影响水电解质稳态的药物也会增加低钠血症的发病率。这些药物包括选择性 5-羟色胺重吸收抑制剂（SSRIs）、5-羟色胺-去甲肾上腺素重吸收抑制剂（SNRIs）、非甾体类抗炎药（NSAIDs）以及苯二氮䓬类药物。

噻嗪类利尿药诱发的低钠血症根据其生化指标的水平被分为两类。一类是实验室结果和细胞外容量的减少一致，如停用噻嗪类利尿药后，血尿素 / 肌酐比值升高，尿酸水平升高，尿 Na^+ 浓度低于 20mmol/L；另一类指异常抗利尿激素分泌综合征（SIADH），血肌酐和血尿素都低于正常值，尿酸水平下降，尿 Na^+ 浓度升高。但在很多情况下，这两类都难以区分，因为其有许多共同之处。

噻嗪类利尿药引起老年患者低钠血症，是由许多因素共同导致的。主要原因是因为噻嗪类药物可以抑制远曲小管对 Na^+ 和 Cl^- 的重吸收，从而引起尿液稀释，增加 Na^+ 的排泄，引起低钠血症。袢利尿药不存在这样的问题，因此其常被用于治疗高容量型低钠血症。血 Na^+ 浓度是由总 Na^+ 的量和总水含量决定的，因此其会产生一定的波动。体重轻的老年人更容易出现各种疾病，并且蛋白质摄入减少也会增加低钠血症的风险。肾脏分泌前列腺素减少也可以引起水排泄的减少，这一效应可以被噻嗪类利尿药放大。有调查显示，患有噻嗪类药物诱导低钠血症的患者 GFR 更低。噻嗪类利尿药引起的细胞外容量减少会引起非渗透性压力感受器介导的 ADH 的分泌，从而引起肾小管水潴留，以及刺激渴感，增加水的摄入，引起低钠血症。有报道称噻嗪类利尿药可以作用于 AQP2，从而参与低钠血症的发生。在有些案例中，应用噻嗪类利尿药后，AQP2 可以被显著上调，从而增加集合管水的通透性，引起水潴留和钠浓度降低（图 4-4）。

治疗噻嗪类药物引起的低钠血症，第一步就是停药。之后需要密切监测血和尿液水电解质水平的变化，计算尿 / 血电解质比例，并给予适当的处理。若尿 / 血电解质比例 < 0.5，说明水排泄增加，低钠血症治疗过度。急性低钠血症（48 小时内发生发展）常有一些神经系统症状，轻为头痛、恶心、呕吐，重则癫痫或者死亡，在这种情况下，可以口服 100ml 3%NaCl（2ml/kg）治疗。主要的治疗目的是使血钠在出现症状后 6 小时内回到 4~6mEq/L，但症状发生后 24 小时内血钠不能超过 8mEq/L，48 小时内不能超过 12~14mEq/L，72 小时内不能超过 14~16mEq/L，如果血钠升高过快会引起渗透性脱髓鞘综合征，引起脑桥脱髓鞘病变，产生一系列神经系统紊乱，甚至致命。脑核磁共振可用于检测脑桥脱髓鞘病变。统计学数据显示，女性老龄患者更容易出现神经系统并发症。在慢性少症状性低钠血症中，主要通过调整患者细胞外液体容

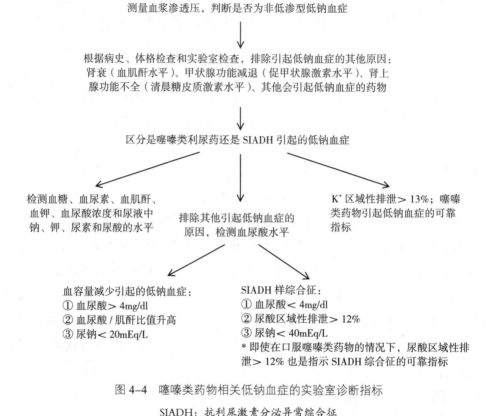

低钠血症（血钠＜136mEq/L）

↓

测量血浆渗透压，判断是否为非低渗型低钠血症

↓

根据病史、体格检查和实验室检查，排除引起低钠血症的其他原因：肾衰（血肌酐水平）、甲状腺功能减退（促甲状腺激素水平）、肾上腺功能不全（清晨糖皮质激素水平）、其他会引起低钠血症的药物

↓

区分是噻嗪类利尿药还是SIADH引起的低钠血症

检测血糖、血尿素、血肌酐、血钾、血尿酸浓度和尿液中钠、钾、尿素和尿酸的水平

排除其他引起低钠血症的原因，检测血尿酸水平

K⁺区域性排泄＞13%；噻嗪类药物引起低钠血症的可靠指标

血容量减少引起的低钠血症：
① 血尿酸＞4mg/dl
② 血尿酸/肌酐比值升高
③ 尿钠＜20mEq/L

SIADH样综合征：
① 血尿酸＜4mg/dl
② 尿酸区域性排泄＞12%
③ 尿钠＜40mEq/L
* 即使在口服噻嗪类药物的情况下，尿酸区域性排泄＞12%也是指示SIADH综合征的可靠指标

图 4-4　噻嗪类药物相关低钠血症的实验室诊断指标

SIADH：抗利尿激素分泌异常综合征

量进行治疗。在血容量正常的情况下，停药并严格限制摄水量（最多 1L/d）就可以达到治疗效果；对于低血容量低钠血症，建议患者口服 0.9% 氯化钠溶液，若为静脉注射，需要实时监测血电解质水平和患者状态，特别是有心衰的老年患者。噻嗪类药物引起的低钠血症常伴发低钾血症，临床医生需要格外注意这种情况。不能将 KCl 和 0.9% 氯化钠溶液一起口服，因为会导致低钠血症的血钠浓度逆转和循环超负荷。

　　在危险因素存在的情况下，低剂量给予噻嗪类利尿药（效果相当于 12.5mg 氢氯噻嗪）是一种有效的预防噻嗪类药物引起的低钠血症的手段。在降血压治疗中，钙通道阻滞药或者是 β 受体阻断药都可以用作替代疗法。对于有噻嗪类药物引起低钠血症病史的患者，可以改用呋塞米以达到利尿的效果。

五、药物相互作用

有研究显示，美托拉宗可以激活人孕烷 X 受体（hPXR），从而诱导细胞色素 P4503A4 酶和多药耐药蛋白 1 的表达。hPXR 可以调控药物代谢酶细胞色素 P4503A4 酶和药物转运体，如 MDR1 的表达。PXR 可以被小分子调控，包括 FDA 批准的药物，因此药物代谢和药物间相互作用也会受影响。研究中使用 HEK293T 细胞对 1481 个 FDA 批准的小分子药物进行了筛选，以及使用了荧光素酶报告基因来指示 hPXR 的表达，发现美托拉宗是 hPXR 的激动药。结果显示美托拉宗可以激活人肝细胞和小肠细胞中的 hPXR 介导的 CYP3A4 和 MDR1 的表达，同时增加许多细胞系中 CYP3A4 启动子的活性。实验也探究了其他常用的噻嗪类利尿药和与美托拉宗有类似结构的药物是否也有同样的 hPXR 激动作用，但发现只有美托拉宗有此效果。对接研究和突变分析发现，美托拉宗可以和配体结合域结合，并和大部分疏水氨基酸残基相互作用。因此，美托拉宗在和其他药物合用时应当考虑到其影响药物代谢的作用。

六、噻嗪利尿药和类噻嗪利尿药的异同

噻嗪利尿药和类噻嗪利尿药利尿作用类似，但其在化学结构、药物代谢和作用机制方面也存在许多不同。

在药物代谢方面，类噻嗪利尿药如氯噻酮半数消除时间比噻嗪利尿药更久。在作用机制方面，有研究证据显示类噻嗪利尿药对心血管系统有额外的作用，如减少血小板聚集和降低血管通透性。临床应用时，氯噻酮相比氢氯噻嗪引起的心血管问题更少，更不容易引起心衰。

参考文献

［1］Abd E, Hashem H, Gouda A. High performance liquid chromatography for simultaneous determination of xipamide, triamterene and hydrochlorothiazide in bulk drug samples and dosage forms［J］. *Acta Pharm*, 2016, 66(1): 109–18.

［2］Abdel–Wahhab K, Fawzi H, Mannaa F. Paraoxonase–1 (PON1) inhibition by tienilic acid produces hepatic injury: antioxidant protection by fennel extract and whey protein concentrate ［J］. *Pathophysiology*, 2016, 23(1): 19–25.

［3］Adler R, Costanzo L, Stauffer M. Hypercalciuria in hyperprolactinemic rats: effects of benzthiazide［J］. *Metabolism*, 1986, 35(7): 668–72.

［4］Banerjee M, Chen T. Thiazide–like diuretic drug metolazone activates human pregnane X receptor to induce cytochrome 3A4 and multidrug–resistance protein 1［J］. *Biochem Pharmacol*, 2014, 92(2): 389–402.

［5］Bazua–Valenti S, Gamba G. Revisiting the NaCl cotransporter regulation by with–no–lysine kinases［J］. *Am J Physiol Cell Physiol*, 2015, 308(10): C779–91.

［6］Bihari S, Holt A, Prakash S, et al. Addition of indapamide to frusemide increases natriuresis and creatinine clearance, but not diuresis, in fluid overloaded ICU patients［J］. *J Crit Care*, 2016, 33: 200–6.

［7］Bokrantz T, Ljungman C, Kahan T, et al. Thiazide diuretics and the risk of osteoporotic fractures in hypertensive patients［J］. *J Hypertens*, 2017, 35(1): 188–97.

［8］Campione E, Di Prete M, Diluvio L, et al. Efficacy of ingenol mebutate gel for actinic keratosis in patients treated by thiazide diuretics［J］. *Clin Cosmet Investig Dermatol*, 2016, 9: 405–9.

［9］Cardinale M, Altshuler J, Testani J. Efficacy of intravenous chlorothiazide for refractory acute decompensated heart failure unresponsive to adjunct metolazone［J］. *Pharmacotherapy*, 2016, 36(8): 843–51.

［10］Cheng H, Sham M, Chan K, et al. Combination therapy with low–dose metolazone and furosemide: a "needleless" approach in managing refractory fluid overload in elderly renal failure patients under palliative care [J]. *Int Urol Nephrol*, 2014, 46(9): 1809–13.

[11] Choi E, Ro Y, Choi J, et al. Cicletanine-induced hyponatremia and hypokalemia in kidney transplant patients [J]. *Kidney Res Clin Pract*, 2016, 35(3): 142–6.

[12] Colas B, Collin T, Safraou F, et al. Direct vascular actions of methyclothiazide in remodeled mesenteric arteries from hypertensive patients [J]. *Am J Hypertens*, 2001, 14(10): 989–94.

[13] Colas B, Slama M, Collin T, et al. Mechanisms of methyclothiazide-induced inhibition of contractile responses in rat aorta [J]. *Eur J Pharmacol*, 2000, 408(1): 63–7.

[14] Colas B, Slama M, Masson H, et al. Direct vascular actions of methyclothiazide and indapamide in aorta of spontaneously hypertensive rats [J]. *Fundam Clin Pharmacol*, 2000, 14(4): 363–8.

[15] Cooney D, Milfred-LaForest S, Rahman M. Diuretics for hypertension: hydrochlorothiazide or chlorthalidone [J]. *Cleve Clin J Med*, 2015, 82(8): 527–33.

[16] Cunha A, D' El-Rei J, Medeiros F, et al. Oral magnesium supplementation improves endothelial function and attenuates subclinical atherosclerosis in thiazide-treated hypertensive women [J]. *J Hypertens*, 2017, 35(1): 89–97.

[17] Drimba L, Hegedus C, Yin D, et al. Beneficial cardiac effects of cicletanine in conscious rabbits with metabolic syndrome [J]. *J Cardiovasc Pharmacol*, 2012, 60(2): 208–18.

[18] Duran MJ, Sennoune S, Arnaud C, et al. Protective effect of cicletanine on renal function in diabetic spontaneously hypertensive rats [J]. *Cell Mol Biol*, 2004, 50(7): 869–74.

[19] Dusing R, Nicolas V, Glatte B, et al. Interaction of bemetizide and indomethacin in the kidney [J]. *Br J Clin Pharmacol*, 1983, 16(4): 377–83.

[20] Early L, Orloff J. Thiazide diuretics [J]. *Annu Rev Med*, 1964, 15: 149–166.

[21] Gurwitz, J, Kalish S, Bohn R, et al. Thiazide diuretics and the initiation of anti-gout therapy [J]. *J Clin Epidemiol*, 1997, 50(8): 953–9.

[22] Hase M, Babazono T, Ujihara N, et al. Comparison of spironolactone and trichlormethiazide as add-on therapy to renin-angiotensin blockade for reduction of albuminuria in diabetic patients [J]. *J Diabetes Investig*, 2013, 4(3): 316–9.

[23] Hueskes BA, Roovers EA, Mantel-Teeuwisse AK, et al. Use of diuretics and the risk of gouty arthritis: a systematic review [J]. *Semin Arthritis Rheum*, 2012, 41(6): 879–89.

[24] Karadsheh F, Weir M. Thiazide and thiazide-like diuretics: an opportunity to reduce blood pressure in patients with advanced kidney disease [J]. *Curr Hypertens Rep*, 2012, 14(5): 416-20.

[25] Knauf H, Cawello W, Schmidt G, et al. The saluretic effect of the thiazide diuretic bemetizide in relation to the glomerular filtration rate [J]. *Eur J Clin Pharmacol*, 1994, 46(1): 9-13.

[26] Kumar P, Chauhan A, Charaniya R, et al. Metolazone associated Stevens Johnson syndrome-toxic epidermal necrolysis overlap [J]. *J Clin Diagn Res*, 2016, 10(3): 1-2.

[27] Kunau R, Weller D, Webb H. Clarification of the site of action of chlorothiazide in the rat nephron [J]. *J Clin Invest*, 1975, 56(2): 401-7.

[28] Liamis G, Filippatos T, Elisaf M. Thiazide-associated hyponatremia in the elderly: what the clinician needs to know [J]. *J Geriatr Cardiol*, 2016, 13(2): 175-82.

[29] Liu S, Rockey D. Cicletanine stimulates eNOS phosphorylation and NO production via Akt and MAP kinase/Erk signaling in sinusoidal endothelial cells [J]. *Am J Physiol Gastrointest Liver Physiol*, 2013, 305(2): 163-71.

[30] Michaud C, Mintus K. Intravenous chlorothiazide versus enteral metolazone to augment loop diuretic therapy in the intensive care unit [J]. *Ann Pharmacother*, 2017, 51(4): 286-92.

[31] Monroy A, Plata C, Hebert S, et al. Characterization of the thiazide-sensitive Na^+-Cl^- cotransporter: a new model for ions and diuretics interaction [J]. *Am J Physiol Renal Physiol*, 2000, 279(1): 161-9.

[32] Moranville M, Choi S, Hogg J, et al. Comparison of metolazone versus chlorothiazide in acute decompensated heart failure with diuretic resistance [J]. *Cardiovasc Ther*, 2015, 33(2): 42-9.

[33] Muhlberg W, Mutschler E, Hofner A, et al. The influence of age on the pharmacokinetics and pharmacodynamics of bemetizide and triamterene: a single and multiple dose study [J]. *Arch Gerontol Geriatr*, 2001, 32(3): 265-73.

[34] Musini V, Nazer M, Bassett K, et al. Blood pressure-lowering efficacy of monotherapy with thiazide diuretics for primary hypertension [J]. *Cochrane Database Syst Rev*, 29 May 2014 https: //doi. org/10. 1002/14651858. CD003824. pub2

［35］Nishihara M, Hirooka Y, Sunagawa K. Combining irbesartan and trichlormethiazide enhances blood pressure reduction via inhibition of sympathetic activity without adverse effects on metabolism in hypertensive rats with metabolic syndrome ［J］. *Clin Exp Hypertens*, 2015, 37(1): 33–8.

［36］Olesen K, Dupont B, Flensted-Jensen E. The combined diuretic action of quinethazone and furosemide in congestive heart failure. A permutation trial test ［J］. *Acta Med Scand*, 1970, 187(1–2): 33–40.

［37］Olesen K. The natriuretic effect addition of quinethazone and furosemide in congestive heart failure. A permutation trial test ［J］. *Acta Med Scand*, 1971, 190(3): 229–32.

［38］Olsen U. Dissociation between renal medullary PGE2-synthesis and urine PGE2-excretion. Antagonism by bumetanide of chlorazanil induced urine PGE2-excretion in rats ［J］. *Prostaglandins*, 1981, 21(4): 591–7.

［39］Olsen U, Eilertsen E. Reduced urine kallikrein excretion and antikaliuresis by chlorazanil in rats ［J］. *Acta Pharmacol Toxicol (Copenh)*, 1981, 49(3): 210–4.

［40］Parkes W, Agarwal A, Hunt L. Treatment of hypertension with quinethazone alone or in combination with reserpine ［J］. *Practitioner*, 1969, 203(214): 194–8.

［41］Patterson J, Adams K. Investigating the role of thiazide-like diuretics in acute heart failure: potential approach to an unmet need ［J］. *J Card Fail*, 2016, 22(7): 537–8.

［42］Peitl B, Nemeth J, Pankucsi C, et al. Insulin sensitization induced by oral cicletanine in conscious rabbits ［J］. *Naunyn Schmiedebergs Arch Pharmacol*, 2006, 373(6): 429–39.

［43］Roush G, Sica D. Diuretics for hypertension: a review and update ［J］. *Am J Hypertens*, 2016, 29(10): 1130–7.

［44］Sinha A, Agarwal R. Thiazide diuretics in chronic kidney disease ［J］. *Curr Hypertens Rep*, 2015, 17(3): 13 .

［45］Stokes J. Sodium chloride absorption by the urinary bladder of the winter flounder. A thiazide-sensitive, electrically neutral transport system ［J］. *J Clin Invest*, 1984, 74(1): 7–16.

［46］Szilvassy Z, Csont T, Pali T, et al. Nitric oxide, peroxynitrite and cGMP in atherosclerosis-induced hypertension in rabbits: beneficial effects of cicletanine ［J］. *J Vasc Res*, 2001, 38(1): 39–46.

[47] Tamargo J, Segura J, Ruilope L. Diuretics in the treatment of hypertension. Part 1: thiazide and thiazide-like diuretics [J]. *Expert Opin Pharmacother*, 2014, 15(4): 527-47.

[48] Taouil K, Feray J, Brunet J, et al. Inhibition by xipamide of amiloride-induced acidification in cultured rat cardiocytes [J]. *Eur J Pharmacol*, 1997, 324(2-3): 289-94.

[49] Ushigome E, Matsumoto S, Oyabu C, et al. Olmesartan with azelnidipine versus with trichlormethiazide on home blood pressure variability in patients with type II diabetes mellitus [J]. *J Am Soc Hypertens*, 2017, 11(3): 140-7.

[50] Vazir A, Cowie M. Decongestion: diuretics and other therapies for hospitalized heart failure [J]. *Indian Heart J*, 2016, 68: 61-8.

[51] Vongpatanasin W. Hydrochlorothiazide is not the most useful nor versatile thiazide diuretic [J]. *Curr Opin Cardiol*, 2015, 30(4): 361-5.

[52] Wagner F, Malice M, Wiegert E, et al. A comparison of the natriuretic and kaliuretic effects of cicletanine and hydrochlorothiazide in prehypertensive and hypertensive humans [J]. *J Hypertens*, 2012, 30(4): 819-27.

[53] Walash M, El-Enany N, Eid M, et al. Stability-Indicating spectrofluorimetric methods for the determination of metolazone and xipamide in their tablets. Application to content uniformity testing [J]. *J Fluoresc*, 2014, 24(2): 363-76.

[54] Wan L, Liu X, Wu Z, et al. Activation of extrasynaptic GABA(A) receptors inhibits cyclothiazide-induced epileptiform activity in hippocampal CA1 neurons [J]. *Neurosci Bull*, 2014, 30(5): 866-76.

[55] Waxman A, Lawler L, Cornett G. Cicletanine for the treatment of pulmonary arterial hypertension [J]. *Arch Intern Med*, 2008, 168(19): 2164-6.

（朱帅　杨宝学）

第五章

保钾利尿药

保钾利尿药，也称留钾利尿药或潴钾利尿药，主要分为醛固酮拮抗药（如螺内酯、依普利酮）和上皮细胞钠离子通道抑制药（如阿米洛利、氨苯蝶啶）。该类药在远曲小管与集合管促进 Na^+ 的排出，同时减少 K^+ 排出，发挥保钾利尿作用。主要应用于治疗高醛固酮症、顽固性高血压、充血性心力衰竭、心肌梗死和肝硬化腹水等疾病。

第一节
保钾利尿药的一般特性

许多利尿药（如噻嗪类）在发挥利尿作用时，增加尿钾排出而发生低钾血症，这是使用利尿药普遍存在的问题。20 世纪 60 年代研究发现肾上腺分泌的激素对 Na^+ 和 K^+ 的排泄有调节作用。随后发现肾上腺皮质激素醛固酮拮抗药螺内酯具有保钾利尿的效果。螺内酯作为其他利尿药的辅助药物有重要的临床价值，但在单独使用时，利尿效果较弱。之后具有更显著保钾效果的阿米洛利作为新型利尿药得到广泛的应用。随后的研究主要集中在已发现的保钾利尿药的作用机制和临床应用方面。直到 21 世纪初，研究发现同是醛固酮阻断药的依普利酮具有良好的降压作用，可通过阻断远端小管和集合管的肾上腺皮质激素受体使醛固酮失去调节作用，从而间接发挥利尿作用。其他类醛固酮拮抗药也陆续被发现，如发现 Ca^{2+} 通道阻断药二氢吡啶也可抑制醛固酮诱导的盐皮质激素受体激活，与依普利酮作用位点一致，可作为潜在的新型保钾利尿药。

钾作为生命必需的矿物质之一，是心脏等重要器官执行正常生理功能所必需的离子，对于心血管疾病和肾脏疾病的治疗具有重要意义。钾的代谢受醛固酮激素的调节，保钾利尿药主要通过两种机制发挥利尿作用：一种是作为醛固酮拮抗药，螺内酯和依普利酮通过阻断远端小管和集合管的肾上腺皮质激素受体使醛固酮失去调节作用，从而间接发挥利尿作用。另一种是阿米洛利和氨苯蝶啶通过直接阻碍 Na^+、K^+ 和 H^+ 的交换而起作用。此外，Na^+、K^+ 和 H^+ 的交换还受醛固酮的调节。这些药物单独应用时，到达其作用部位的小管液量都很有限，利尿作用都不强。但如与一种作用于更近端部位的利尿药合用，则可减少钾的流失，促使钠排出，并可使利尿作用增强。长期治疗时，螺内酯和氨苯蝶啶的保钾作用相当，阿米洛利保持血钾的作用虽较差，但矫治代谢性酸中毒的作用较强。保钾利尿药因其能阻断控制排钾的调节机制，在防止利尿药引起低钾血症的作用上比补钾更为可靠。

保钾利尿药的名称和化学结构见表 5-1。

表 5-1 保钾利尿药的名称和化学结构

药物名称	英文名	其他名称	化学结构
螺内酯	Spironolactone	安体舒通	
依普利酮	Eplerenone		
氨苯蝶啶	Triamterene	三氨蝶呤	
阿米洛利	Amiloride	MK-870、氨氯吡咪、脒氯嗪、盐酸阿米洛利	

第二节
保钾利尿药的药理学

一、作用靶点

保钾利尿药主要的作用靶点位于肾脏远端小管和集合管，一个是醛固酮受体，另一个是钠离子通道（图 5-1）。醛固酮与远端小管和集合管主细胞胞质内的盐皮质激素受体（MR）结合，醛固酮–MR 复合物转移至细胞核，与靶基因启动子调控区的激素反应因子结合，从而调控参与上皮 Na⁺ 转运的各类蛋白的合成，这些蛋白包括管腔膜上上皮细胞钠离子通道（ENaC）的 α 亚基、Na⁺, K⁺–ATP 酶、肾外髓钾通道 2（ROMK2）和血清糖皮质激素调节激酶 1（sgk1）等。sgk1 通过抑制泛素连接酶介导的通道内化，促使顶膜上 ENaC 的表达增多。此外，sgk1 对 ENaC 和 Na⁺, K⁺–ATP 酶的影响也促进了 ROMK2 通道对钾的分泌。

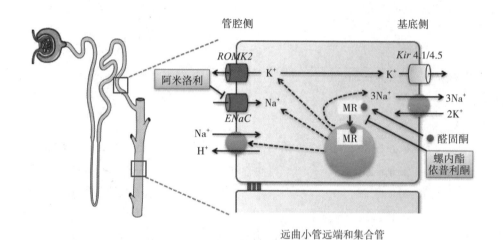

图 5-1　保钾利尿药作用机制

醛固酮增加 ENaC 和 Na⁺, K⁺–ATP 酶的活性，使得 Na⁺ 重吸收以及 K⁺ 和 H⁺ 分泌增加；醛固酮通过诱导 H⁺–ATP 酶和 H⁺–Na⁺–ATP 酶的活性刺激集合管闰细胞中 H⁺ 的分泌，从而调控血浆中 HCO₃⁻ 的水平。醛固酮拮抗药（依普利酮和螺内酯）竞争性抑制醛固酮和盐皮质激素受体的结合，阿米洛利和氨苯蝶啶直接阻滞远端小管和集合管主细胞顶膜的 ENaC 的活性，进而抑制 Na⁺ 的重吸收。

醛固酮的作用包括①增加 ENaC 的表达和活性，促进 Na⁺ 重吸收，为 K⁺ 和 H⁺ 的继发转运提供动力；②促进 ROMK2 通道向管腔中分泌 K⁺；③增加 Na⁺, K⁺–ATP 酶的合成，使管腔中 Na⁺ 和水重吸收增多。此外，在皮质集合管闰细胞管腔膜，醛固酮增加 H⁺–ATP 酶和 H⁺/K⁺ 交换体介导的 H⁺ 的分泌，在基底膜则促进碳酸氢盐的重吸收。因此，醛固酮承担经过肾小球滤过后的原尿中 1%~2% 的 Na⁺ 的重吸收，且具有保钠保水和排钾排氢的作用。基底膜的钾通道（Kir4.1，Kir5.1）参与维持细胞膜电位和 K^+ 循环，顶膜的钾通道 ROMK2 的作用主要是分泌 K^+ 到管腔。醛固酮还能导致心血管和肾内损伤，如内皮机能障碍、K^+ 和 Mg^{2+} 耗损等。

ENaC 是分布于集合管上皮细胞顶膜的钠离子通道，对阿米洛利敏感，由三个异源单体 α、β 和 γ 或 δ、β 和 γ 组成，在肺部和结肠也有分布。ENaC 介导 Na^+ 从集合管管腔转移至上皮细胞内。随后由细胞基底膜的 Na^+,K^+-ATP 酶将 Na^+ 转至间质液，从而调节细胞外液 Na^+ 浓度，在细胞外液容量和血压的调节中发挥重要作用。ENaC 受到上游肾素 – 血管紧张素 – 醛固酮系统和细胞外液 Na^+、Cl^-、H^+、黏性摩擦力和蛋白酶等因素的调控。ENaC 可被心房钠尿肽抑制，引起尿钠排泄和利尿效应。ENaC 可被氨苯蝶啶和阿米洛利阻断，发挥保钾利尿效应。

二、作用机制

螺内酯与依普利酮竞争性地抑制醛固酮和远端小管及集合管上皮细胞醛固酮受体的结合，抑制醛固酮诱导的 ENaC 合成和 Na^+、K^+ 转运，从而导致尿钠排泄和 K^+ 潴留。依普利酮的拮抗效应仅为螺内酯的 60%，但它作为特异性的醛固酮受体阻断药，不似螺内酯还可与雄激素和孕酮受体结合。故依普利酮可作为螺内酯诱发的男性乳房女性化和性功能障碍患者的备选药物。

阿米洛利和氨苯蝶啶从肾小球滤过并通过阳离子分泌途径进入近端小管，直接阻滞远端小管和集合管主细胞顶膜的 ENaC 通道，可能是通过和 Na^+ 竞争通道内的阴离子实现的。Na^+ 重吸收的减少是由于顶膜超极化，减少了主细胞 K^+ 的浓度梯度和闰细胞 H^+-ATP 酶对 H^+ 的分泌。此外，K^+ 分泌的减少抑制了 H^+,K^+-ATP 酶的 H^+ 分泌，从而引起代谢性酸中毒。总体效应就是降低了 K^+ 和 H^+ 的排泄，而增加了 Na^+ 的排泄。然而，与醛固酮拮抗药相反，阿米洛利和氨苯蝶啶介导的 K^+ 的潴留不依赖于醛固酮。高剂量的阿米洛利和氨苯蝶啶皆可抑制钠氢转换体的活性。

三、体内过程

不同的保钾利尿药的药代动力学差异较大（表 5-2）。生物利用度较高的是螺内酯和依普利酮。螺内酯可被胃肠道良好地吸收，随后与血浆蛋白结合，在肝内迅速代谢。长期用药时，约 70% 活性来自代谢物坎利酮。食物能使此活性代谢物的生物利用度提高。坎利酮和其他代谢物都由尿、粪便排出，坎利酮的清除较慢，这使停药几天后药物的保钾作用还存在。与螺内酯相似，依普利酮也可被胃肠良好地吸收，被肝脏快速代谢。通过细胞色素代谢成无活性的代谢产物而被清除。

氨苯蝶啶和阿米洛利具有相对较低的生物利用度。氨苯蝶啶吸收和排出迅速，主要代谢物硫酸羟基氨苯蝶啶，有药物活性。肾功能不良和肝硬化患者，该药及其活性代谢物的排出都减少。而阿米洛利不通过肝脏代谢，直接通过尿液排出体外。慢性肾病可延长其半衰期，肝功能不全不影响其药代动力学。进食时给药，生物利用率减低。阿米洛利不同于螺内酯和氨苯蝶啶，以其原型由肾排出。

表 5-2　保钾利尿药的药理学特性

药物	血浆蛋白结合率（%）	起效时间（小时）	半衰期（$t_{1/2}$）	药效持续（小时）	常规剂量
螺内酯	90	24	10~12	48~72	20~480mg/d
依普利酮	69	1.5	4~6		25~100mg/d
氨苯蝶啶	30~70	2~4	1.5~2	7~9	40~80mg/d
阿米洛利	15~20	2	6~9	6~10	2.5~5mg/d

四、适应证

保钾利尿药对高醛固酮症、顽固性高血压、充血性心衰竭和心肌梗死等疾病都有一定的治疗效果，与其他药物联合用药，对于多种疾病的治疗具有广泛的临床意义。

1. 原发性醛固酮增多症

原发性醛固酮增多症会表现出高血压、左心室肥大和心脑血管疾病（中风、心肌梗死、心房颤动）等问题。螺内酯是治疗肾上腺肿瘤引发的原发性醛固酮增多症的首选药物之一。无论患者是否患有原发性醛固酮增多症，此药均可降低血压，区别是原发性醛固酮增多症的患者需要高剂量。螺内酯还有降低心血管和肾脏并发症发生率，减轻左心室肥大和尿蛋白排泄，以及改善葡萄糖代谢（高胰岛素血症和胰岛素抵抗）的功效。平均7.4年的追踪研究表明螺内酯对原发性醛固酮增多症的心脑血管问题（心肌梗死、中风、血管再生和持续性心律失常）有长期疗效。螺内酯对高血压也有相似的疗效，提示螺内酯对两种疾病的心脑血管问题可能有预防作用。依普利酮和螺内酯对原发性醛固酮增多症的降压效果相似，而螺内酯降压效果更好，但螺内酯治疗的患者更易发生男性乳房女性化和女子乳腺痛。

2. 顽固性高血压

低肾素高血压的主要特征是醛固酮介导的钠潴留和体液蓄积。螺内酯和依普利酮是低肾素和顽固性高血压的主要降压治疗药物。二者对于应用肾素－血管紧张素－醛固酮系统抑制药治疗高血压患者引起的继发性醛固酮增多症治疗中也具有降压效果。但当螺内酯剂量大于50mg/d时降压效果不会因剂量增大而增加。螺内酯能被很好地耐受，仅有6%的实验对象因为副作用停药。目前螺内酯在临床上的降压效果还未可知。

依普利酮是治疗高血压有效的药物，既可单独使用，也可与其他降压药联用。血管紧张素转换酶抑制药和血管紧张素受体阻断药引发的中度高血压中，患者服用不同剂量的依普利酮和螺内酯后，其静坐时的舒张压/收缩压剂量依赖性地降低。然而，相同剂量的依普利酮的降压效果仅为螺内酯的75%。高肾素患者服用依普利酮和洛沙坦后的降压效果是等同的。此外，分别应用依普利酮和洛沙坦对低肾素高血压患者进行8周的治疗后，依普利酮的降压效果优于洛沙坦；16周的治疗后服用依普利酮的患者对于氢氯噻嗪的需求率显著低于洛沙坦（32.5% 比 55.6%）。无论血浆中肾素水平高低，依普利酮皆可持续性地降低血压，而洛沙坦仅在血浆肾素水平较高时才更有效。研究表明依普利酮降低收缩压的效果与经典降压药氨氯地平和依那普利相当。相似地，依普利酮降低左心房肥大的效果和依那普利相当，但是二者联用的效果要优于单独应用依普利酮。

醛固酮是高血压和高血压肾病的血管重塑过程的必要因素。与血管紧张素转换酶抑制药或血管紧张素 II 受体阻断药联用，螺内酯和依普利酮可减轻糖尿病肾病患者和其他蛋白尿疾病的蛋白尿症状，同时又不引发高钾血症。提示醛固酮拮抗药可减少肾小球内压，从而长期地保护肾脏。依普利酮减轻尿白蛋白排泄的效果要优于氨氯地平、依那普利和洛沙坦。随机临床试验的Meta 分析表明醛固酮拮抗药可以减轻慢性肾病患者的蛋白尿症状，但增加了高钾血症的发生率。然而，长期应用醛固酮拮抗药对于肾脏功能的影响尚未可知。

3. 心力衰竭

螺内酯和依普利酮通常被推荐给心功能 II ~ IV 级心力衰竭患者和左心房射血分数小于 35% 的患者，用于减轻心力衰竭住院治疗风险和早逝风险。二者还可改善高血压患者的心脏舒张功能，预防和逆转充血性心力衰竭和心肌梗死患者的心肌重塑（肥大和纤维化），预防高血压和心力衰竭患者的心房颤动，减少心脏性猝死和心肌梗死患者的死亡风险。

4. 肝硬化

螺内酯对于肝硬化腹水患者有一定的治疗意义，因为这类患者通常表现出继发性醛固酮增多症和低钾血症。

5. 其他

单独用药时，阿米洛利和氨苯蝶啶有微弱的促尿钠排泄的效果，并不表现出降压效果。在原发性和继发性醛固酮增多症（肝硬化、腹水和心力衰竭）中，二者的利尿钠排泄效果增强。在低肾素高血压患者、顽固性高血压和充血性心力衰竭或顽固性水肿患者中，二者通常与噻嗪类利尿药和袢利尿药联

用来预防尿液中 K^+ 和 Mg^{2+} 的排泄。低肾素高血压患者在接受传统的降压治疗后，可用阿米洛利进一步降低血压。阿米洛利对于 Li^+ 引发的肾源性尿崩症患者的多尿和烦渴也有一定治疗意义。这类患者通常对抗利尿激素抵抗，原因可能是集合管细胞管腔膜 ENaC 通道使得 Li^+ 集聚于集合管。阿米洛利对于利德尔综合征和 ENaC 突变患者也有一定的治疗意义。螺内酯有抗雄性激素的作用，对于多毛症和痤疮有一定的治疗价值（表 5-3）。

表 5-3　保钾利尿药的适应证

适应证	药物	使用说明
高血压	保钾利尿药皆可	可能发生低钾血症而肾功能正常者，与噻嗪类或袢利尿药合用
慢性充血性心力衰竭	保钾利尿药皆可	可能发生低钾血症而肾功能正常者，与噻嗪类或袢利尿药合用
原发性醛固酮增多症	螺内酯	
慢性肝病	螺内酯，或与噻嗪或袢利尿药合用	一切利尿药（特别是袢类）皆须慎用，肾功能障碍者，勿用螺内酯
痤疮和多毛	螺内酯	

五、药物相互作用

保钾利尿药与降压药、血管舒张药、三环类抗抑郁药或神经松弛药联用时可产生累加效应，而与糖皮质激素和非甾体类抗炎药（NSAIDs）联用时降压效果减弱。NSAIDs 则会增加急性肾衰竭的风险。保钾利尿药与增加血钾水平的药物（如血管紧张素转化酶抑制药、血管紧张素 II 受体阻断药、β 受体阻断药、肝素、甲氧苄氨嘧啶、NSAIDs、戊双脒、屈螺酮、托伐普坦、环孢菌素、青霉素 G 钾）和补钾药同时服用会突发严重高钾血症，尤其是老年或是慢性肾病的患者。螺内酯表现出有限的药物相互作用。它可减少地高辛的排泄和增加血浆地高辛水平和洋地黄毒性。依普利酮与强有效的克拉霉素、伊曲康唑、酮康唑、奈法唑酮、奈非那韦、利托那韦、沙奎那韦和醋竹桃霉素，以及温和的细胞色素 P450 抑制剂（红霉素、氟康唑和维拉帕米）联用，血浆依普利酮水平升高。螺内酯和依普利酮可增加血浆 Li^+ 水平，应监测二者的药物用量以防止中毒。吲哚美辛和氨苯蝶啶联用可引发急性肾衰竭。

六、不良反应

保钾利尿药最严重的也是最危险的不良反应是高钾血症，也可引起代谢性酸中毒。通过和其他类型利尿药合用及检测电解质变化可以预防和及时治疗。保钾利尿药能够导致高钾血症、肾功能减退、代谢性酸中毒、低血压、头晕、头痛、恶心、肠胃胀气、类皮疹和流感综合征（发烧、发冷、倦怠等）等症状，故应用时有诸多禁忌。

七、禁忌证与注意事项

中至重度糖尿病和轻至中度肾功能减低的患者，一般不宜应用保钾利尿药。因为这类病例的肾素 – 血管紧张素 – 醛固酮系统是有缺陷的。这种缺陷加上胰岛素缺乏，使得他们更易发生危及生命的高钾血症。保钾利尿药与 ACEI 类药物、环孢素以及其他含钾药物合用时，高钾血症的机会增加。不是所有用药患者都能使血钾水平正常。无尿、肾损伤、高血钾、正在补钾或是有高钾血症风险的患者均应禁用保钾利尿药。正在使用细胞色素 P450 抑制药或诱导药（利福平、卡马西平、苯妥英、苯巴比妥、环孢素、他克莫司）的患者禁用依普利酮。有微量白蛋白尿或肌酐水平较高的 2 型糖尿病患者降压过程中禁用依普利酮。使用细胞色素 P450 抑制药的高血压患者初次应用依普利酮时须将剂量减至 25mg/d。根据血钾水平及时调整保钾利尿药的剂量，通常很难把握。它比补充钾盐更易导致血钾升高，特别是肾功能不全时。由于高龄患者肾功能减退，故须慎用。

第三节
主要的保钾利尿药

螺内酯
Spironolactone

【**物理性质**】白色或类白色的细微结晶粉末，有轻微硫醇臭。在三氯甲烷中极易溶解，在苯或乙酸乙酯中易溶，在乙醇中溶解，在水中不溶。

【**药理作用**】螺内酯可竞争性地与胞浆中的醛固酮受体结合而拮抗醛固酮的排钾保钠作用。由于仅作用于远曲小管和集合管，对肾小管其他各段无作用，故利尿作用较弱，其效果与体内醛固酮水平有关。

【**体内过程**】螺内酯口服后吸收较好，微粒制剂易吸收，生物利用度90%左右，血浆蛋白结合率90%以上，进入体内后80%由肝脏迅速代谢为有活性的坎利酮。后者可透入靶细胞与胞浆中的醛固酮受体结合，竞争性地抑制醛固酮的作用。原型药物和代谢产物可通过胎盘，坎利酮可通过乳汁分泌。螺内酯原型药物的半衰期很短，约为1.6小时；其代谢产物的半衰期约为10~12小时。口服后1日作用起效，2~3日达高峰，停药后作用仍可维持2~3日。无活性的代谢产物主要经肾及部分经胆汁排泄，约有10%以原型从肾脏排泄。

【**适应证**】（1）水肿性疾病　主要用于伴有醛固酮升高的顽固性水肿、充血性心力衰竭、肝硬化及肾病综合征，而对非醛固酮分泌升高的患者效果较差。单用本药时利尿作用往往较差，故常与噻嗪类利尿药、袢利尿药合用，既能增强利尿效果，又可防治低血钾。

（2）高血压　在降血压方面，螺内酯的活性较高，可作为原发性或继发性高血压的辅助用药，常用于高血压合并心力衰竭的患者。

（3）原发性醛固酮增多症　螺内酯可用于此病的诊断和治疗。

（4）低钾血症的预防　与噻嗪类利尿药合用，增强利尿效应和预防低钾血症。

（5）其他　在已用β受体阻断药和血管紧张素转换酶抑制药（或血管紧张素Ⅱ受体阻断药）的心功能不全患者用于减少因心衰恶化住院，减少死亡。低剂量（25mg/d）的螺内酯即可使得血浆 Mg^{2+} 浓度增加，同时减少室性和房性早搏和心房颤动的风险性。

【用法用量】（1）成人　①水肿性疾病：一日 40~120mg，分 2~4 次服用，至少连服 5 日，以后酌情调整剂量。②高血压：开始一日 40~80mg，分次服用，至少 2 周，以后酌情调整剂量，不宜与血管紧张素转换酶抑制药合用，以免发生高钾血症。③原发性醛固酮增多症：手术前患者，一日用量 80~240mg，分 2~4 次服用。不宜手术的患者，则选用较小剂量维持。④用于心功能不全：20mg，每日 1 次。老年人对本药敏感，开始用量宜偏小。⑤肝硬化水肿和腹水：成人每日 300~600mg，个别病例需量更大（每日 800mg~1g）。

（2）儿童　①水肿性疾病：开始每日按体重 1~3mg/kg 或按体表面积 30~90mg/m²，单次或分 2~4 次服用，连服 5 日后酌情调整剂量。最大剂量为每日 3~9mg/kg 或 90~270mg/m²。②高血压：推荐口服剂量为每日 1mg/kg，分 1~2 次，最大剂量为每日 3.3mg/kg 或者 100mg。

【不良反应】（1）常见不良反应　①高钾血症：最为常见，尤其是单独用药、进食高钾饮食、与钾剂或含钾药物如青霉素钾等合用以及存在肾功能损害、少尿、无尿时。即使与噻嗪类利尿药合用，高钾血症的发病率仍可达 8.6%~26%，且常以心律失常为首发表现，故用药期间必须密切随访血钾和心电图。②胃肠道反应：如恶心、呕吐、胃痉挛和腹泻；尚有报道可致荨麻疹、消化性溃疡。

（2）少见不良反应　①低钠血症：单独应用时少见，与其他利尿药合用时发生率增高。②抗雄激素样作用或对其他内分泌系统的影响：长期服用本药可致男性乳房发育、阳痿、性功能低下，可致女性乳房胀痛、声音变粗、毛发增多、月经失调、性功能下降。③中枢神经系统表现：长期或大剂量服用本药可发生行走不协调、头痛、嗜睡、昏睡、精神错乱等。

（3）罕见不良反应　①过敏反应：出现皮疹甚至呼吸困难。②暂时性血肌酐、尿素氮升高：主要与过度利尿、有效血容量不足、肾小球滤过率下降有关。③轻度高氯性酸中毒。④肿瘤：个别患者长期服用本药和氢氯噻嗪后发生乳腺癌。但此种因果关系仍未确定，55岁以上的妇女服用螺内酯后乳腺癌发病率并未增加。⑤皮肤溃疡。⑥胃炎、胃出血。⑦粒细胞缺乏。⑧系统性红斑狼疮。

【禁忌证】（1）对本药或其他磺酰脲类药物过敏者。

（2）高钾血症患者。

（3）急性肾功能不全者。

（4）无尿者。

（5）肾排泄功能严重损害者。

【注意事项】（1）本药在动物的慢性毒性试验中可致瘤，因此应避免扩大适应证使用。

（2）可引发严重的高钾血症，宜监测之。一旦出现，须暂停或停止使用并可能需医学处理。

（3）避免补钾、摄食富钾的食物或盐类替代物。

（4）肾功能损害者可能发生高钾血症。

（5）严重心衰患者使用本品可引起严重或致死性的高钾血症，须监测。

（6）可引发或加重稀释性低钠血症，尤其对于合用利尿药治疗或高温气候下的水肿性患者。

（7）失代偿性肝硬化患者使用本品，即使肾功能正常，也可发生高氯性代谢性酸中毒，但可逆转。

（8）严重呕吐或接受输液的患者，出现水和电解质不平衡的风险增加。

（9）本药的代谢物坎利酮可从乳汁分泌，哺乳期妇女应慎用。

（10）老年人用药较易发生高钾血症和利尿过度。

（11）对诊断的干扰 ①使荧光法测定血浆皮质醇浓度升高，故取血前4~7日应停用本药或改用其他测定方法。②使血肌酐和尿素氮（尤其在原有肾功能损害时）、血浆肾素、血镁、血钾测定值升高，尿钙排泄可能增多，而尿钠排泄减少。

（12）下列情况慎用 ①乳房增大或月经失调者。②肝功能不全，因本药引起电解质紊乱可诱发肝昏迷。③低钠血症。④酸中毒，可加重酸中毒或促发本药所致的高钾血症。

【相互作用】（1）肾上腺皮质激素（尤其是具有较强盐皮质激素作用者）、促肾上腺皮质激素能减弱本药的利尿作用，并拮抗本药的保钾作用。

（2）雌激素可引起水钠潴留，从而减弱本药的利尿作用。

（3）非甾体类抗炎药，尤其是吲哚美辛，能降低本药的利尿作用，且合用时肾毒性增加。

（4）与激动α受体的拟肾上腺素药合用可降低本药的降压作用。

（5）治疗剂量的多巴胺可加强本药的利尿作用。

（6）与能引起血压下降的药物合用，利尿和降压作用均加强。

（7）与依普利酮或氨苯蝶啶等其他保钾类利尿药合用，保钾的作用相加，引起高钾血症的风险增加，属禁忌。

（8）与下列药物合用时，发生高钾血症的机会增加，如含钾药物、库存血（含钾 30mmol/L，如库存 10 日以上含钾高达 65mmol/L）、血管紧张素转换酶抑制药、血管紧张素Ⅱ受体阻断药、精氨酸、他克莫司和环孢素等。有报道与卡托普利、依那普利或精氨酸合用引起致死性心脏事件。

（9）与三氧化二砷、氟哌利多、左醋美沙多、索他洛尔合用，如患者低血钾或低血镁，则增加 Q-T 间期延长的风险。

（10）与葡萄糖胰岛素液、碱剂、钠型降钾交换树脂合用，可减少发生高钾血症的机会。

（11）本药使地高辛半衰期延长而导致中毒。

（12）与氯化铵、考来烯胺合用易发生代谢性酸中毒。

（13）甘珀酸钠、甘草类制剂具有醛固酮样作用，合用可降低本药的利尿作用；而本药可减弱甘珀酸钠对溃疡的愈合作用。

（14）与锂盐合用，锂排出减少，血锂浓度增高。

（15）与噻嗪类利尿药或氯磺丙脲合用，可引起低钠血症。

（16）与华法林合用，抗凝作用减弱。

【制剂与规格】胶囊：20mg。片剂：4mg；12mg；20mg。

依普利酮

Eplerenone

【物理性质】白色固体。

【药理作用】依普利酮只作用于醛固酮受体，而不作用于雄激素和孕酮受体。此外，依普利酮可以显著减轻肾小球的超滤作用，可减轻高血压患者的白蛋白尿，对于合并糖尿病的高血压患者，这种肾脏保护作用更为明显。

依普利酮可显著改善心衰患者射血分数和心输出量，减少左室重构、胶原蛋白合成和心肌纤维化，这些作用和降压作用无关。此外，依普利酮可减少肿瘤坏死因子等细胞因子释放，并降低血管的超氧化物水平。急性心肌梗死后使用依普利酮每延迟 3 天，就会使死亡率升高 21%，因此，给予依普利酮越早越好。治疗高血压时应用依普利酮可减少男性乳房女性化的发病率。与螺内酯相比，依普利酮很少发生剂量依赖性的男性乳房发育、乳房痛、阳痿和女性患者月经失调等激素相关的不良反应。故依普利酮更适用男性心力衰竭患者。

【体内过程】依普利酮口服吸收好，食物不影响其吸收。口服 1.5 小时达血药峰浓度。蛋白结合率为 50%，半衰期为 4~6 小时。肾功能不全者的血药峰浓度和浓度曲线下面积均有所增加，透析不能清除。在体内主要由肝细胞 CYP3A4 酶代谢，其中 2/3 由肾脏排出、1/3 由粪便排出体外。

【适应证】①高血压：单独或与其他抗高血压药物联合应用。②急性心肌梗死后的充血性心力衰竭。

【用法用量】口服。①高血压：开始每天顿服 50mg，一般 4 周达最佳降压效果，根据需要可增至一日 100mg，分 2 次服用。②心力衰竭和心肌梗死：起始剂量为 25mg/d，4 周内逐渐加至 50mg/d。

【不良反应】较常见的有高钾血症、腹泻、血氨基转移酶升高、眩晕、肌酐轻度升高、咳嗽、乏力及流感样症状等。偶见男性乳房发育、乳房疼痛等。

【禁忌证】（1）对本药过敏者。

（2）严重肾功能损害者（肾小球滤过率＜ 50ml/min）。

（3）高钾血症（＞ 5.5mEq/L）者。

【注意事项】（1）应用本品期间应注意电解质尤其是血钾的监测。肾功能减退者、伴肾功能损害的心梗后心衰患者或糖尿病患者（尤其是有蛋白尿的）出现高钾血症的风险增高。如出现高钾血症，需停药或减量。

（2）哺乳期应用本药不能排除对婴儿造成危险。

（3）目前尚未确定本药在儿童中使用的安全性和有效性，对4~17岁的儿科高血压患者无效。

【相互作用】（1）与血管紧张素转换酶抑制药、血管紧张素Ⅱ受体阻断药、β受体阻断药联用，可增强降压作用且对治疗心力衰竭有协同作用。与ACEI联用可致血钾升高，应注意血钾检测或加用排钾利尿药。

（2）禁止与强效CYP3A4酶抑制药（如克拉霉素、伊曲康唑、酮康唑、奈法唑酮、奈非那韦、利托那韦等）合用。

（3）与中效CYP3A4酶抑制药（如氟康唑、维拉帕米、红霉素、沙奎那韦等）合用时，本药剂量应减半，并应加强对血钾和肌酐的监测。

（4）禁止与补钾药或保钾利尿药合用，如钾盐、阿米洛利、螺内酯、氨苯蝶啶等。

【制剂与规格】片剂：25mg；50mg。

氨苯蝶啶

Triamterene

【其他名称】三氨蝶呤、氨苯喋啶。

【物理性质】黄色结晶性粉末，无嗅或几乎无嗅。在水、乙醇、三氯甲烷或乙醚中不溶，在冰醋酸中极微溶解，在稀盐酸或稀硫酸中几乎不溶。

【药理作用】氨苯蝶啶直接抑制肾脏远端小管和集合管的 Na^+ 和 K^+ 交换，从而使 Na^+、Cl^- 和水排泄增多，而 K^+ 排泄减少。

【体内过程】本药口服吸收迅速，生物利用度可为30%~70%。2~4小时起效，6小时达高峰，作用可持续7~9小时。血浆蛋白结合率40%~70%，$t_{1/2}$ 为1.5~2小时，无尿者每日给药1~2次时延长至10小时，每日给药4次时延长至9~16小时（平均12.5小时）。吸收后大部分迅速由肝脏代谢，原型药物和代谢产物经肾脏排泄，少数经胆汁排泄。

【适应证】（1）水肿性疾病 包括充血性心力衰竭、肝硬化腹水、肾病综合征等，以及肾上腺糖皮质激素治疗过程中发生的水钠潴留，主要目的在于纠正上述情况时的继发性醛固酮分泌增多，并拮抗其他利尿药的排钾作用。

（2）特发性水肿。

【用法用量】（1）成人 口服。开始一日 25~100mg，分 2 次服用，与其他利尿药合用时，剂量可减少。维持阶段可改为隔日疗法。一日最大剂量不超过 300mg。

（2）儿童 一日 2~4mg/kg，分 1~2 次服用。

【不良反应】（1）常见不良反应 高钾血症、高尿酸血症、电解质紊乱、皮疹。

（2）少见不良反应 ①胃肠道反应，如恶心、呕吐、胃痉挛和腹泻等；②低钠血症；③头晕、头痛；④光敏感。

（3）罕见不良反应 ①过敏，如呼吸困难；②血液系统损害，如粒细胞减少症甚至粒细胞缺乏症、血小板减少性紫癜、巨幼红细胞贫血（干扰叶酸代谢）；③肾毒性和肾结石。有报道长期服用本药者肾结石的发生率为 1/1500。其机制可能由于本药及其代谢产物在尿中浓度过饱和，析出结晶并与蛋白基质结合，从而形成肾结石。

【禁忌证】①对本药过敏者。②高钾血症患者。③严重肝脏疾病患者。④无尿，严重肾功能不全者。⑤保钾治疗或补钾者。

【注意事项】（1）本药不能代替噻嗪类利尿药成为治疗高血压或水肿的一线药物。

（2）可引起高钾血症，如不纠正可致死。肾功能损害、糖尿病、老年患者或疾病严重出现高钾血症的风险更大。使用本药须监测血钾浓度。

（3）哺乳期妇女使用对乳儿的危害不能排除。

（4）儿科患者使用的安全性和有效性未建立。

（5）老年人应用本药较易发生高钾血症和肾损害。

（6）对诊断的干扰 ①干扰荧光法测定血奎尼丁浓度的结果；②使下列测定值升高：血糖（尤其是糖尿病）、血肌酐和尿素氮（尤其在肾功能损害时）、血浆肾素、血钾、血镁、血尿酸及尿酸排泄量；③使血钠下降。

（7）下列情况慎用　①肾功能损害；②糖尿病；③肝功能不全；④低钠血症；⑤酸碱不平衡；⑥电解质紊乱；⑦高尿酸血症或有痛风病史者；⑧肾结石或有此病史者。

【相互作用】（1）因可使血尿酸升高，与噻嗪类和袢利尿药合用时可使血尿酸进一步升高，故必要时加用降尿酸药物。

（2）与降糖药合用可使血糖升高，后者剂量应适当加大。

（3）与依普利酮或螺内酯、阿米洛利等其他保钾类利尿药合用，保钾的作用相加，引起高钾血症的风险增加，属禁忌。

（4）与甲氨蝶呤合用，对二氢叶酸还原酶的抑制作用相加，可出现骨髓抑制。

（5）其余与螺内酯相似。

【制剂与规格】片剂：50mg。

阿米洛利
Amiloride

【其他名称】氨氯吡咪。

【物理性质】浅黄至黄绿色粉末的化学品。微溶于水和无水乙醇，不溶于丙酮、三氯甲烷、乙醚和乙酸乙酯，易溶于二甲基亚砜，略溶于甲醇，避光。

【药理作用】阿米洛利为吡嗪衍生物，是目前作用最强的保钾利尿药。由于其不经肝脏代谢，对肝功能无不良影响，对肝硬化而导致的腹水效果良好。也可用于心源性水肿。在高血压治疗中与钙通道阻滞药和血管紧张素转换酶抑制药合用。阿米洛利本身几乎无抗高血压活性，多与其他降压药合用。本药与噻嗪类利尿药或袢利尿药合用，可治疗慢性充血性心力衰竭或肝硬化伴随的水肿，是应用最为广泛的利尿药之一。

【体内过程】吸收差，仅为15%~20%，空腹可使吸收加快，但吸收率并不明显增加。单次口服显效时间为2小时，有效持续时间为6~10小时。血浆蛋白结合率很低，在体内不被代谢。半衰期为6~9小时。约50%经肾脏排泄，40%左右随粪便排出。

【适应证】水肿性疾病及难治性低钾血症的辅助治疗。由于螺内酯和氨苯蝶啶大部分须经肝脏代谢后排出体外，肝功能严重损害时，两药代谢减少，药物剂量不易控制，此时宜应用阿米洛利，因后者不需经肝脏代谢。

【用法用量】成人：口服，开始一次 2.5~5mg，一日 1 次，以后酌情调整剂量。一日最大剂量为 20mg。

【不良反应】单独使用时高钾血症较常见。本药可引起高钾血症、低钠血症、高钙血症、轻度代谢性酸中毒，胃肠道反应如恶心、呕吐、食欲不振、腹痛、腹泻或便秘，头痛、头晕、直立性低血压、性功能下降，过敏反应表现为皮疹甚至呼吸困难。严重的反应有：中性粒细胞减少（罕见）、再生障碍性贫血。

【禁忌证】①对本药过敏者。②肾功能减退（Cr > 1.5mg/dl 或血尿素氮 BUN > 30mg/dl）者。③高钾血症患者。④保钾治疗（使用保钾药或补充钾）者。

【注意事项】（1）可引起高钾血症，如不纠正可致死。高血钾常在与排钾利尿药合用时发生。肾功能损害、糖尿病以及老年患者发生率较高。应仔细监测每一个使用本药的患者。

（2）有证据显示该药可改变乳汁的分泌与组成，如果不能改用他药，应监测乳儿的不良反应以及是否摄入足够的乳汁。

（3）老年人应用本药较易出现高钾血症和肾损害等，用药期间应密切观察。

（4）对诊断的干扰，使下列测定值升高：血糖（尤其是糖尿病）、血肌酐和尿素氮（尤其是老年人和已有肾功能损害者），血钾、血镁及血浆肾素。血钠浓度下降。

（5）下列情况慎用：①无尿；②肾功能损害；③糖尿病；④糖尿病性肾病；⑤电解质紊乱和血尿素氮增加；⑥代谢性或呼吸性酸中毒和低钠血症，应用固定剂量的阿米洛利和氢氯噻嗪复方制剂，比氨苯蝶啶–氢氯噻嗪及单用噻嗪类更易发生低钠血症问题。

【相互作用】（1）与含碘造影剂合用，可增加发生急性肾功能衰竭的风险，给予造影剂之前应注意充分水化。

（2）与抗精神病药物合用，可增加发生直立性低血压的风险。

（3）与他克莫司合用，可发生致死性高血钾，肾功能不全者风险更大。

（4）与依普利酮或氨苯蝶啶等其他保钾类利尿药合用，保钾的作用相加，引起高钾血症的风险增加，属禁忌。

（5）其他与螺内酯相似。

【制剂与规格】片剂：2.5mg。复方盐酸阿米洛利片：每片含盐酸阿米洛利 2.5mg 和氢氯噻嗪 25mg。

坎利酸钾

Canrenoate Potassium

【物理性质】微黄色，淡黄色粉末。

【药理作用】坎利酸钾为螺内酯的代谢物坎利酸的钾盐，作用类似螺内酯，但是不如螺内酯易使男性乳房女性化，作用较轻，故可作为螺内酯的替代药物，但作用仅是其 0.7 倍。

【适应证】主要用于心衰水肿和肝硬化腹水。

【用法用量】（1）每日 200~400mg，除特殊病例外可逐渐增加到每日 800mg；可通过慢速静脉注射每 200mg 历时 2~3 分钟，或溶于 5% 葡萄糖溶液或 0.9% 氯化钠溶液中静脉滴注。

（2）儿童　尽管在英国坎利酸钾未被批准用于儿童，但 BNF（2009）建议可应用于新生儿、婴儿、儿童治疗心脏病、水肿和腹水而利尿。静注剂量〔以注射（至少 3 分钟）或滴注方式〕为 1~2mg/kg（最大量 200mg），每日 2 次。

【不良反应】参见螺内酯。注射部位可能会出现刺激或疼痛。

对内分泌功能的影响：患有肝硬化和腹水的患者使用坎利酸钾比使用等量螺内酯出现男性乳房发育的发病率要低；而且有醛固酮增多症的患者在用坎利酸钾代替螺内酯后，螺内酯诱导的男性乳房发育症会消失。这表示除坎利酮（坎利酸盐和螺内酯的常见代谢物，被认为与其活性有关）外的代谢产物或可能是螺内酯本身与其抗雄性激素性状有关。本药静脉注射可引起心律失常，但采用缓慢静脉注射（每 3 分钟 200mg）或静脉滴注可避免。

【禁忌证】①无尿或肾功能衰竭的患者。②进行性肾功能不全患者。③高钾血症患者。④正在使用依普利酮或他克莫司的患者。⑤慢性肾上腺功能低下患者。⑥对本药过敏史患者。⑦有癫痫等痉挛史患者。

【注意事项】（1）心脏类疾病老年患者、重症冠状动脉粥样硬化、脑动脉粥样硬化患者、肝功能障碍患者、肾功能不全患者和减盐治疗患者使用时要注意。

（2）易引起高钾血症等电解质异常，要定期检查。肝功能障碍患者容易引起休克，需要仔细观察。当发生恶心、畏寒、冷汗、皮疹、呼吸困难、发绀或低血压等，立刻停药，进行其他处理。

【相互作用】参见螺内酯。

【制剂与规格】注射液：200mg。

坎利酮
Canrenone

【物理性质】微黄色或乳白色结晶性粉末（乙酸乙酯）。熔点 149~151℃，165℃固化并重熔。

【药理作用】坎利酮为螺内酯和坎利酸钾的代谢物，作用同坎利酸钾。

【适应证】用于治疗心衰水肿和肝硬化腹水。

【用法用量】口服，一日 50~200mg，1 次或分 3 次服用。个别患者可能一日需用 300mg。

【不良反应】【禁忌证】【注意事项】【相互作用】参阅螺内酯。

第四节
研究进展与展望

已存在的保钾利尿药各有优点，同时也有一定的局限性。寻找和发现替代药物过程中，醛固酮拮抗药因其对高血压和心衰患者有心血管和肾脏保护作用，得到广泛的认可。近年来，新型保钾利尿药依普利酮在心血管疾病中的作用机制备受关注。虽然依普利酮具有拮抗醛固酮的作用，但在降血压方面的作用并不优于螺内酯。目前已发现的保钾利尿药中，螺内酯的降压效果最优（螺内酯＞阿米洛利＞依普利酮）。

新的醛固酮拮抗药不断地被研发出现。Finerenone（BAY 94-8862）就是一种口服利用率较高（大鼠95%）且半衰期较长（8.5小时）的一种新型醛固酮拮抗药。在排泄相同钠量的剂量下，Finerenone 相对依普利酮更有效地减少了心血管肥大和蛋白尿的发生率，能够更有效地保护心血管靶向器官，防止电解质紊乱，功能等同螺内酯的前提下，可使心衰患者高钾血症和肾损伤的概率降低。临床前实验表明非类固醇的醛固酮拮抗药比类固醇类拮抗药高钾血症风险降低。PF-03882845 即是一种新型非类固醇的醛固酮拮抗药，还可在肾病模式动物的治疗中具有预防肾损伤的功效。

另一种降低醛固酮水平和抑制其功效的方法是抑制醛固酮合成酶（CYP11B2）。LCI699 是一种口服非固醇类醛固酮酶抑制药，同时抑制 11β-羟化酶（CYP11B1）。原发性醛固酮增多症患者通常表现出高醛固酮水平、低肾素浓度、持续高血压和高钾血症。LCI699 可降低血浆醛固酮水平、逆转高钾血症和适度降血压。LCI699 针对高血压患者的降压效果并不优于依普利酮。然而，LCI699 可通过抑制 CYP11B1 延缓促肾上腺皮质激素刺激的皮质醇释放。LCI699 具有与安慰剂相似的安全性和耐受性。由于醛固酮合成酶抑制剂能够抑制皮质醇的合成，发现新的、更具选择性的醛固酮合成酶抑制剂将得到广泛支持。这将为探索和发现更有效的新型保钾利尿药提供新思路。

中药茯苓和植物山毛榉提取物也表现出部分的保钾作用。给大鼠饲喂茯苓皮乙醇提取物后，6 小时内尿量显著增加，Na^+ 和 Cl^- 排泄量显著增加，而 K^+ 排泄没有变化，此效应可能与茯苓皮内含三萜类化合物有关。山毛榉中的 Nothofagin 也可促进大鼠尿液 Na^+ 和 Cl^- 而不影响 K^+ 排泄。

已发现的保钾利尿药除了本身的保钾作用，通常表现出降压效用。近期发现的小分子物质 8-氨基鸟嘌呤核苷和 8-氨基嘌呤不仅具有降压功效，还能促进 Na^+ 排泄（增加 20 倍左右），显著减少 K^+ 排泄至 70%。此类药物不仅可作为潜在的保钾利尿药，还可作为新型降压药。

最新研究发现螺内酯（100mg/kg）可增强氧可酮和吗啡的镇痛效果，可

能是通过增加神经系统中二者的浓度起作用，而同剂量的依普利酮没有此种
效应。氨苯蝶啶也可能通过作用于 K_{ATP} 通道发挥抗惊厥作用。全面地探索保
钾利尿药的功能将为临床上此类药物的利用提供新思路。

参考文献

［1］Amar L, Azizi M, Menard J, et al. Sequential comparison of aldosterone synthase. inhibition
and mineralocorticoid blockade in patients with primary aldosteronism ［J］. *J Hypertens*,
2013, 31(3): 624–9.

［2］Baba W, Tudhope G, Wilson G. Triamterene, a New Diuretic Drug ［J］. *Br Med J*, 1962,
2(5307): 756–60.

［3］Bailey R. Adverse renal reactions to non–steroidal anti–inflammatory drugs and potassium–
sparing diuretics ［J］. *Adverse Drug Reaction Bulletin*m, 1988, 131(1): 492–5.

［4］Baker E, Duggal A, Dong Y, et al. Amiloride, a specific drug for hypertension in black
people with T594M variant ［J］. *Hypertension*, 2002, 40(1): 13–7.

［5］Bansal S, Lindenfeld J, Schrier R. Sodium retention in heart failure and cirrhosis ［J］.
Circ: Heart Failure, 2009, 2(4): 370–6.

［6］Barfacker L, Kuhl A, Hillisch A, et al. Discovery of BAY 94–8862: a nonsteroidal antagonist
of the mineralocorticoid receptor for the treatment of cardiorenal diseases ［J］. *Chem Med
Chem*, 2012, 7(8): 1385–403.

［7］Briet M, Schiffrin E. Aldosterone: effects on the kidney and cardiovascular system ［J］. *Nat
Rev Nephrol*, 2010, 6(5): 261.

［8］Colussi G, Catena C, Sechi L. Spironolactone, eplerenone and the new aldosterone blockers
in endocrine and primary hypertension ［J］. *J Hypertens*, 2013, 31(1): 3–15.

［9］Dietz J, Du S, Bolten C, et al. A number of marketed dihydropyridine. calcium channel
blockers have mineralocorticoid receptor antagonist activity ［J］. *Hypertens*, 2008, 51(3):
742–8.

［10］Ernst M, Moser M. Use of diuretics in patients with hypertension ［J］. *N Engl J Med*,
2009, 361(22): 2153–64.

［11］ Feng Y, Lei P, Tian T, et al. Diuretic activity of some fractions of the epidermis of Poria cocos ［J］. *J Ethnopharmacol*, 2013, 150(3): 1114–8.

［12］ Flack J, Oparil S, Pratt J, et al. Efficacy and tolerability of eplerenone and losartan in hypertensive black and white patients ［J］. *J Am Coll Cardiol*, 2003, 41(7): 1148–55.

［13］ George C, Breckenridge A, Dollery C. Comparison of the potassium–retaining effects of amiloride and spironolactone in hypertensive patients with thiazide–induced hypokalaemia ［J］. *Lancet*, 1973, 302(7841): 1288–91.

［14］ Grandi A, Imperiale D, Grandi A, et al. Aldosterone antagonist improves diastolic function in essential hypertension ［J］. *Hypertension*, 2002, 40(5): 647–52.

［15］ Hanukoglu I, Hanukogl A. Epithelial sodium channel (ENaC) family: Phylogeny, structure – function, tissue distribution, and associated inherited diseases ［J］. *Gene* 2016, 579(2): 95–132.

［16］ Hollenberg N. Aldosterone in the development and progression of renal injury ［J］. *Kidney Int*, 2004, 66(1): 1–9.

［17］ Jackson E, Gillespie D, Mi Z. Discovery of a novel class of endogenous, small–molecule, potent, efficacious and potassium–sparing diuretics/natriuretics with antihypertensive and glucosuric activity ［J］. *Hypertens*, 2016, 68(Suppl 1): A070.

［18］ Jackson P, Ramsay L, Wakefield V. Relative potency of spironolactone, triamterene and potassium chloride in thiazide - induced hypokalaemia ［J］. *Br J Clin Pharmacol*, 1982, 14(2): 257–63.

［19］ Jokinen V, Lilius T, Laitila J, et al. Do diuretics have antinociceptive actions: studies of spironolactone, eplerenone, furosemide and chlorothiazide, individually and with oxycodone and morphine ［J］. *Basic Clin Pharmacol Toxicol*, 2017, 120(1): 38–45.

［20］ Karagiannis A, Tziomalos K, Papageorgiou A, et al. Spironolactone versus. eplerenone for the treatment of idiopathic hyperaldosteronism ［J］. *Expert Opin Pharmacother*, 2008, 9(4): 509–15.

［21］ Kaski J, Haywood C, Mahida S. Oxford handbook of drugs in cardiology ［M］. Oxford University Press, 2010.

［22］ Kolkhof P, Delbeck M, Kretschmer A, et al. Finerenone, a novel selective nonsteroidal mineralocorticoid receptor antagonist protects from rat cardiorenal injury ［J］.

J Cardiovasc Pharmacol, 2014, 64(1): 69–78.

[23] McManus F, McInnes G, Connell J. Drug Insight: eplerenone, a mineralocorticoid–receptor antagonist [J]. *Nat Clin Pract Endocrinol Metab*, 2008, 4(1): 44–52.

[24] Navaneethan S, Nigwekar S, Sehgal A, et al. Aldosterone antagonists for preventing the progression of chronic kidney disease: a systematic review and meta–analysis [J]. *Clin J Am Soc Nephrol*, 2009, 4(3): 542–551.

[25] Orena S, Maurer T, Eudy R, et al. PF–03882845, a non–steroidal mineralocorticoid receptor antagonist, prevents renal injury with reduced risk of hyperkalemia in an animal model of nephropathy [J]. *Front Pharmacol*, 2013, 4: 115.

[26] Parthasarathy H, M é nard J, White W, et al. A double–blind, randomized study comparing the antihypertensive effect of eplerenone and spironolactone in patients with hypertension and evidence of primary aldosteronism [J]. *J Hypertens*, 2011, 29(5): 980–90.

[27] Pitt B, Reichek N, Willenbrock B, et al. Effects of eplerenone, enalapril, and eplerenone/ enalapril in patients with essential hypertension and left ventricular hypertrophy: The 4E–left ventricular hypertrophy study [J]. *Circulation*, 2003, 108(15): 1831–8.

[28] Ravis W, Susan R, Sica D, et al. Pharmacokinetics of eplerenone after single and multiple dosing in subjects with and without renal impairment [J]. *J Clin Pharmacol*, 2005, 45(7): 810–21.

[29] Rayner B, Trinder Y, Baines D, et al. Effect of losartan versus candesartan on uric acid, renal function, and fibrinogen in patients with hypertension and hyperuricemia associated with diuretics [J]. *Am J Hypertens*, 2006, 19(2): 208–13.

[30] Rossier B, Baker M, Studer R. Epithelial sodium transport and its control by aldosterone: the story of our internal environment revisited [J]. *Physiol Rev*, 2015, 95(1): 297–340.

[31] Rossignol P, M é nard J, Fay R, et al. Eplerenone survival. Benefits in heart failure patients. Post–myocardial infarction are independent from its diuretic and potassium– sparing effects: insights from an ephesus (Eplerenone post–acute myocardial infarction heart failure efficacy and survival study) substudy [J]. *J Am Coll Cardiol*, 2011, 58(19): 1958–66.

[32] Schwartz A, Sller R, Onesti G, et al. Pharmacodynamic effects of a new potassium–sparing diuretic. Amiloride [J]. *J Clin Pharmacol J New Drugs*, 1969, 9(4): 217–23.

［33］Shafaroodi H, Barati S, Ghasemi M, et al. A role for ATP-sensitive potassium channels in the anticonvulsant effects of triamterene in mice ［J］. *Epilepsy Rese*, 2016, 121: 8-13.

［34］Shah N, Pringle S, Donnan P, et al. Spironolactone has antiarrhythmic activity in ischaemic cardiac patients without cardiac failure ［J］. *J Hypertens*, 2007, 25(11): 2345-51.

［35］Tamargo J, Segura J, Ruilope L. Diuretics in the treatment of hypertension. Part 2: loop diuretics and potassium-sparing agents ［J］. *Expert Opin Pharmacother*, 2014, 15(5): 605-21.

［36］Teiwes J, Toto R. Epithelial sodium channel inhibition in cardiovascular disease. A potential role for amiloride ［J］. *Am J Hypertens*, 2007, 20(1): 109-17.

［37］Weinberger M, White W, Ruilope L, et al. Effects of eplerenone versus losartan in patients with low-renin hypertension ［J］. *Am Heart J*, 2005, 150(3): 426-33.

［38］Zannad F, Stough W, Bauersachs J, et al. Mineralocorticoid receptor antagonists for heart failure with reduced ejection fraction: integrating evidence into clinical practice ［J］. *Eur Heart J*, 2012, 33(22): 2782-95.

（李敏　徐萌萌　杨宝学）

第六章

加压素受体阻断药

加压素受体阻断药是一类特异性阻断加压素与其受体结合的药物，其中 V2 受体阻断药可以拮抗加压素的升压和抗利尿等生理作用，临床上可作为利尿药，适用于正常容量性及高容量性低钠血症等疾病，包括托伐普坦、考尼伐坦、莫扎伐普坦等。研究发现，此类药物可能在肝硬化、多囊肾、肾性尿崩症等疾病中具有临床治疗价值。

第一节
加压素受体阻断药的发现和一般特性

20 世纪 70 年代，Manning 和 Sawyer 首先设计合成了 50 多个精氨酸加压素（AVP）类似物。后来人们发现 AVP 的环状结构对 AVP 与 AVP 受体的结合是非必需的，于是合成了许多更易合成的线性多肽，作为 V2 受体（V2R）阻断药。研究发现，在动物实验中对 V2R 有较强阻断作用的多肽，对人体的 V2R 阻断活性较弱，部分还有激动作用；同时，肽类化合物的口服生物利用度差，半衰期短，虽能与 V2R 结合，但无兴奋腺苷环化酶的作用。因此，科学家们一直在寻找小分子的 V2R 阻断药。

1992 年，Yamamura 等首先报道了非肽类选择性 V2R 阻断药 OPC-31260，其在健康人体内产生了排水利尿作用，随后一系列非肽类 V2R 阻断药相继问世。

V2R 阻断药具有针对不同受体的选择性或非选择性阻断作用。目前的研究集中于 4 种非肽类药物，均是苯并氮杂䓬（benzazepine）或 2- 羟基吲哚（oxindole）的衍生物，其中考尼伐坦（YM-087）是 V1aR/V2R 阻断药，利希普坦（VPA-985）、托伐普坦（tolvaptan）及 SR-121463 是选择性 V2R 阻断药。这些药物均是细胞色素 P4503A4（CYP3A4）系统的抑制剂，其中考尼伐坦作用最强。2005 年 12 月，考尼伐坦被 FDA 批准用于治疗等容性低钠血症，虽然口服有效，但为避免产生严重的药物相互作用，FDA 规定将其制成注射剂型，并仅限于院内短期使用。其他三种加压素受体阻断药对 CYP3A4 活性抑制有限，目前正在研究将其作为长期口服用药。目前已开发的加压素受体阻断药见表 6-1。

表 6-1 加压素受体阻断药

药物名称	英文名	其他名称	化学结构
SSR-149415			
托伐普坦	Tolvaptan	OPC-41061	
利希普坦	Lixivaptan	VPA-985	
沙特普坦	Satavaptan	SR-121463-B	
瑞考伐普坦	Relcovaptan	SR-49059	

续表

药物名称	英文名	其他名称	化学结构
考尼伐坦	Conivaptan	YM-087	
莫扎伐普坦	Mozavaptan	OPC-31260	

第二节
加压素受体阻断药的药理学

一、作用靶点

血管加压素在下丘脑的室上核和室旁核合成，储存在神经垂体。AVP 对血浆渗透压和有效动脉血容量敏感，当血浆渗透压超过 280mOsm/kg 2%~3% 时，或血压降低超过 10% 时刺激 AVP 释放。其他因素如疼痛、恶心和缺氧也会刺激 AVP 的释放。

AVP 受体属于 G 蛋白耦联受体，有 3 种受体亚型：V1a 受体（V1aR）、V1b 受体（V1bR）和 V2 受体（V2R），V1aR 分布于血管平滑肌细胞、血小板、肝细胞、子宫肌层，通过激活磷脂酶 C 增加细胞内 Ca^{2+} 浓度，介导血管收缩、血小板聚集、糖原分解及子宫收缩，增加心脏后负荷及引起心肌肥厚；V1bR 分布在垂体前叶，介导促肾上腺皮质激素（ACTH）释放；V2R 分布于肾集合管基底侧膜，介导水的重吸收。

二、作用机制

AVP 与其受体跨膜 α 螺旋之间的口袋结构结合域内的保守氨基酸残基结合，从而激活 AVP 受体的三种亚型。虽然不同受体的生理功能不同，但是它们的序列具有高度相似性且与 AVP 相互作用的方式类似。不同受体结合域中的特异残基决定了受体与特异阻断药的相互作用，这是设计特异性非肽类阻断药的难点。

V2R 阻断药能特异性阻断 AVP 与受体的结合，从而拮抗 AVP 的升压和抗利尿等作用。AVP 通过增加肾集合管的水的重吸收发挥作用，尿流量减少，尿渗透压增加，从而将血浆渗透压保持在可接受的生理范围内。在细胞水平，AVP 刺激腺苷酸环化酶的活性，激活 cAMP/PKA 信号通路使细胞内囊泡中水通道 AQP2 磷酸化并使其插入集合管主细胞顶膜，增加集合管中水的重吸收（图 6-1）。AVP 还可刺激冠状动脉、胃肠道、胰腺、皮肤和肌肉血管床的血管平滑肌的收缩。

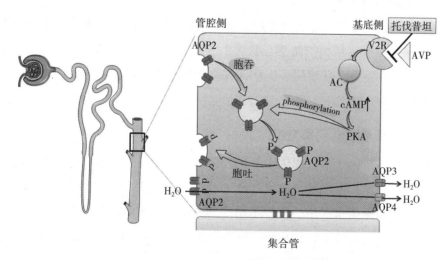

图 6-1　加压素受体阻断药的作用机制

AQP. 水通道；AVP. 精氨酸加压素；V2R. AVP 受体；AC. 腺苷酸环化酶；PKA. 蛋白激酶 A

与呋塞米类似，V2R 阻断药会增加尿的排出量。但在利尿特性上，它们之间又有差别，即 V2R 阻断药只增加排出水，而不会明显增加尿中溶质如钠、钾的含量。

三、体内过程

V2R 阻断药在体内与血浆蛋白广泛结合，血浆蛋白结合率高达 99%。均通过细胞色素 P450 同工酶 CYP3A4 代谢，代谢物通过粪便和尿液排出。

四、适应证

V2R 阻断药主要适应证为等容性低钠血症，但根据 AVP 的作用推测此类药物潜在的临床治疗价值包括：抗利尿激素分泌异常征（SIADH）、充血性心衰（CHF）、肝硬化、多囊肾、肾性尿崩症（NDI）等。

1. 等容性低钠血症

托伐普坦作为非肽类选择性加压素 V2R 阻断药，通过抑制加压素与肾脏集合管 V2R 结合，从而抑制集合管对水的重吸收，发挥利水保钠作用，不明显引起电解质丢失，且增强醛固酮的保钠作用，临床用于不同原因引起的等容性低钠血症的治疗。

2. 抗利尿激素分泌异常征

SIADH 是指由于多种原因引起的内源性抗利尿激素（ADH，即精氨酸加压素 AVP）分泌异常增多，血浆 AVP 浓度相对于体液渗透压而言呈不适当的高水平，从而导致水潴留、尿排钠增多以及稀释性低钠血症等有关临床表现的一组综合征。实验证实在标准治疗中添加 V2R 阻断药托伐普坦对提高和维持 SIADH 患者血钠浓度优于安慰剂。

3. 充血性心衰

目前发现 CHF 患者体内 AVP、肾素、血管紧张素、醛固酮及儿茶酚胺水平均升高，激素的改变促进了 CHF 的进展。肾功能受损或严重充血性心衰患者使用 V2R 阻断药可降低心血管病病死率，如考尼伐坦和托伐普坦，可以舒张血管（抑制 V1aR）及抑制水重吸收（抑制 V2R）。但是在 FDA 批准用于伴或不伴低钠血症的 CHF 之前，不推荐 CHF 患者使用。

4. 肝硬化

肝硬化时脾血管持续扩张导致动脉充盈不足，AVP 释放增加。肝硬化伴有腹水及浮肿的患者，其 AVP、肾素及醛固酮水平较水排泄正常的肝硬化患者明显升高。虽然肝硬化患者发生低钠血症的机制与 CHF 相似，但这些患者存在体位性低血压，因此需要考虑阻断 V1aR 可能产生低血压，阻断脏器血管床的 V2R 可能导致脏器出血等问题。目前这些患者仅能使用选择性 V2R 阻断药。

5. 多囊肾

常染色体显性遗传性多囊肾病（ADPKD）多为中年发病，肾脏组织中呈现多发性含有液体的囊泡。随年龄增长，肾脏囊泡逐渐增多、增大，压迫周围肾单位造成肾脏组织结构和功能损伤，导致肾脏组织纤维化，最终会发展成终末期肾功能衰竭。托伐普坦通过抑制 AVP 与 V2R 的结合减少囊泡形成、囊泡上皮细胞增殖和液体分泌，从而减少肾脏损伤，保护肾功能。托伐普坦在英国已经被批准用于 ADPKD 伴慢性肾脏病 1~3 期的患者。

6. 肾性尿崩症

先天性肾性尿崩症（NDI）可能由于 V2R 或 AQP2 变异导致。V2R 变异包括 1 型变异（阻止 AVP 结合）、2 型变异（蛋白异常折叠和干扰受体从内质网向细胞膜转移）及 3 型变异（导致 mRNA 不稳定转录）。外源性给予 V2R 阻断药可与细胞内折叠的 V2R 结合，促进 V2R 向细胞膜转运。在 X 性连锁 NDI 患者中进行的临床研究使用选择性 V1aR 阻断药瑞考伐普坦可显著增加尿渗透压，降低 24 小时尿量，从而改善 NDI 患者的多尿症状。

五、药物相互作用

与 CYP3A 的抑制药相互作用。V2R 阻断药与强 CYP3A 抑制药（如酮康唑、伊曲康唑、克拉霉素、利托那韦和茚地那韦）同时服用会增加 V2R 阻断药的作用时间。

六、不良反应

托伐普坦有口渴、多尿、夜尿、尿频、血丙氨酸转氨酶（ALT）或天冬氨酸转氨酶（AST）升高及肝毒性等不良反应，过快纠正血钠浓度会导致严重的神经系统反应，有发生渗透性脱髓鞘综合征的风险。

七、禁忌证及注意事项

（1）对于不能自主调节自身体液平衡的患者，会导致血钠纠正过快、高钠血症以及低血容量风险增加。

（2）低血容量性低钠血症。

（3）与强效 CYP3A 抑制药合并应用，会导致加压素受体阻断药的暴露量增加。

（4）无尿症者。

第三节
主要的加压素受体阻断药

托伐普坦
Tolvaptan

【其他名称】Samsca、苏麦卡。

【物理性质】蓝色片。

【药理作用】托伐普坦为选择性加压素 V2R 阻断药，与 V2R 的亲和力为天然 AVP 的 1.8 倍。托伐普坦通过减少肾内 AVP 与 V2R 的结合，降低腺苷酸环化酶活性，导致细胞内 cAMP 浓度降低，从而抑制运输 AQP2 的囊泡与质膜融合，使尿中水排泄增多，尿渗透压降低和血钠浓度升高。在常染色体显性遗传性多囊肾病的肾囊泡上皮细胞中，托伐普坦抑制 AVP 刺激的囊泡生长和氯化物依赖的液体分泌入囊泡。在动物模型中，cAMP 浓度降低与总肾体积生长率和肾囊泡形成、增大率降低相关。

【体内过程】托伐普坦与白蛋白和 α_1- 酸性糖蛋白具有高结合率，且结合不受疾病状态影响。表观分布容积约为 3L/kg。本药几乎完全由 CYP3A 代谢，在血浆、尿液和粪便中检测到的 14 种代谢物中，除一种外，其他都由 CYP3A 代谢，本药的代谢物都不具有药理活性。口服托伐普坦，59% 通过粪便排出，约 40% 通过尿液排出。药物半衰期随药物浓度增加而增加，从 3 小时（单次口服 15mg）到约 12 小时（单次口服 120mg 及以上）。本药平均清除率约 4ml/（kg·min），其不随剂量增加而变化。

【适应证】（1）用于治疗高容量性和正常容量性低钠血症（血钠浓度 < 125mEq/L，或低钠血症不明显但有症状并且限液治疗效果不佳），包括伴有心力衰竭、肝硬化以及抗利尿激素分泌异常综合征的患者。

（2）常染色体显性遗传性多囊肾病。

【用法用量】推荐初始剂量为每天口服 1 次，每次 15mg。服药至少 24 小时以后，可将服用剂量增加到 30mg，每日 1 次。根据血钠浓度，最大可增加至 60mg，每日 1 次。为降低肝损伤风险，建议口服托伐普坦不要超过 30 天。在初次服药和增加剂量期间，要经常检测血电解质和血容量的变化情况，应避免在治疗最初的 24 小时内限制液体摄入。

【不良反应】①口渴。②多尿、夜尿、尿频。③ ALT 或 AST 升高。④肝毒性。

【禁忌证】①急需快速升高血钠浓度。②对口渴不敏感或口渴不能正常反应的患者。对于不能自主调节自身体液平衡的患者，会招致血钠纠正过快、高钠血症以及低血容量风险的增加。③低容量性低钠血症。④无尿症。⑤对本药过敏者。⑥高钠血症。

【注意事项】（1）神经系统后遗症　过快纠正低钠血症的血钠浓度 $[> 12\text{mEq}/（L \cdot 24h）]$ 有发生渗透性脱髓鞘综合征的风险，渗透性脱髓鞘可引起构音障碍、缄默症、吞咽困难、嗜睡、情感改变、痉挛性四肢软瘫、癫痫发作、昏迷和死亡。

（2）肝损伤　为降低显著或不可逆肝损伤的风险，应该在开始使用托伐普坦之前、使用后 18 个月内的每月检测血液中肝转氨酶和胆红素，在此之后应定期（如每 3~6 个月）检查。

（3）肝硬化患者的胃肠道出血。

（4）脱水及血容量减少　在服用本药期间，限制液体摄入会增加发生脱水和体液量减少的风险，服用本药的患者应在口渴时持续饮水。

（5）高钾血症或升高血钾浓度　服用托伐普坦后，随着细胞外液量的急剧减少，可能导致血钾浓度升高。对于正在使用升高血钾浓度药物的患者或血钾浓度 > 5mEq/L 的患者，服药开始后应检测血钾浓度。

（6）糖尿病　托伐普坦可能引起高血糖。因此，接受托伐普坦治疗的糖尿病患者应谨慎管理。

（7）乳糖和半乳糖不耐受　本药含有辅料乳糖，有罕见的遗传性半乳糖不耐受、缺少乳糖酶或者葡萄糖－半乳糖吸收不良的患者不应服用本药。

【相互作用】（1）酮康唑及其他强效 CYP3A 抑制药　托伐普坦主要通过

CYP3A 代谢。酮康唑是强效 CYP3A 抑制药，也是 P 糖蛋白抑制药。托伐普坦与酮康唑 200mg/d 合并应用后，可致托伐普坦的暴露量增加 5 倍。本药与酮康唑 400mg/d 或其他强效 CYP3A 抑制药（如克拉霉素、伊曲康唑、泰利霉素、沙奎那韦、尼非那韦、利托那韦、奈法唑酮）的最高剂量联合应用，托伐普坦的暴露量会进一步增高。因此，本药不能与强效 CYP3A 抑制药联合应用。

（2）中效 CYP3A 抑制药　尚未对中效 CYP3A 抑制药（如红霉素、氟康唑、阿瑞匹坦、地尔硫䓬、维拉帕米）与托伐普坦合并应用对托伐普坦暴露量的影响进行研究。可以预料中效 CYP3A 抑制药和托伐普坦合并应用会增加托伐普坦的暴露量。因此，一般应避免本药与中效 CYP3A 抑制药合并应用。

（3）西柚汁　服用托伐普坦时如饮用西柚汁，托伐普坦的暴露量升高 1.8 倍。

（4）P 糖蛋白抑制药　使用环孢素等 P 糖蛋白抑制药的患者若合并应用托伐普坦，应根据疗效减少托伐普坦的用量。

（5）利福平及其他 CYP3A 诱导药　利福平是 CYP3A 和 P 糖蛋白的诱导药。与利福平合并应用后，托伐普坦的暴露量降低 85%。因此，常用剂量的托伐普坦与利福平或其他诱导药（利福布汀、利福喷汀、巴比妥类药物、苯妥英、卡马西平、圣约翰草等）合并应用，则不能得到期待的疗效。此时应该增加托伐普坦剂量。

（6）地高辛　地高辛是 P 糖蛋白的底物，而托伐普坦是 P 糖蛋白抑制药。托伐普坦与地高辛合并应用，可致地高辛的暴露量升高 1.3 倍。

【制剂与规格】片剂：15mg；30mg；60mg；90mg。

利希普坦
Lixivaptan

利希普坦是一种强效非肽类选择性 V2R 阻断药，从 2010 年 5 月开始，利希普坦进入低钠血症患者的Ⅲ期临床试验，包括伴有心衰的患者。利希普坦通过阻断 AVP 发挥作用从而排出多余液体，保留电解质。本药在治疗心衰伴低钠血症患者方面有良好前景。

沙特普坦
Satavaptan

沙特普坦是由法国赛诺菲－安万特公司研发的非肽类 V2R 阻断药，口服吸收良好，用于治疗抗利尿激素分泌异常综合征、充血性心衰、肝硬化、肾病综合征及尿崩症等疾病的Ⅲ期临床研究，但在 2009 年已停止开发。

考尼伐坦
Conivaptan

【物理性质】白色到类白色或浅橙白色粉末。极微溶于水。

【药理作用】考尼伐坦是一种 V1aR/V2R 的非选择性阻断药，二者阻断比率为 10：1。体外实验显示考尼伐坦与两种受体亲和力极强，达纳摩尔级。考尼伐坦对低钠血症的治疗主要通过肾集合管上的 V2R 介导。V2R 调控集合管顶膜上的 AQP2 数量，使血浆渗透压保持在正常范围内。V2R 阻断药主要作用是增加游离水的排泄，增加尿量及降低尿渗透压。考尼伐坦也可以通过阻断血管 V1R 收缩血管。

【体内过程】考尼伐坦在体内与血浆蛋白广泛结合，在 10~1000ng/ml 浓度范围中，考尼伐坦的血浆蛋白结合率达 99%。考尼伐坦仅通过细胞色素 P450 同工酶 CYP3A4 代谢，其代谢产物已发现有 4 种。代谢产物对 V1aR 和 V2R 的药理活性分别为考尼伐坦的 3%~50% 和 50%~100%。静脉注射后（40~80mg/d）药动力学参数是非线性的，可能是由于自身代谢被限制造成。在男性健康受试者中，注射后平均终末消除半衰期为 5 小时，平均清除率 15.2L/h。静脉或口服考尼伐坦，83% 通过粪便排出，约 12% 通过尿液排出。

【适应证】主要用于血容量正常的低钠血症（常伴发于抗利尿激素异常分泌综合征、甲状腺功能减退、肾上腺功能减退或肺部疾病）住院患者的治疗。研究证实静脉注射考尼伐坦可使血钠明显升高，这一效应有剂量依赖性，且高剂量组发生作用更快。

【用法用量】通过大静脉输注，每 24 小时更换输注部位以减少静脉输注对血管的刺激。初始给药剂量为 20mg，输注时间大于 30 分钟。之后持续输注超过 24 小时给药 20mg。给药 1 天后额外再持续输注 1~3 天，20mg/d。如果血钠未达到预期，最高可达 40mg/d，静脉输注大于 24 小时。总静脉输注时间不超过 4 天。患者需实时监测血钠和血容量。

【不良反应】①渗透性脱髓鞘综合征。②注射部位局部有刺激症状。

【禁忌证】①低容量性低钠血症。②与强 CYP3A 抑制药同用。③无尿患者。

【注意事项】（1）伴心衰的低钠血症　考尼伐坦用于心衰相关的高容量性低钠血症的安全性数据有限，在其他治疗方案无效后再考虑本药。

（2）血钠矫治过快　渗透性脱髓鞘综合征风险与过快矫正低钠血症有关。

【相互作用】（1）CYP3A 的抑制药和底物　考尼伐坦是 CYP3A 的敏感底物，与强 CYP3A 抑制药（如酮康唑、伊曲康唑、克拉霉素、利托那韦和茚地那韦）同时服用会增加考尼伐坦的暴露时间。与 CYP3A 同时服用会导致其他药物的暴露增加。

（2）地高辛　口服考尼伐坦与地高辛共同服用会导致地高辛的 C_{max} 和 AUC 分别增加 1.8 倍和 1.4 倍。所以在服用时要监测地高辛的浓度。

【制剂与规格】静脉注射液：20mg：4ml（用 5% 葡萄糖配置 20mg/dl 给药）。

莫扎伐普坦

Mozavaptan

莫扎伐普坦是由日本大冢制药公司在 1992 年研发的一个苯氮杂草类衍生物，是第一个非肽类 V1aR/V2R 阻断药。早期研究认为莫扎伐普坦为 V2R 阻断药，近期研究表明，其对 V2R 和 V1aR 的选择性指数为 10，所以将其归为 V1aR/V2R 非选择性受体阻断药。2006 年被日本批准用于低钠血症的治疗，本药还可以减少患者的液体摄入量的限制，从而提高他们的生活质量。目前在国内还没上市。

第四节
研究进展与展望

目前已经在临床应用和正在研发中的 V2R 阻断药见表 6-2。加压素受体阻断药公认的适应证是正常容量和高容量性低钠血症。研究表明，对于继发于心力衰竭或肝硬化的低钠血症，除了原发病外，低钠血症本身也是导致死亡率增高的原因，V2R 阻断药为低钠血症的治疗提供了希望。此外，V2R 阻断药在治疗多囊肾患者的肾功能衰竭、先天性尿崩症及预防肝硬化腹水形成等方面的研究也在进行中。初步的研究表明加压素受体阻断药可能在青光眼、梅尼埃病、蛛网膜下腔出血的脑血管痉挛、库欣综合征和肺小细胞癌中也发挥作用。

表 6-2　V2R 阻断药的临床应用

V2R 阻断药	分类	临床应用	初始剂量	中国	首次批准年份
托伐普坦	V2R	正常或高容量性低钠血症	15mg，口服	2011 年	FDA 2009
考尼伐坦	V1aR/V2R	正常容量性低钠血症	20mg，静脉注入	未上市	FDA 2005
莫扎伐普坦	V1aR/V2R	正常或高容量性低钠血症	30mg	未上市	日本 2006

参考文献

［1］Bachmann K, He Y, Sarver J, et al. Characterization of the cytochrome P450 enzymes involved in the *in vitro* metabolism of ethosuximide by human hepatic microsomal enzymes ［J］. *Xenobiotica*, 2003, 33(3): 265-76.

［2］Bemana I, Takahashi E, Nakamura T, et al. OPC-21268 an orally effective, non-peptide arginine vasopressinV1-receptor antagonist reduce vasogenic brain oedema [J]. *Acta Neurochir Suppl*, 1997, 70: 194-7.

[3] Decaux G, Soupart A, Vassart G. Non-peptide arginine-vasopressin antagonists: the vaptans [J]. *Lancet*, 2008, 371(9624): 1624-32.

[4] Ectopic ADH Syndrome Therapeutic Research Group, Yamaguchi K, Shijubo N, et al. Clinical implication of the antidiuretic hormone (ADH) receptor antagonist mozavaptan hydrochloride in patients with ectopic ADH syndrome [J]. *Jpn J Clin Oncol*, 2011, 41(1): 148-52.

[5] Fukui H. Do vasopressin V2 receptor antagonists benefit cirrhotics with refractory ascites [J]. *World J Gastroenterol*, 2015, 21(41): 11584-96.

[6] Ginès P, Wong F, Watson H, et al. Effects of satavaptan, a selective vasopressin V(2) receptor antagonist, on ascites and serum sodium in cirrhosis with hyponatremia: a randomized trial [J]. *Hepatology*, 2008, 48(1): 204-13.

[7] Greenberg A, Verbalis JG. Vasopressin receptor antagonists [J]. *Kidney Int*, 2006, 69(12): 2124-30.

[8] Gunnet J, Matthews J, Maryanoff B, et al. Characterization of RWJ-351647, a novel nonpeptide vasopressin V2 receptor antagonist [J]. *Clin Exp Pharmacol Physiol*, 2006, 33(4): 320-6.

[9] Hew-Butler T, Hummel J, Rider B, et al. Characterization of the effects of the vasopressin V2 receptor on sweating, fluid balance, and performance during exercise [J]. *Am J Physiol Regul Integr Comp Physiol*, 2014, 307(4): R366-75.

[10] Lacheretz F, Barbier A, Serradeil-Le G, et al. Effect of SR121463, a selective non-peptide vasopressin V2 receptor antagonist, in a rabbit model of ocular hypertension [J]. *J Ocul Pharmacol Ther*, 2000, 16(3): 203-16.

[11] László F, Varga C, Nakamura S. Vasopressin receptor antagonist OPC-31260 prevents cerebral oedema after subarachnoid haemorrhage [J]. *Eur J Pharmacol*, 1999, 364(2-3): 115-22.

[12] Molnár A, Varga C, Janáky T, et al. Biological half-life and organ distribution of [3H] 8-arginine vasopressin following administration of vasopressin receptor antagonist OPC-31260 [J]. *Regul Pept*, 2007, 141(1-3): 12-8.

［13］Naito A, Kurasawa T, Ohtake Y, et al. The effects of several vasopressin receptor antagonists on normal intraocular pressure and the intraocular distribution of vasopressin receptor subtypes ［J］. *Biol Pharm Bull*, 2002, 25(2): 251-5.

［14］Palm C, Reimann D, Gross P. The role of V2 vasopressin antagonists in hyponatremia ［J］. *Cardiovasc Res*, 2001, 51(3): 403-8.

［15］P é queux C, Keegan B, Hagelstein M, et al. Oxytocin- and vasopressin-induced growth of human small-cell lung cancer is mediated by the mitogen-activated protein kinase pathway ［J］. *Endocr Relat Cancer*, 2004, 11(4): 871-85.

［16］Rosner M. Lixivaptan: a vasopressin receptor antagonist for the treatment of hyponatremia ［J］. *Kidney Int*, 2012, 82(11): 1154-6.

［17］Shuaib A, Xu Wang C, Yang T, et al. Effects of nonpeptide V(1) vasopressin receptor antagonist SR-49059 on infarction volume and recovery of function in a focal embolic stroke model ［J］. *Stroke*, 2002, 33(12): 3033-7.

［18］Soupart A, Gross P, Legros J, et al. Successful long-term treatment of hyponatremia in syndrome of inappropriate antidiuretic hormone secretion with satavaptan (SR121463B), an orally active nonpeptide vasopressin V2-receptor antagonist ［J］. *Clin J Am Soc Nephrol*, 2006, 1(6): 1154-60.

［19］Takeda T, Sawada S, Takeda S, et al. The effects of V2 antagonist (OPC-31260) on endolymphatic hydrops ［J］. *Hear Res*, 2003, 182(1-2): 9-18.

［20］Thibonnier M, Coles P, Thibonnier A, et al. The basic and clinical pharmacology of nonpeptide vasopressin receptor antagonists ［J］. *Annu Rev Pharmacol Toxicol*, 2001, 41: 175-202.

［21］Thuluvath PJ, Maheshwari A, Wong F, et al. Oral V2 receptor antagonist (RWJ-351647) in patients with cirrhosis and ascites: a randomized, double-blind, placebo-controlled, single ascending dose study ［J］. *Aliment Pharmacol Ther*, 2006, 24(6): 973-82.

［22］Trandafir CC, Nishihashi T, Wang A, et al. Participation of vasopressin in the development of cerebral vasospasm in a rat model of subarachnoid haemorrhage ［J］. *Clin Exp Pharmacol Physiol*, 2004, 31(4): 261-6.

［23］Verbalis J, Adler S, Schrier R, et al. Efficacy and safety of oral tolvaptan therapy in patients with the syndrome of inappropriate antidiuretic hormone secretion ［J］. *Eur J Endocrinol*,

2011, 164(5): 725-32.

［24］Yamamura Y, Ogawa H, Yamashita H, et al. Characterization of a novel aquaretic agent, OPC-31260, as an orally effective, nonpeptide vasopressin V2 receptor antagonist ［J］. *Br J Pharmacol*, 1992, 105(4): 787-91.

［25］邱飞，王礼琛. 加压素 V2 受体拮抗剂 ［J］. 药学进展，2003，27（2）: 73-7.

（邵广莹　杨宝学）

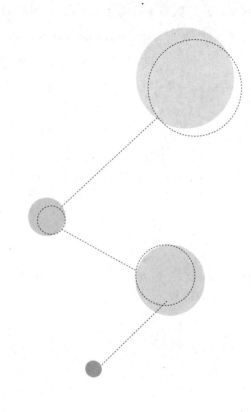

第七章

渗透性利尿药

渗透性利尿药是一类非电解质类，在体内不被代谢或代谢较慢，静脉给药后能迅速升高血浆和肾滤液的渗透压，抑制肾小管对水的重吸收，产生组织脱水和利尿作用的药物，也称脱水药。本类药物包括：甘露醇、山梨醇、异山梨醇、尿素、甘油、高渗葡萄糖、甘油果糖、白蛋白等。

第一节
渗透性利尿药的一般特性

渗透性利尿药（osmotic diuretic）为一类不易代谢的低分子量的多羟基化合物，如甘露醇、山梨醇、葡萄糖及尿素等，易被肾小球滤过到肾小管，而且不被肾小管重吸收，形成高渗滤液而阻止水的重吸收从而发挥利尿作用。使药物发挥渗透性利尿及组织脱水作用时须静脉给药。药物若口服，吸收极少，只发挥泻下作用。静脉注射后，药物不易从毛细血管渗入组织，能迅速提高血浆渗透压，使组织间液中的水分向血浆转移而产生组织脱水作用。本类的代表药物有甘露醇、山梨醇、异山梨醇、尿素、甘油、高渗葡萄糖、甘油果糖、白蛋白等（表 7-1）。

表 7-1　渗透性利尿药的名称及化学结构

药物名称	英文名	常用浓度	其他名称	化学结构
甘露醇	Mannitol	20% 注射液	甘露糖醇、六己醇，木蜜醇	
山梨醇	Sorbitol	25% 注射液	山梨糖醇	
异山梨醇	Isosorbide	50% 溶液		
葡萄糖	Glucose	50% 注射液	五羟基己醛、玉米葡糖	
尿素	Urea	50% 溶液	碳酰胺	

续表

药物名称	英文名	常用浓度	其他名称	化学结构
甘油	Glycerol		丙三醇	HO—⟍—OH (OH)
甘油果糖	Glycerol and Fructose	15% 注射液	布瑞得、甘瑞宁、甘果糖	
白蛋白	Albumin		清蛋白	

第二节
渗透性利尿药的药理学

一、作用靶点

渗透性利尿药主要在近曲小管和髓袢降支发挥利尿作用，水可以在这些位点自由通过，通过渗透性利尿作用，这些药物还可以抑制 ADH 在集合管的作用，一些不易被重吸收的化合物可以通过产生反渗透力抑制水的正常吸收，从而使尿量增加发挥利尿作用。

二、作用机制

渗透性利尿药作用机制是药物静脉给药后经肾小球滤过，不易被肾小管重吸收，在肾小管腔内形成高渗透压，减少肾小管对 Na^+、水的重吸收，也抑制集合管对水的再吸收而利尿。另外，药物还可通过扩充血容量，增加有效滤过压、提高肾血流量和肾小球滤过率而利尿。渗透性利尿药在体内不被代谢或代谢较慢，但能迅速提高血浆渗透压。由于上述特性，临床上可以使用相对大剂量，以显著增加血浆渗透压、肾小球滤过率和肾小管内液量，产生利尿脱水作用。

肾脏近曲小管内的尿液与血浆等渗。应用渗透性利尿药之后，其作用在肾单位中对水通透性较高的部分。由于近曲小管内尿液的渗透压高，可阻止水的重吸收，因此水和钠进入髓袢，再进入远曲小管。远曲小管内的钠、钾进行部分交换，于是水、钠和钾排出增多。

渗透性利尿药也可以增加血浆渗透压，通过血脑屏障可以控制脑脊液的压力和容量，达到消除脑水肿、减低颅内压的目的，常用于治疗不同病因引起的脑水肿，也可用作治疗颅内肿瘤或青光眼术前降眼压。

三、体内过程

渗透性利尿药不易从血管渗入组织，能迅速提高血浆渗透压，使组织间液中的水转移至血浆，从而发挥利尿作用。不同渗透性利尿药的药代动力学不尽相同，一般给药后 15~30 分钟内起效，药效可以持续 6~8 小时。静注高渗甘露醇后，一般在 10 分钟左右起效，能迅速增加尿量及排出 Na^+、K^+。经 2~3 小时利尿作用达高峰，药效可持续 8 小时。异山梨醇在口服后，98% 的药物由胃肠道吸收，97% 的药物在尿中以原型排出，不产生代谢作用，无热值产生。$t_{1/2}$ 为 8 小时。尿素经肾小球滤过后，约 50% 从肾小管中再吸收。该药脱水作用迅速，15~30 分钟起作用，可维持 3~6 小时。

四、适应证

脱水药增加血浆渗透压，通过血脑屏障可以控制脑脊液的压力和容量，达到消除脑水肿、减低颅内压的目的，常用于治疗不同病因引起的脑水肿，或可作为颅内肿瘤的姑息治疗或青光眼术前降眼压，也可以用来预防急性肾衰竭，作为辅助性利尿措施治疗肾病综合征、肝硬化腹水。

1. 脑水肿及青光眼

渗透性利尿药不易通过脑组织或眼前房水等有屏障的特殊组织，静脉滴入甘露醇等高渗溶液可以迅速使组织脱水，对脑瘤、颅脑外伤引起的脑水肿是首选药。甘露醇也可以降低青光眼患者的眼房水量及眼内压，可用于治疗急性青光眼及青光眼术前降眼压。

2. 预防急性肾功能衰竭

应用渗透性利尿药可以减少肾小管对水的重吸收，增大尿量，稀释小管液中的有害物质，从而保护肾小管，使其免于坏死，还能改善急性肾衰早期的血流动力学变化。

五、药物相互作用

甘露醇、山梨醇和异山梨酯等渗透性利尿药与洋地黄类强心苷合用时，可能增加强心苷药物的不良反应，与低钾血症有关。渗透性利尿药与其他利尿药或碳酸酐酶抑制药合用时，可增加其他利尿药或碳酸酐酶抑制药的利尿和降低眼内压的作用，因此渗透性利尿药与上述药物合用时应调整剂量。甘露醇与三氧化二砷、氟哌利多、左醋美沙多或索他洛尔合用时，可引起低血钾或低血镁，诱发 Q-T 间期延长的风险增加。与顺铂同时缓慢静脉滴注时，可减轻肾和胃肠道反应。甘露醇与亚硝脲类抗癌药或丝裂霉素合用时，可减轻亚硝脲及丝裂霉素的毒性反应，但不影响其疗效。甘露醇与两性霉素 B 合用时可降低两性霉素 B 的肾毒性。甘露醇与秋水仙碱合用时，可降低秋水仙碱的不良反应。甘露醇及高渗葡萄糖注射液与尿素混合应用时（以 30g 尿素加入 100ml 10％甘露醇溶液中）既能增强降低脑压效果，又可减少尿素用量，有助于防止尿素所致的反跳现象（颅内压减低后再行上升），在注射以上两药后，如再用 50％高渗葡萄糖注射液静脉注射，则疗效更加显著。

六、不良反应

（1）水和电解质紊乱　①快速大量给药可引起体内甘露醇积聚，急、慢性肾功能衰竭时可引起血容量迅速增多，心功能损害时可导致心力衰竭，稀释性低钠血症，偶可致高钾血症；②不适当的过度利尿导致血容量减少，加重少尿；③大量细胞内液转移至细胞外可致组织脱水，并可引起中枢神经系统症状。

（2）静脉给药过快，可加重心脏负荷　渗透性利尿药中如甘露醇、山梨醇等药物，若快速静脉给药，可引起一过性头痛、眩晕、视力模糊，可因循环血容量突然增加，加重心脏负荷，故慢性心功能不全者禁用。颅内有活动性出血者禁用，以免因颅内压下降而加重出血。静脉给药过快，有时也会引起渗透性肾病，其机制尚未完全阐明，可能与甘露醇引起肾小管液渗透压上升过高，导致肾小管上皮细胞损伤相关。病理表现为肾小管上皮细胞肿胀，空泡形成。临床上出现尿量减少，甚至急性肾功能衰竭。渗透性肾病常见于老年肾血流量减少及低钠、脱水患者。

（3）甘露醇外渗可致组织水肿、皮肤坏死。

（4）血栓静脉炎。

（5）长期应用会导致排尿困难。

第三节
主要的渗透性利尿药

甘露醇
Mannitol

【其他名称】甘露糖醇、六己醇、木蜜醇。

【**物理性质**】白色结晶或结晶性粉末；无嗅，易溶于水。

【**药理作用**】甘露醇是一种单糖，在体内不被代谢，经肾小球滤过后，几乎不被肾小管重吸收，起到渗透性利尿作用。临床常用其 20% 的高渗溶液，口服不吸收，必须静注给药，是临床抢救，特别是脑部疾患抢救的常用药，具有降低颅内压药物所要求的降压快、疗效准确的特点。甘露醇进入体内后能提高血浆渗透压，使组织脱水，降低颅内压和眼内压。药物从肾小球滤过后，不易被肾小管重吸收，使尿渗透压增高，带出大量水而脱水，临床上广泛应用于治疗颅脑外伤、脑瘤、脑组织缺氧引起的水肿、大面积烧伤后引起的水肿、肾功能衰竭引起的腹水、青光眼，加速毒物及药物从肾脏的排泄，并可防治早期急性肾功能不全。

（1）甘露醇产生排钠利尿作用的原因是通过稀释血液而增加循环血容量及肾小球滤过率，并间接减少髓袢升支对 NaCl 的再吸收，降低髓质高渗区的渗透压，使集合管中水的再吸收减少。甘露醇还能扩张肾血管、增加肾髓质血流量，使髓质间液 Na^+ 和尿素易随血流移走，这也有助于降低髓质高渗区的渗透压而利尿。

（2）预防急性肾衰、治疗急性少尿时利尿 ①提高血浆渗透压，增加血容量，促进 PGI2 分泌，从而扩张肾血管，增加肾血流量，使肾小球入球小动脉扩张，肾小球毛细血管压升高，皮质肾小球滤过率升高。②减轻肾间质水肿，改善肾脏缺血。③通过利尿，增加肾小管液量及尿流速度，起到冲刷作用，以免细胞碎屑及凝胶状蛋白堵塞肾小管造成尿闭。此外，提高肾小管液渗透压，减少水的重吸收也是导致利尿的重要原因。而且还有扩张肾血管，增加肾血流量，提高肾小球滤过率等作用，故除有较强的利尿作用外，尚可减轻肾缺氧、缺血，防治肾功能衰竭。

（3）治疗组织水肿 本药静注后，不容易从毛细血管渗入组织，能迅速地提高血浆渗透压，组织液（水）立即向血液内转移，使组织脱水，脑脊液压力下降，缓解症状。当以原型经肾排出时，肾小球滤过后，肾小管不再重吸收，尿中形成高渗而排出大量水。

【**体内过程**】口服吸收较少。静脉注射后，当血液中甘露醇浓度很高或存在酸中毒时，甘露醇可通过血脑屏障，并引起颅内压反跳。本药在肝脏内生成糖原，但由于静脉注射后迅速经肾脏排泄，故一般情况下经肝脏代谢的量很少。$t_{1/2}$ 为 100 分钟，当存在急性肾功能衰竭时可延长至 6 小时。肾功能正常时，静脉注射甘露醇 100g，3 小时内 80% 经肾脏排出。

【适应证】（1）脑水肿及青光眼　该药不易进入脑组织或眼前房水等有屏障的特殊组织，静脉滴入甘露醇的高渗溶液使这些组织特别容易脱水，对多种原因引起的脑水肿（如脑炎、脑瘤、颅脑外伤外缺氧、食盐中毒后期等）是首选药。也适用于脊髓外伤性水肿、肺水肿和其他组织水肿。甘露醇也可以降低青光眼患者的房水量及眼内压，短期用于急性青光眼，或术前使用以降低眼内压。

（2）预防急性肾功能衰竭　肾功能衰竭时应用甘露醇，能在肾小管液中发生渗透效应，阻止水再吸收，维持足够的尿流量，且使肾小管内有害物质稀释，从而保护肾小管，使其免于坏死。还能改善急性肾衰早期的血流动力学变化，对肾功能衰竭伴有低血压者，该药维持肾小球滤过率的效果也比盐水更好。

（3）作为辅助性利尿措施治疗肾病综合征、肝硬化腹水，尤其是当伴有低蛋白血症时。

（4）对某些药物逾量或毒物中毒（如巴比妥类药物、锂、水杨酸盐和溴化物等），本药可促进上述物质的排泄，并防止肾毒性。

（5）作为冲洗剂，应用于经尿道内作前列腺切除术。

（6）术前肠道准备。

【用法用量】（1）成人常用量　①利尿：常用量为按体重 1~2g/kg，一般用 20% 溶液 250ml 静脉滴注，并调整剂量使尿量维持在每小时 30~50ml。②治疗脑水肿、颅内高压和青光眼：按体重 0.25~2g/kg，配制为 15%~25% 溶液于 30~60 分钟内静脉滴注。当患者衰弱时，剂量应减小至 0.5g/kg。严密随访肾功能。③鉴别肾前性少尿和肾性少尿：按体重 0.2g/kg，以 20% 浓度于 3~5 分钟内静脉滴注，如用药后 2~3 小时每小时尿量仍低于 30~50ml，可再试用 1 次，如仍无反应则应停药。已有心功能减退或心力衰竭者慎用或不宜使用。④预防急性肾小管坏死：先给予 12.5~25g，10 分钟内静脉滴注，若无特殊情况，再给予 50g，1 小时内静脉滴注，若尿量能维持在每小时 50ml 以上，则可继续应用 5% 溶液静滴；若无效则立即停药。⑤治疗药物、毒物中毒：50g 甘露醇以 20% 溶液静滴，调整剂量使尿量维持在每小时 100~500ml。⑥肠道准备：术前 4~8 小时，10% 甘露醇溶液 1000ml 于 30 分钟内口服完毕。

（2）小儿常用量 ①利尿：按体重 0.25~2g/kg 或按体表面积 $60g/m^2$，以 15%~20% 溶液 2~6 小时内静脉滴注。②治疗脑水肿、颅内高压和青光眼：按体重 1~2g/kg 或按体表面积 $30~60g/m^2$，以 15%~20% 溶液于 30~60 分钟内静脉滴注。患者衰弱时剂量减至 0.5g/kg。③鉴别肾前性少尿和肾性少尿：按体重 0.2g/kg 或按体表面积 $6g/m^2$，以 15%~25% 浓度静脉滴注 3~5 分钟，如用药后 2~3 小时尿量无明显增多，可再用 1 次，如仍无反应则不再使用。④治疗药物、毒物中毒：按体重 2g/kg 或按体表面积 $60g/m^2$ 以 5%~10% 溶液静脉滴注。

【不良反应】（1）静脉给药过快可引起一过性头痛、眩晕、视力模糊。快速静脉给药，可因循环血容量突然增加，加重心脏负荷。

（2）渗透性肾病（或称甘露醇肾病），主要见于大剂量快速静脉滴注时。其机制尚未完全阐明，可能与甘露醇引起肾小管液渗透压上升过高，导致肾小管上皮细胞损伤有关。病理表现为肾小管上皮细胞肿胀，空泡形成。临床上表现为尿量减少，甚至急性肾功能衰竭。渗透性肾病常见于老年肾血流量减少及低钠、脱水患者。

（3）长期使用时，可能引起水、电解质平衡紊乱。①快速大量静注甘露醇可引起体内甘露醇积聚，血容量迅速增大（尤其是急、慢性肾功能衰竭时），导致心力衰竭（尤其有心功能损害时），稀释性低钠血症，偶可致高钾血症；②不适当的过度利尿导致血容量减少，加重少尿；③大量细胞内液转移至细胞外可致组织脱水，并可引起中枢神经系统症状。

（4）甘露醇外渗可致组织水肿、皮肤坏死。

（5）会引起血栓性静脉炎。

（6）易导致排尿困难。

【禁忌证】①已确诊为急性肾小管坏死的无尿患者，包括对试用甘露醇无反应者，因甘露醇积聚可引起血容量增多，加重心脏负担。②严重失水者。③肾脏损害或肾功能不全者（静脉滴注本药之后）。④颅内活动性出血者，因扩容加重出血，但颅内手术时除外。⑤心力衰竭、急性肺水肿，或严重肺淤血者。⑥对本药过敏者。⑦甘露醇能透过胎盘屏障，美国 FDA 妊娠期用药安全性分级为 C。

【注意事项】①是否能经乳汁分泌尚不清楚。② 12 岁以下的儿童应用本药的安全性和有效性未建立。③老年人用本药易发生肾损伤，应适当控制用量。④给予大剂量甘露醇可使血浆渗透压显著升高。

【相互作用】（1）可增加强心苷类药物的不良反应，与低钾血症有关。

（2）增加利尿药和碳酸酐酶抑制药的利尿和降低眼内压作用，与这些药物合用时应调整剂量。

（3）本药可引起低血钾或低血镁，与三氧化二砷、氟哌利多、左醋美沙朵或索他洛尔合用，诱发 Q-T 间期延长的风险增加。

（4）与顺铂同时缓慢静脉滴注，可减轻顺铂的肾和胃肠道反应。

（5）可降低亚硝脲类抗癌药及丝裂霉素的毒性，但不影响其疗效。

（6）可降低两性霉素 B 的肾毒性。

（7）可降低秋水仙碱的不良反应。

【制剂与规格】注射液：50ml：10g；100ml：20g；250ml：50g；3000ml：150g。

山梨醇
Sorbitol

【其他名称】山梨糖醇。

【物理性质】白色结晶性粉末；无嗅，味甜；有引湿性。在水中易溶，在乙醇中微溶，在三氯甲烷或乙醚中不溶。

【药理作用】山梨醇为甘露醇的异构体，作用与甘露醇相似但较弱，静脉注入本品浓溶液（25%）后，除小部分转化为糖外，大部以原型经肾排出，因形成血液高渗，可使周围组织及脑实质脱水而随药物从尿液排出，从而降低颅内压，消除水肿。注射后 2 小时达高峰，明显地使脑水肿逐渐平复，紧张状态消失，脑脊液压下降，在体内不被代谢，经肾小球滤过后在肾小管内甚少被重吸收，起到渗透利尿作用。

（1）组织脱水作用　提高血浆胶体渗透压，导致组织内（包括眼、脑、脑脊液等）水分进入血管内，从而减轻组织水肿，降低眼内压、颅内压和脑脊液容量及其压力。

（2）利尿作用　①增加血容量，并促进 PGI2 分泌，从而扩张肾血管，增加肾血流量包括肾髓质血流量。肾小球入球小动脉扩张，肾小球毛细血管压升高，皮质肾小球滤过率升高。②本药自肾小球滤过后极少（10%）由肾小管重吸收，故可提高肾小管内液渗透浓度，减少肾小管对水及 Na^+、Cl^-、K^+、Ca^{2+}、Mg^{2+} 和其他溶质的重吸收。过去认为本药主要作用于近端小管，但经穿刺动物实验发现，应用大剂量山梨醇后，通过近端小管的水和 Na^+ 仅分别增多 10%~20% 和 4%~5%；而到达远端小管的水和 Na^+ 则分别增加 40% 和 25%。提示髓袢重吸收水和 Na^+ 减少在山梨醇利尿作用中占重要地位。这可能是由于肾髓质血流量增加，髓质内尿素和 Na^+ 流失增多，从而破坏了髓质渗透压梯度差。

由于输注山梨醇后肾小管液流量增加，当某些药物和毒物中毒时，这些物质在肾小管内浓度下降，对肾脏毒性减小，而且经肾脏排泄加快。

【体内过程】利尿作用于静注后 0.5~1 小时出现，维持 3 小时。降低眼内压和颅内压作用于静注后 15 分钟内出现，达峰时间为 30~60 分钟，药效可维持 3~8 小时。80% 经肾脏排出。本药可由肝脏生成糖原。但由于静脉注射后迅速经肾脏排泄，故一般情况下经肝脏代谢的量很少。本药 $t_{1/2}$ 为 100 分钟，当存在急性肾功能衰竭时可延长至 6 小时。

【适应证】适用于治疗脑水肿及青光眼，也可用于心肾功能正常的水肿少尿。本药的作用、临床应用与甘露醇相同，但其水溶性较高，一般可制成 25% 的高渗液使用，进入体内后可在肝内部分转化为果糖，故作用较弱。价廉，故广泛应用。可作为甘露醇代用品。因为山梨醇与甘露醇互为同分异构体。

【用法用量】静脉注射，一次 25% 溶液 250~500ml，儿童每次按体重 1~2g/kg，在 20~30 分钟内输入。为消除脑水肿，每隔 6~12 小时重复注射 1 次。

【不良反应】（1）水和电解质紊乱最为常见　①快速大量静注山梨醇可引起体内山梨醇积聚，血容量迅速增大，导致心力衰竭（尤其有心功能损害时），稀释性低钠血症，偶可致高钾血症。②不适当的过度利尿导致血容量减少，加重少尿。

（2）寒战、发热。

（3）排尿困难。

（4）血栓性静脉炎。

（5）山梨醇外渗可致组织水肿、皮肤坏死。

（6）过敏引起皮疹、荨麻疹、呼吸困难、过敏性休克。

（7）头晕、视力模糊。

（8）高渗引起口渴。

（9）渗透性肾病　主要见于大剂量快速静脉滴注时。其机制尚未完全阐明，可能与山梨醇引起肾小管液渗透压上升过高，导致肾小管上皮细胞损伤有关。病理表现为肾小管上皮细胞肿胀，空泡形成，临床上出现尿量减少，甚至急性肾功能衰竭。渗透性肾病常见于老年肾血流量减少及低钠、脱水患者。

【禁忌证】①已确诊为急性肾小管坏死的无尿患者，包括对试用山梨醇无反应者，因山梨醇积聚引起血容量增多，加重心脏负担；②严重失水者；③颅内活动性出血者，因扩容加重出血，但颅内手术时除外；④急性肺水肿，或严重肺淤血者。

【注意事项】（1）用后偶有头昏或血尿出现。

（2）心功能不全，或因脱水所致尿少患者慎用。

（3）有活动性脑出血患者，除在手术中外，不宜应用。

（4）针剂如有结晶析出，可用热水加温摇溶后再注射。注射不宜太快，否则可引起头痛、视力模糊、眩晕、注射部位疼痛。注射时注意药液不可漏出血管。

【相互作用】（1）可增加洋地黄毒性作用，与低钾血症有关。

（2）增加利尿药及碳酸酐酶抑制药的利尿和降眼内压作用，与这些药物合并时应调整剂量。

【制剂与规格】注射液：100ml∶25g；250ml∶62.5g

异山梨醇
Isosorbide

【物理性质】白色或浅黄色晶体，溶于水、乙醇和酮类化合物。

【药理作用】本药是山梨醇的脱水衍生物，为口服渗透性脱水利尿药，作用机制类似于静注甘露醇和山梨醇。通过提高血浆渗透压，导致组织内（包括眼、脑、脑脊液等）水分进入血管内，从而减轻组织水肿，降低眼内压、颅内压和脑脊液容量及其压力。

【体内过程】口服后，98% 的药物由胃肠道吸收，97% 的药物在尿中以原型排出，不产生代谢作用，无热值产生。$t_{1/2}$ 为 8 小时。

【适应证】主要用于治疗脑积水、青光眼和由肿瘤或脑外伤引起的颅内压增高。

【用法用量】口服。成人一次 40~50ml（50% 溶液），一日 3 次；小儿一次 500mg/kg，一日 3 次。

【不良反应】恶心、腹泻、食欲不振，偶有腹痛，长期服用可引起电解质平衡紊乱。

【禁忌证】（1）颅内活动性出血及颅内血肿者，因扩容加重出血。

（2）处于脱水状态，肾功能不全所致的无尿症，出血性青光眼患者及充血性心力衰竭者慎用，多次用药时应保持足够的体液和电解质的平衡。

（3）老年人应用本药后较易出现肾损害，随年龄增长，发生肾损害的机会增多，适当控制用量。

【相互作用】①可增加洋地黄毒性作用，与低血钾有关。②可以增加利尿药及碳酸酐酶抑制药的利尿和降眼内压作用。与这些药物合并时应调整剂量。

【制剂与规格】口服液：100ml∶50g。

葡萄糖
Glucose

【物理性质】无色结晶或白色结晶性或颗粒性粉末；无嗅，味甜，有吸湿性。易溶于水。

【药理作用】50% 高渗葡萄糖溶液也有脱水及渗透性利尿作用，但高渗作用维持不久，因易被代谢，并能部分地从血管弥散到组织中，常与甘露醇合用以治疗脑水肿。

【体内过程】静脉注射葡萄糖直接进入血液循环。葡萄糖在体内完全氧化

生成 CO_2 和水，经肺和肾排出体外，同时产生能量。也可转化成糖原和脂肪贮存。一般正常人体每分钟利用葡萄糖的能力为 6mg/kg。

【适应证】①高渗溶液用作组织脱水药，可用于脑水肿、肺水肿及降低眼内压，常与甘露醇等脱水药联合应用；②补充热能和体液，用于各种原因引起的进食不足或大量体液丢失（如呕吐、腹泻、重伤大失血等），全静脉营养，饥饿性酮症；③低血糖症；④高钾血症：与胰岛素合用，可促进钾转移入细胞内；⑤配制腹膜透析液。

【用法用量】（1）组织脱水 高渗溶液（一般采用 25%~50% 高渗溶液）静脉注射，因其高渗透压作用，将组织（特别是脑组织）内液体引到循环系统由肾排出。一次静注 40~60ml 的 50% 溶液。注射时切勿注于血管之外，以免刺激组织。

（2）高钾血症 应用10%~25%注射液，每2~4g葡萄糖加1U胰岛素输注，可降低血钾浓度。但此疗法仅使细胞外 K^+ 进入细胞内，体内总钾含量不变。但若不采取排钾措施，仍有再次出现高钾血症的可能。

【禁忌证】（1）颅内或脊髓膜内出血以及脱水患者谵妄时，均禁止使用高渗葡萄糖注射液，以免发生意外。

（2）糖尿病患者。

【不良反应】（1）静脉炎 发生于高渗葡萄糖注射液滴注时。如用大静脉滴注，静脉炎发生率下降。

（2）高浓度葡萄糖注射液外渗可致局部肿痛。

（3）反应性低血糖 合并使用胰岛素过量，原有低血糖倾向及全静脉营养疗法突然停止时易发生。

（4）高血糖非酮症昏迷 多见于糖尿病、应激状态、使用大量的糖皮质激素、尿毒症腹膜透析患者腹腔内给予高渗葡萄糖溶液及全营养疗法时。

（5）电解质紊乱 长期单纯补给葡萄糖时易出现低钾、低钠及低磷血症。

（6）高钾血症 1型糖尿病患者应用高浓度葡萄糖时偶有发生。

【注意事项】（1）特殊人群用药 ①妊娠期妇女：分娩时注射过多葡萄糖，可刺激胎儿胰岛素分泌，发生产后婴儿低血糖。②儿童及老年：补液过快、过多，可致心悸、心律失常，甚至急性左心衰竭。

（2）下列情况慎用 ①胃大部分切除患者作口服糖耐量试验时易出现倾倒综合征及低血糖反应，应改为静脉葡萄糖试验；②周期性瘫痪、低钾血症患者；③应激状态或应用糖皮质激素时容易诱发高血糖；④水肿及严重心、肾功能不全、肝硬化腹水者，易致水潴留，应控制输液量；心功能不全者尤应控制滴速。

（3）使用前仔细检查包装，应完好无损；挤压检查内袋，如有渗漏即丢弃；内装溶液应澄清，无可见微粒，应一次性使用。

（4）遵医嘱，用无菌技术添加药物，充分混匀，并挤压检查有无渗漏。

（5）用药不得与输血同时进行。

（6）本药为大容量注射液，鉴于我国南北方温差大，避免过热或冰冻。

【制剂与规格】注射液：50ml：2.5g。

尿素

Urea

【物理性质】无色或白色针状或棒状结晶体，工业或农业品为白色略带微红色固体颗粒，无嗅无味，溶于水、醇，难溶于乙醚、三氯甲烷。呈弱碱性。

【药理作用】尿素是临床应用最早的强效利尿脱水药物，临床上常用其30%浓度的高渗溶液作为脱水药，用于降低颅内压治疗脑水肿，降低眼内压治疗青光眼。但由于尿素能逐渐穿透血脑屏障而进入脑脊液及脑组织中，带入水，故有反跳现象，颅内压回升，脑脊液压力甚至可超过治疗前水平。由于疗效不稳定，使用不方便，所以现在较少使用。该药须与甘露醇、高渗葡萄糖注射液等其他脱水利尿药物联合应用。

【适应证】现在较少用作组织脱水药，仅在眼科青光眼降眼压时偶尔使用。

【用法用量】静脉注射或快速静脉滴注：每次 0.5~1g/kg，于 20~30 分钟内滴注完毕。由于尿素有溶血作用，故临用时以 1% 甘露醇或山梨醇或 10% 葡萄糖溶液稀释成 30% 溶液静脉滴注。溶液应在 24 小时内用完，以防分解而释出氨，产生毒性。该药不宜用注射用水稀释，因能促进溶血。12 小时后可重复给药。一般可连用 1~3 天。

【禁忌证】可增加血中非蛋白氮，故肾功能不全、严重休克及明显脱水者、有活动性颅内出血者、血内氮质积留过多者忌用。

【不良反应】如药液溢至血管外，皮下组织可发生肿胀和坏死，要及时应用0.5%普鲁卡因局部封闭，再给予热敷，如大量溢出则需切开局部用0.9%氯化钠溶液冲洗。

【注意事项】（1）本药性质不稳定，注射液须在临用前以10%葡萄糖溶液溶解，并须在24小时以内用完，以防分解而释出氨，产生毒性，超过24小时不能再用。

（2）如药物贮存太久、药液温度过低、注射过快，可引起面色潮红、精神兴奋、焦躁不安等症状。

（3）药液漏出血管外，可引起局部红肿起泡，应以0.25%普鲁卡因局部封闭并加热敷。或用50%硫酸镁湿敷治疗。

【制剂与规格】注射液：30g∶100ml；60g∶250ml。

复方甘油注射液
Compound Glycerin Injection

【物理性质】无色的澄清液体。本药为复方制剂，含有甘油、氧化钠和注射用水。

【药理作用】复方甘油注射液是一种高渗性脱水药，可降低高颅压；甘油升高血浆渗透压可以降低眼内压。

【体内过程】静脉给药用于降低颅内压和眼压时约为10~30分钟起效（甘油起效时间比尿素和甘露醇慢）。静脉给药降低颅内压的作用持续2~4小时。80%的甘油在肝脏中代谢为葡萄糖或糖原，并氧化为水和二氧化碳，10%~20%在肾脏中代谢。甘油可被肾小球滤过，在浓度达到0.15mg/ml时，完全由肾小管重吸收。但在浓度更高时，甘油可在尿中出现并导致渗透性利尿。甘油的清除半衰期为30~45分钟。

【适应证】用于降低脑出血、脑梗死、脑外伤、脑膜炎、脑肿瘤等引起的高颅压。

【用法用量】静脉滴注，一次500ml。一日1~2次。滴注速度以每分钟不超过 3ml 为宜。

【禁忌证】严重心力衰竭者。

【注意事项】使用本药可能出现血红蛋白尿或血尿，其发生率与滴注速度过快有关，故应严格控制滴注速度（每分钟 2~3ml）。一旦发生血尿或血红蛋白尿，应及时停药，2 日内即可消失。

【制剂与规格】注射液：500ml。

甘油果糖氯化钠注射液
Glycerol Fructose and Sodium Chloride Injection

【物理性质】无色澄清液体。复方制剂，每 1000ml 中含甘油 100g、果糖 50g 和氯化钠 9g。

【药理作用】高渗的甘油果糖注射液，通过高渗透性脱水，能使脑组织水含量减少，降低颅内压。其降低颅内压作用起效较缓，持续时间较长。由于血脑屏障的作用，甘油进入血液后不能迅速转入脑组织及脑脊液中，致使血浆渗透压增高而脱水，达到降低颅内压及眼内压的目的。本药可促进组织中水分向血液流动，减轻组织水肿，增加血流量，改善缺血部位的供血、供氧量、组织代谢和细胞活力。甘油有引起溶血的可能，加入果糖之后可以防止溶血的发生。

【体内过程】本药经血液进入全身组织，经过 2~3 小时分布平衡。进入脑脊液及脑组织较慢，清除也较慢。本药大部分代谢为二氧化碳及水排出。本药经肾脏排泄少，故肾功能不全者亦可用。

【适应证】（1）用于脑血管病、脑外伤、脑肿瘤、颅内炎症及其他原因引起的急、慢性颅内压增高及脑水肿等。

（2）用于治疗青光眼及眼部手术时，减小眼容积等。尤其适用于有肾功能损害而不能使用甘露醇的患者。

【用法用量】静脉滴注，成人一般一次 250~500ml，一日 1~2 次，每次 500ml 需滴注 2~3 小时，250ml 需滴注 1~1.5 小时。

【禁忌证】①遗传性果糖耐受不良者禁用。②对本药成分过敏者禁用。

【注意事项】①严重循环系统功能障碍、尿崩症、糖尿病、溶血性贫血患者慎用。②妊娠期妇女及哺乳期妇女用药的安全性尚不明确。③用药时须注意患者钠盐摄入。

【制剂与规格】注射液：250ml：甘油25g，果糖12.5g，氯化钠2.25g；500ml：甘油50g，果糖25g，氯化钠4.5g。

人血白蛋白注射液
Human Albumin Injection

【物理性质】黄色或绿色至棕色略黏稠的澄清液体。

【药理作用】（1）维持血浆渗透压　人血白蛋白作为一种天然胶体，有效地维持着人血浆胶体渗透压。正常人体血浆中白蛋白含量约为35~50g/L，约占血浆总蛋白含量的60%，人血浆80%的胶体渗透压由白蛋白产生。5%白蛋白的胶体渗透压有着与正常人体相似的胶体渗透压，是等渗白蛋白，输入后不会削减组织间液；20%、25%的白蛋白是高渗白蛋白，可以显著地削减组织间液。白蛋白是血浆中含量最多、分子最小、溶解度大、功能较多的一种蛋白质。白蛋白可增加血浆胶体渗透压，防止血管内水分外渗，促进组织中的水吸收回血管内，从而达到消肿作用。

（2）运输及解毒　白蛋白能结合阴离子也能结合阳离子，可以输送不同的物质，也可以将有毒物质输送到解毒器官。

（3）营养供给　组织蛋白和血浆蛋白可互相转化，在氮代谢障碍时，白蛋白可作为氮源为组织提供营养。

【体内过程】白蛋白常于注射后的24小时内从尿中排出，输注白蛋白只能短暂提高血浆白蛋白。

【适应证】①失血创伤、烧伤引起的休克。②脑水肿及损伤引起的颅压升高。③肝硬化及肾病引起的水肿或腹水。④低蛋白血症的防治。⑤新生儿高胆红素血症。⑥用于心肺分流术、烧伤的辅助治疗、血液透析的辅助治疗和成人呼吸窘迫综合征。

【用法用量】一般采用静脉滴注或静脉注射。为防止大量注射时机体组织脱水，可采用5%葡萄糖注射液或0.9%氯化钠注射液适当稀释作静脉滴注（宜用备有滤网装置的输血器）。滴注速度应不超过2ml/min，但在开始15分钟内，应特别注意速度缓慢，逐渐加速至上述速度。使用剂量由医师酌情考虑，一般因严重烧伤或失血等所致休克，可直接注射本药 5~10g，隔 4~6 小时重复注射 1 次。在治疗肾病及肝硬化等慢性白蛋白缺乏症时，可每日注射本药 5~10g，直至水肿消失，血浆白蛋白含量恢复正常为止。

【禁忌证】①对白蛋白过敏者。②高血压患者、急性心脏病者、正常血容量及高血容量的心力衰竭患者。③严重贫血患者。④肾功能不全者。

【不良反应】偶可出现寒战、发热、颜面潮红、皮疹、恶心呕吐等症状，快速输注可引起血管超负荷导致肺水肿，偶有过敏反应。

【注意事项】①药液呈现混浊、沉淀、异物或瓶子有裂纹、瓶盖松动、过期失效等情况不可使用。②开启后应一次输注完毕，不得分次或给第二人使用。③输注过程中如发现患者有不适反应，应立即停止使用。④有明显脱水者应同时补液。⑤运输及贮存过程中严禁冻结。

【相互作用】本药不宜与血管收缩药、蛋白水解酶或含乙醇溶剂的注射液混合使用。

【制剂与规格】注射液：2g（白蛋白浓度 5%）/40ml；5g（20%）/25ml；5g（10%）/50ml；10g（20%）/50ml。

第四节
研究进展与展望

渗透性利尿药主要用于治疗急性脑水肿，降低眼内高压与颅内高压，也发现其有清除自由基、抑制神经细胞膜氧化、延缓神经元的不可逆损害等作用。此类药物还可以清除脑水肿后产生的大量自由基以减轻脑水肿对神经元的损害，降低血液黏稠度。因此，渗透性利尿药的应用日趋广泛。

但渗透性利尿药使用不当可引起严重不良反应。甘露醇可用于治疗高血压性脑出血，但甘露醇通过渗透性脱水作用减少脑组织含水量，使颅内压降低，血肿与脑组织间的压力梯度迅速增大，导致血肿及其周围脑组织对出血动脉破裂口压力解除，使填塞于破裂口的尚不牢固的新鲜止血栓脱落，从而引起继续出血。甘露醇具有扩容作用，并且其渗透压作用使红细胞平均体积缩小、血细胞比容下降、血黏度降低；另外红细胞在甘露醇的血浆中变形性增加、聚集性降低，影响血栓的形成和加固，从而增加继续出血的发生率。

研究证实，常规量（250ml）甘露醇易引发血肿扩大，不使用甘露醇虽不会引发血肿扩大，但对头痛等颅高压症状改善不明显，近半常规量（120ml）甘露醇既能有效缓解头痛等颅高压症状，又不致引发血肿扩大，是安全有效的甘露醇使用剂量。

因此，对于中小量高血压性脑出血患者，发病24小时内不宜盲目使用常规剂量甘露醇脱水治疗，以免使血肿扩大，加重病情。而应根据脑压情况，在综合治疗的基础上，合理应用甘露醇。

一、渗透性利尿药的泻下作用

甘露醇与山梨醇在口服剂量大于20g时，可用作泻药，甘露醇及山梨醇通过将水吸入大肠，刺激肠运动从而发挥泻下作用，已经证实老年人可以安全服用山梨醇，但建议用前咨询临床医生，临床有时将此类药物作为儿童的泻药。

二、渗透性利尿药与运动诱发的哮喘的诊断

近几年有文献报道甘露醇在吸入时可以刺激支气管，也可以用来诊断运动诱发性哮喘，甘露醇像运动一样可以作为支气管刺激因素，升高渗透压，使如前列腺素、白三烯、组胺等内源性介质的释放，导致平滑肌收缩。运动挑战测试（ECT）为诊断运动诱发的哮喘（EIA）和运动诱发的支气管收缩（EIB）的典型方法。2013年的一篇综述回顾了目前的文献，比较 eucapnic 自愿性呼吸过度和甘露醇刺激与标准运动挑战测试，以确定任一测试是否是诊断运动诱发的哮喘/运动诱发的支气管收缩的标准运动测试的合适替代。综

述指出虽然甘露醇引起哮喘的病理机制与运动类似，但实验中甘露醇的测试不会使患者面临与运动测试相同的增加心脏的风险，并且不需要与运动挑战测试相同量的设备或空间。但是上述结论目前仍缺少支持的证据。

三、渗透性利尿药与囊性纤维化的治疗

最近一篇综述文章总结了甘露醇对于囊性纤维化的治疗作用的研究。囊性纤维化是一种影响外分泌腺的遗传疾病，肺部感染会产生大量黏液阻塞呼吸通道，引起更多的感染和炎症反应，最终会损伤肺功能，甚至导致呼吸功能衰竭。已经有实验证实吸入甘露醇干粉可以提高囊性纤维化患者的肺功能，并且可以增加呼吸道黏液的清除率，吸入甘露醇干粉用于治疗囊性纤维化的Ⅲ期试验已经完成，具体机制仍然不太明确。

为了测试吸入甘露醇干粉是否有良好的耐受性，是否能提高患者的呼吸功能、改善患者的生活质量以及观察吸入甘露醇干粉治疗的副作用进行了共有 667 名志愿者的临床试验。试验数据显示吸入甘露醇干粉六个月可以明显提高囊性纤维化患者的肺功能，单独用甘露醇或甘露醇与脱氧核糖核酸酶 α 联合可以用于囊性纤维化患者的治疗，但是还需进一步实验研究确定两者哪种疗效更好及是否可以长期维持对囊性纤维化的治疗作用。

参考文献

［1］Ambühl P, Ballmer P, Krähenbühl S, et al. Quantification and predictors of plasma volume expansion from mannitol treatment［J］. *Intensive Care Med*, 1997, 23 (11): 1159–64.

［2］Anderson C, Shahvari M, Zimmerman J. The treatment of pulmonary edema in the absence of renal function. A role for sorbitol and furosemide［J］. *JAMA*, 1979, 241(10): 1008–10.

［3］Bernstein L, Blumberg B, Arkin M. Osmotic diuretic treatment of refractory edema［J］. *Circulation*, 1958, 17(6): 1013–20.

［4］Brannan J, Gulliksson M, Anderson S, et al. Evidence of mast cell activation and leukotriene release after mannitol inhalation ［J］. *Eur Respir J*, 2003, 22: 491 - 496.

［5］Brannan J, Gulliksson M, Anderson S, et al. Inhibition of mast cell PGD2 release protects against mannitol-induced airway narrowing ［J］. *Eur Respir J*, 2006, 27: 944-950.

［6］Burgess S, Abu-Laban R, Slavik R, et al. A systematic review of randomized controlled trials comparing hypertonic sodium solutions and mannitol for traumatic brain injury: implications for emergency department management ［J］. *Ann Pharmacother*, 2016, 50(4): 291-300.

［7］Davis S, Ferkol T. Hitting the target: new treatments for cystic fibrosis ［J］. *Am J Respir Crit Care Med*, 2010, 182(12): 1460-1.

［8］Dodion L, Ambroes Y, Lameire N. A comparison of the pharmacokinetics and diuretic effects of two loop diuretics, torasemide and furosemide, in normal volunteers ［J］. *Eur J Clin Pharmacol*, 1986, 31Suppl: 21-7.

［9］Ellis F, Krantz J. Sugar alcohols: XXII. Metabolism and toxicity studies with mannitol and sorbitol in man and animals ［J］. *J Biol Chem*, 1941, 141: 147-54.

［10］Francony G, Fauvage B, Falcon D, et al. Equimolar doses of mannitol and hypertonic saline in the treatment of increased intracranial pressure ［J］. *Crit Care Med*, 2008, 36(3): 795-800.

［11］Jacobson H, Kokko J. Diuretics: sites and mechanisms of action ［J］. *Annu Rev Pharmacol Toxicol*, 1976, 16: 201-14.

［12］Lederle F. Epidemiology of constipation in elderly patients. Drug utilisation and cost-containment strategies ［J］. *Drugs & aging*, 1995, 6(6): 465-9.

［13］Lorber J. Isosorbide in the medical treatment of infantile hydrocephalus ［J］. *J Neurosurg*, 1973, 39(6): 702-11.

［14］Mathisen O, Raeder M, Kiil F. Mechanism of osmotic diuresis ［J］. *Kidney Int*, 1981, 19: 431-37.

［15］Nevitt S, Thornton J, Murray C, et al. Inhaled mannitol for cystic fibrosis ［J］. *Cochrane Database Syst Rev*, 2018, 2: CD008649.

［16］Richet G. Osmotic diuresis before Homer W. Smith: a winding path to renal physiology ［J］. *Kidney Int*, 1994, 45(4): 1241-52.

［17］Ropper A. Hyperosmolar therapy for raised intracranial pressure ［J］. *N Engl J Med*, 2012; 367(8): 746-52.

［18］Ruiz J, Colorado H, Loy Mdel C, et al．Diagnosis and treatment of intracerebral hemorrhage ［J］．*Revlsta de Investigaeion Clinica*, 2002, 54(3): 275-80．

［19］Sakowitz O, Stover J, Sarrafzadeh A, et al．Effects of mannitol bolus administration on intracranial pressure, cerebral extracellular metabolites, and tissue oxygenation in severely head-injured patients" ［J］．*J Trauma*, 2007, 62(2): 292-8．

［20］Schrot R, Muizelaar J．Mannitol in acute traumatic brain injury ［J］．*Lancet*, 2002, 359(9318): 1633-4．

［21］Stickland M, Rowe B, Spooner C, et al．Accuracy of eucapnic hyperpnea or mannitol to diagnose exercise-induced bronchoconstriction: a systematic review ［J］．*Annals of Allergy, Asthma & Immunology*, 2011, 107(3): 229-34．

［22］Thenuwara K, Todd M, Brian J．Effect of mannitol and furosemide on plasma osmolality and brain water ［J］．*Anesthesiology*, 2002, 96(2): 416-21．

（李小为　杨宝学）

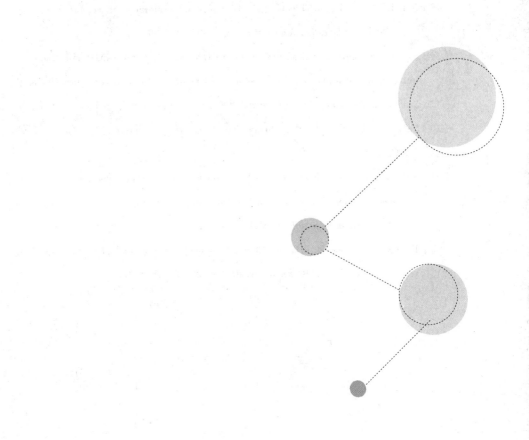

第八章

利尿药的临床应用

利尿药在临床被广泛应用治疗高血压、心力衰竭、脑水肿、肝硬化腹水、急慢性肾功能不全、肾病综合征、药物和毒物中毒、高钙血症和高钾血症等疾病。由于这些疾病的发病机制、病理过程和并发症不同，需选用合适种类的利尿药用于治疗。本章主要依据相关疾病的临床治疗指南，通过临床病例的分析，探讨利尿药在临床的应用原则和需要注意的问题。

第一节
治疗高血压

一、高血压概述

高血压（hypertension）是以血压升高为主要临床表现，伴或不伴有多种心血管危险因素的综合征，是导致心脏病、脑血管疾病、肾脏疾病发生和死亡的最重要危险因素，是全球最常见的慢性病。

（一）高血压的诊断分类

1. 按血压水平分类

在未使用降血压药物的情况下，非同日 3 次测量，收缩压 ≥ 140mmHg 和（或）舒张压 ≥ 90mmHg，可诊断为高血压。患者既往有高血压史，目前正使用抗高血压药物，血压虽低于 140/90mmHg，也诊断为高血压（表 8-1）。

表 8-1　血压水平的分级

类别	收缩压（mmHg）		舒张压（mmHg）
正常血压	< 120	和	< 80
正常高值	120~139	和（或）	80~89
高血压	≥ 140	和（或）	≥ 90
1 级高血压（轻度）	140~159	和（或）	90~99
2 级高血压（中度）	160~179	和（或）	100~109
3 级高血压（高度）	≥ 180	和（或）	≥ 110
单纯收缩期高血压	≥ 140	和	< 90

2. 按心血管风险分层

心血管风险分层：根据血压水平、心血管危险因素、靶器官损害、临床并发症和合并糖尿病，分为低危、中危、高危和很高危四个层次（表 8–2）。

表 8–2　心血管风险分层

其他风险因素和病史	血压		
	1 级高血压 SBP140~159 或 DBP90~99	2 级高血压 SBP160~179 或 DBP100~109	3 级高血压 SBP ≥ 180 或 DBP ≥ 110
无	低危	中危	高危
1~2 个其他危险因素	中危	中危	很高危
≥ 3 个其他危险因素 或靶器官损害	高危	高危	很高危
临床并发症或合并糖 尿病	很高危	很高危	很高危

注：SBP. 收缩压，systolic blood pressure；DBP. 舒张压，diastolic blood pressure。

（二）高血压治疗目标

高血压治疗的目标主要是血压达标，以期最大限度地降低心脑血管疾病发病及死亡总风险。

心血管危险与血压之间的相关呈连续性，在正常血压范围内并无最低阈值。高血压治疗目标是普通高血压患者血压降至 140/90mmHg 以下；老年（＞ 65 岁）高血压患者的血压降至 150/90mmHg 以下，年轻人或糖尿病、脑血管疾病、稳定性冠心病、慢性肾病患者血压降至 130/80mmHg 以下；如果能耐受，以上患者的血压水平还可以进一步降低，建议尽可能降至 120/80mmHg 以下。降压治疗的血压低限值尚未确定，但冠心病或高龄患者舒张压低于 60mmHg 时应予以关注。

（三）高血压的治疗原则和一般方案

1. 治疗原则

降压治疗应该确立血压控制目标值。另一方面，高血压常常与其他心脑血管疾病的危险因素合并存在，例如高胆固醇血症、肥胖、糖尿病等，协同加重心血管疾病危险，治疗措施应该是综合性的。不同人群的降压目标不同，一般患者的降压目标为 140/90mmHg 以下，对合并糖尿病或肾病等高危患者，应酌情降至更低。对所有患者，不管其他时段的血压是否高于正常值，均应注意清晨血压的监测，有研究显示半数以上诊室血压达标的患者，其清晨血压并未达标。

（1）改善生活行为　①减轻并控制体重；②减少钠盐摄入；③补充钙和钾盐；④减少脂肪摄入；⑤增加运动；⑥戒烟、限制饮酒；⑦减轻精神压力，保持心理平衡。

（2）血压控制标准个体化　由于病因不同，高血压发病机制不尽相同，临床用药分别对待，选择最合适的药物和剂量，以获得最佳疗效。

（3）多重心血管危险因素协同控制　降压治疗后尽管血压控制在正常范围，血压升高以外的多种危险因素依然对预后产生重要影响。

2. 降压药物治疗

对检出高血压的患者，应使用推荐的起始与维持治疗的降压药物，特别是每日给药 1 次能控制 24 小时并达标的药物，具体应遵循 4 项原则，即小剂量开始、优先选择长效制剂、联合用药及个体化。

（1）降压药物种类　①利尿药；②β 受体阻断药；③钙通道阻滞药；④血管紧张素转换酶抑制药；⑤血管紧张素 II 受体阻断药。

应根据患者的危险因素、靶器官损害及合并临床疾病的情况，选择单一用药或联合用药。选择降压药物的原则如下。

①使用半衰期 24 小时及以上、每日 1 次服药能够控制 24 小时血压的药物，如氨氯地平等，避免因治疗方案选择不当导致的医源性清晨血压控制不佳。

②使用安全、可长期坚持并能够控制每一个 24 小时血压的药物，提高患者的治疗依从性。

③使用心脑获益临床试验证据充分，并可真正降低长期心脑血管事件的药物，减少心脑血管事件，改善高血压患者的生存质量。

（2）治疗方案　大多数无并发症或合并症患者可以单独或者联合使用噻嗪类利尿药、β 受体阻断药等。治疗应从小剂量开始，逐步递增剂量。临床实际使用时，患者心血管危险因素状况、靶器官损害、并发症、合并症、降压疗效、不良反应等，都会影响降压药的选择。2级高血压患者在开始时就可以采用两种降压药物联合治疗。

二、利尿药治疗高血压的应用

（一）利尿药用于治疗高血压的历史

利尿药用于治疗高血压病的历史已经超过半个世纪。利用高血压发病机制研发降压药始于1948年，这类药物通过减少钠和体液潴留，降低血容量而使血压下降，被统称为利尿降压药。其中最主要的是噻嗪类，有氢氯噻嗪、氯噻嗪、氯噻酮。至今为止，美国、欧洲和中国等制定的系列高血压防治指南仍推荐利尿药为一线抗高血压药物。

利尿药能显著降低高血压患者心力衰竭及脑卒中的发病率和死亡率，是高血压治疗中的一线用药。

我国人群食盐摄入量普遍较高，北方地区日均14~16g，南方地区8~10g，远高于世界卫生组织（WHO）提出的食盐标准6g/d。个体之间存在对盐的遗传易感性差异。利尿药的利钠缩容机制特别适宜于高盐摄入患者的血压控制。因此，利尿药对于提高我国高血压患者的血压治疗率和控制率的作用不可低估。

（二）利尿药治疗高血压的相关指南

2010年《加拿大高血压教育计划及诊治建议》推荐：无合并症高血压患者，初始抗高血压单药治疗应包括噻嗪类利尿药。对于合并心衰的高血压患者，可使用醛固酮受体阻断药。如需要可加用噻嗪类利尿药及袢利尿药。对于合并脑血管疾病的高血压患者，可联用利尿药及ACEI。合并左室肥厚者，可选用噻嗪类。合并非糖尿病肾病时，可选用噻嗪类利尿药。当容量过多时，可选用袢利尿药。合并糖尿病且无蛋白尿时，可选用噻嗪类利尿药。合并蛋白尿且降压未达目标值时可加用噻嗪类利尿药。

2013 年欧洲高血压学会和欧洲心脏病学会（ESH/ESC）高血压指南提出 5 大类降压药，包括利尿药、钙通道阻滞药（CCB）、血管紧张素转换酶抑制药（ACEI）、血管紧张素 II 受体阻断药（ARB）、β 受体阻断药，均可作为高血压治疗的初始及维持用药。

2014 年美国心脏协会（AHA）、美国心脏病学会（ACC）与国家疾病控制中心（CDC）共同制定的降压治疗科学建议（AHA/ACC/CDC 科学建议），认为噻嗪类利尿药适合用于多数高血压患者的初始及维持治疗。美国高血压协会（ASH）与国际高血压协会（ISH）联合颁布的社区高血压管理临床实践指南（ASH/ISH 指南）中推荐 ≥ 60 岁的老年高血压患者首选噻嗪类利尿药与 CCB 治疗。

《中国高血压防治指南（2010）》及《中国高血压基层管理指南（2014 年修订版）》推荐 CCB、ACEI、ARB、利尿药和 β 受体阻断药等 5 类降压药物及固定低剂量复方制剂均可作为高血压初始和维持治疗药物。利尿药较少单独使用，常作为联合用药的基本药物使用。由于单药治疗往往仅能使一小部分高血压患者血压达标，多数患者需要联合用药。利尿药能够加强其他抗高血压药物的降压疗效，优势互补。这种强化作用依赖于利尿药减少体液容量以及预防其他降压药物应用后的液体潴留作用。

（三）利尿药的降压机制

目前常用的利尿药主要通过减少肾脏对 $NaCl$、$NaHCO_3$ 和水的重吸收而发挥利尿、降压作用。

1. 噻嗪类利尿药的降压机制

噻嗪类利尿药的降压机制分为初期及长期效应，通过减少血容量而产生降压作用。给药的初期，尤其是给药后 48 小时内，主要通过竞争性结合远曲小管始段 Na^+–Cl^- 共转运体（NCC）的 Cl^- 结合位点，减少 Na^+ 和 Cl^- 重吸收，促进 Na^+、Cl^- 和水的排出。此时机体血容量、细胞外液量、心排血量和血压明显下降，但总外周阻力代偿性增加。在血压下降的同时，交感神经系统和肾素–血管紧张素–醛固酮系统（RAAS）激活。此后随着交感神经系统兴奋和 RAAS 激活，6~8 周后血容量、心排血量逐渐恢复至服药前水平。此时继续增加其剂量，利尿作用增强，但降压效果并不增加，提示降压作用基本与利尿作用无关。

对于大多数噻嗪类药物而言，服药 6 小时后就几乎没有促尿钠排泄的作用，但血管阻力持续下降。因而其降压的长期效应主要是通过降低外周血管阻力实现，但具体机制仍不完全清楚。可能与利尿药因排 Na^+ 而降低血管平滑肌内 Na^+ 浓度，并可能通过 Na^+–Ca^{2+} 交换使胞内 Ca^{2+} 减少，降低血管平滑肌对缩血管物质的亲和力和反应性，同时增强对扩血管物质敏感性有关。

此外有研究发现氢氯噻嗪可以直接抑制血管平滑肌细胞内的碳酸酐酶，使细胞内 pH 升高，从而使 Ca^{2+} 激活的 K^+ 通道开放，使细胞膜超极化。氢氯噻嗪还具有部分阻滞电压依赖性钙通道的作用，从而使细胞内 Ca^{2+} 含量减少，血管平滑肌舒张。同时，还能降低血管平滑肌细胞内 RhoA 和 Rho 激酶（Rho kinase）的表达，通过 Rho/Rho kinase 通路减弱血管紧张素 Ⅱ 和去甲肾上腺素的缩血管效应。它还可下调心肌、肾脏组织的血管紧张素 Ⅱ 受体。此外，RAAS 有关基因的多态性也可影响氢氯噻嗪的降压作用，如 AGT–6 基因 GG 型、醛固酮合成酶（Cytochrome P450 11B2，CYP11B2）基因 CC 型，CYP11B2 基因 CC 型联合 ACE 基因 DD 型对氢氯噻嗪的降压反应优于其他基因型。

噻嗪类药物又可分为噻嗪和类噻嗪样利尿药，噻嗪利尿药包括氢氯噻嗪和苄氟噻嗪等。类噻嗪利尿药的化学结构不同于噻嗪利尿药，包括氯噻酮、吲达帕胺等。相同剂量时，氯噻酮的效价是氢氯噻嗪的 1.5~2.0 倍，且前者作用时间更长。

2. 袢利尿药的降压机制

袢利尿药利尿作用强大，其主要作用于髓袢升支粗段，可逆性地抑制 Na^+–K^+–$2Cl^-$ 共转运体（NKCC）对 Na^+、K^+ 和 Cl^- 的转运，减少 NaCl 的重吸收，从而达到利尿、降低血容量、降压效果。袢利尿药也可以阻断致密斑处的 NKCC，抑制管–球反馈机制。

3. 保钾利尿药的降压机制

保钾利尿药在远曲小管和集合管的皮质段上皮细胞内与醛固酮竞争结合醛固酮受体，从而抑制醛固酮促进 K^+-Na^+ 交换的作用，使 Na^+ 和 Cl^- 排出增多，起到利尿作用，而 K^+ 则被保留。该药利尿作用较弱，缓慢而持久。连续用药一段时间后，其利尿作用逐渐减弱。

（四）利尿药降压的临床应用

1. 噻嗪类利尿药

适用于大多数无利尿药禁忌证高血压患者的初始和维持治疗，尤其适合老年高血压、单纯收缩期高血压、伴肥胖或充血性心力衰竭的高血压患者。可作为二线用药与 RAAS 抑制药联合用于合并 2 型糖尿病高血压患者。

临床上，噻嗪类利尿药可与多种药物联用，起到更好的降压效果。噻嗪类利尿药与 ACEI/ARB 联合，一方面通过减少水钠潴留、扩张外周血管、抑制 RAAS 等多重机制增强降压效果，另一方面 RAAS 抑制药可减少噻嗪类利尿药所致的 RAAS 激活和低血钾等不良反应，是目前公认可优先选择的联合降压治疗方案。钙通道阻滞药能够促进肾脏排钠，与噻嗪类利尿药降压机制有部分重叠，都能导致交感神经系统和 RAAS 激活，故噻嗪类利尿药与钙通道阻滞药联合更适用于低肾素型高血压如多数老年高血压患者。β 受体阻断药通过降低心输出量、抑制交感神经活性和减少肾素分泌发挥降压作用，能够抑制噻嗪类利尿药所致的交感神经系统和 RAAS 激活。

由噻嗪类利尿药的药代动力学可知，其剂量 - 反应曲线平坦，小剂量即可达到较好降压效果，不良反应呈剂量依赖性，推荐使用小剂量。ACCOMPLISH 研究、VALUE 研究推荐用量为每日氢氯噻嗪（HCTZ）12.5~25mg。ADVANCE 研究、HYVET 研究推荐用量为每日吲达帕胺 1.25~2.5mg 或其缓释片 1.5mg 或另一种噻嗪类利尿药的等效剂量。

推荐小剂量噻嗪类利尿药与 RAAS 抑制剂合用，或使用利尿药缓释剂型，可以更好地减少低血钾发生的危险性。吲达帕胺缓释片 1.5mg 与普通片 2.5mg 相比，降压疗效相似，但降压更平稳，低血钾发生相对危险降低 62.5%。

2. 袢利尿药

主要用于伴肾功能不全、充血性心力衰竭、肾病综合征的高血压患者以及某些难控制的高血压。当估算肾小球滤过率（eGFR）低于 $30ml/min/1.73m^2$ 时，通常认为噻嗪类利尿药无效，可选用袢利尿药。呋塞米降压剂量通常为每日 20~80mg，分 2 次口服。托拉塞米在人体内作用时间长，可每日 1 次口服 5~10mg 治疗高血压。

3. 保钾利尿药

降压作用弱，不宜单独使用，常与其他利尿药合用。醛固酮受体阻断药是原发性醛固酮增多症所致高血压的首选降压药物，对某些难治性高血压可能有效。

氨苯蝶啶常用剂量每日 25~100mg，分 2 次口服；复方阿米洛利每片含阿米洛利 2.5mg，每次 1~2 片，每日 1~2 次口服。醛固酮受体阻断药螺内酯每日 20~40mg；依普利酮每日 50~100mg。保钾利尿药常与噻嗪类利尿药联用，可减少噻嗪类利尿药所致的 RAAS 激活和低血钾等不良反应，是较理想的联合降压治疗方案。

（五）利尿药降压的优势人群

1. 老年高血压

年龄大于 65 岁人群高血压的患病率高（60%~80%）。老年人高血压的特点为：收缩压升高，脉压增大；血压波动大。血压"晨峰"现象增多，高血压合并体位性低血压和餐后低血压者增多；血压昼夜节律异常的发生率增高。表现为夜间血压下降幅度＜ 10% 或＞ 20%，导致心、脑、肾等靶器官损害的危险增加。

1991 年发表的老年收缩期高血压研究是一项大规模、多中心、随机双盲的安慰剂对照试验。该研究入选了 4736 例年龄 ≥ 60 岁的老年收缩期高血压患者，平均随访 4.5 年，结果发现氯噻酮治疗可显著降低脑卒中 36%、非致死性心力衰竭 54% 和心肌梗死 33% 的发生率。ALLHAT 的 5 年随访结果表明，在 13000 名年龄 ≥ 65 岁患者中，氯噻酮降低收缩压的效果要分别优于 ACEI

（相差 2mmHg, $P < 0.001$）和 CCB（相差 0.8mmHg, $P=0.03$）。HYVET 研究共纳入 3845 例高龄高血压患者，平均年龄 83.5 岁。结果证实以吲达帕胺缓释片（1.5mg/d）为基础，必要时加用培哚普利的降压方案，在降压的同时显著降低了高龄高血压患者的全因死亡率和致死性脑卒中，并显著降低致死性和非致死性心力衰竭发生率，且严重不良事件发生率明显降低。

利尿药适合用于老年人。因为相对年轻人而言，一方面老年人对盐更加敏感，而利尿药可以促进水钠排泄。另一方面，老年人 RAAS 反应能力下降，低肾素型高血压多见，利尿药对低肾素型高血压效果更好。因此，许多高血压指南都建议 60 岁以上的老年人应首选利尿药治疗，联合用药中最多的是噻嗪类利尿药。

2. 难治性高血压

在改善生活方式的基础上，应用合理联合的最佳及可耐受剂量的 3 种或 3 种以上降压药物（包括利尿药）后，在一定时间内（至少 > 1 月）药物调整的基础上血压仍未控制在 140/90mmHg（糖尿病及肾病患者控制在 130/80mmHg）以下者，或服用 4 种或 4 种以上降压药物血压才能有效控制，称为难治性高血压。

益格鲁 – 斯堪的纳维亚心脏终点试验 – 降压支（ASCOT–BPLA）是一项至今为止规模最大、在高血压并且至少合并其他三项危险因素的人群中评价不同降血压治疗方案长期有效性的临床研究。其难治性高血压亚组分析共包括 1411 例患者，在已有 3 种降压药基础上，加用螺内酯（平均剂量为 25mg）降压，治疗时间中位数为 1.3 年，结果治疗前后血压降低 21.9/9.5mmHg，并显著提高达标率。

新近发表的 PATHWAY–2 研究显示，经 A+C+D 分治疗后血压仍不能达标的难治性高血压患者，将螺内酯作为第四种降压药物较其他药物能够更显著地降低血压水平，进而提高降压达标率。这一研究证实了螺内酯在顽固性高血压治疗中的重要作用，对于指导顽固性高血压的药物治疗具有良好的实用意义。

AHA 2008 年发表的难治性高血压诊断、评估和治疗的声明指出：难治性高血压患者液体容量负荷重，未应用利尿药或利尿药剂量不足是难治性高血压的原因之一，增加利尿药剂量是控制难治性高血压的主要手段，利尿药尤其是长效利尿药对血压控制至关重要。

3. 盐敏感性高血压

盐敏感性高血压指相对高盐摄入导致的血压升高，是存在于部分个体的一种血压对盐的遗传易感性。盐敏感被认为是由于肾小球的滤过能力减低和（或）肾小管钠再吸收的比率增加所导致。

中国一般人群中盐敏感者占15%~42%，而高血压人群中50%~60%为盐敏感者，有高血压家族史的成人中盐敏感者为65%，青少年中为45%。黑人、老年人、停经女性、糖尿病、肥胖和代谢综合征患者中盐敏感者比例较高。盐敏感性高血压是高血压的一种特殊类型，同时也是难治性高血压的重要原因之一。

高盐摄入/盐敏感性增加容量负荷，导致血压升高。氢氯噻嗪作为利尿药可以降低高钠导致的容量负荷，有效降低血压。同时，ARB又可以抵抗利尿药引起的RAAS激活，进一步降低血压。故ARB+HCTZ更适合高盐摄入人群。

荟萃分析显示高盐饮食显著增加心血管事件总体风险17%，增加脑卒中发生风险达23%，是心血管事件的独立危险因子。高盐饮食可激活局部组织RAAS，引起心、脑、肾和血管等靶器官损害。ARB/HCTZ协同抑制组织RAAS，降低血压，保护靶器官。ARB和利尿药联合应用时对容量系统和RAAS双重抑制，相互协同，对于高盐摄入/盐敏感人群的高血压患者均会产生协同降压作用。

对盐敏感的高血压患者，通过ARB与HCTZ的组合，可以最大限度地发挥ARB的效果，并得到倍增性的降压效果。

4. 心力衰竭合并高血压

高血压是心力衰竭的常见病因，急性心力衰竭或是慢性心力衰竭失代偿期均伴有水钠潴留。利尿药具有利尿排钠作用，可以消除患者体内过多滞留的液体，有效缓解患者症状，降低患者血压。大量的临床试验证实，心力衰竭是利尿药的强适应证。

对于高血压伴心力衰竭的患者，特别是轻微液体潴留的患者，各国指南均推荐噻嗪类利尿药作为首选。如果单独使用噻嗪类利尿药不能控制液体潴留，则改用或加用袢利尿药。噻嗪类利尿药和袢利尿药作用部位不同，合用可以增加利尿效果，但二者合用往往不能进一步降低血压。

高血压合并心力衰竭时，只要无禁忌证，噻嗪类利尿药需与RAAS抑制药合用，因为使用利尿药后激活RAAS所致的有害作用，可被后者所抵消。目前噻嗪类利尿药、RAAS抑制药和β受体阻断药组成的三药联合方案，已成为轻中度心力衰竭的标准治疗方案。

保钾利尿药可以减少心力衰竭患者的室性心律失常发生率。RALES研究发现，在ACEI与袢利尿药治疗基础上加用螺内酯（25mg/d），可进一步改善中重度心力衰竭（NYHA Ⅲ~Ⅳ）患者的症状，降低病死率，延长生存期。

EPHESUS研究入选了6642例高危心力衰竭患者（急性心肌梗死后3~14天，左室射血分数≤40%）伴或不伴心力衰竭临床症状。在标准心力衰竭治疗基础上，加用依普利酮（起始剂量为25mg/d，最高剂量增至50mg/d），结果发现依普利酮组全因死亡率、心血管病死亡或因心血管事件住院率明显下降，特别是依普利酮组头30天的心脏猝死较常规治疗组降低了37%。原因主要与依普利酮降低心源性猝死，减少心力衰竭恶化住院有关。因此，醛固酮拮抗药在高血压合并心力衰竭，特别是NYHA Ⅲ~Ⅳ级的心力衰竭治疗中具有重要的作用。

5. 冠心病

高血压是冠心病的独立危险因素，在115/75~185/115mmHg范围内，收缩压每升高20mmHg死于致命冠脉事件风险升高1倍。利尿药常与钙通道阻滞药等药物联合使用。在稳定型和非稳定型心绞痛患者中均有使用。

6. 高血压合并慢性肾病

肾脏疾病（包括糖尿病肾病）应严格控制血压（<130/80mmHg），当尿蛋白>1g/d时，血压目标应为<125/75mmHg；并尽可能将尿蛋白降至正常。常小剂量利尿药与ACEI、ARB、钙通道阻滞药联合使用。

7. 其他类型高血压

对于原发性醛固酮增多症患者、低肾素型高血压、黑人高血压、肥胖人群高血压患者而言，应用利尿药也具有良好的降压效果。

利尿药在使用过程中会出现电解质紊乱、糖代谢障碍、低血压、耳毒性等不良反应。其大多数并发症与使用的剂量和持续时间相关。在利尿药使用前和使用过程中定期监测血电解质、血脂、血糖和肾功能等，可以及时发现并纠正利尿药所致不良反应。

三、病例分析

【病例一】患者，男，65 岁。

现病史　患者于 5 年前发现血压升高，高于 140/90mmHg，之后多次测血压示高于正常，血压最高达 200/120mmHg，曾在外院诊断为"高血压病3 级"，但一直未经正规诊断和治疗，平素未服药治疗，血压控制差，波动大，时感头昏不适。近 2 日无明显诱因出现头昏，在家多次测量血压，波动在 200/120mmHg 左右，伴恶心、呕吐 2 次，量少、为胃内容物，无肢体麻木，无肢体活动障碍。今为进一步诊断治疗收入院。起病以来患者无腹痛、腹泻，无周期性瘫痪、烦渴、多尿，无黑矇、晕厥。精神、饮食、睡眠可，大、小便正常，体重无明显改变。

既往史　否认糖尿病病史。无输血史，否认肝炎、结核病史，否认外伤史，否认食物及药物过敏史。预防接种史不详。

家族史　否认家族遗传倾向的疾病、否认家族传染病。

其他

个人史　生于原籍，有吸烟饮酒史，否认近期疫区及流行病区接触史，否认工业毒物及放射性物质接触史，无冶游史及性病史。

婚育史　适龄结婚，育有 2 子 2 女，爱人健在，子女均体键。

体格检查　T：37℃；P：87 次 / 分；R：20 次 / 分；BP：170/100mmHg。

一般检查 一般情况可，发育正常，营养中等，步入病房，神志清楚，检查合作。皮肤、黏膜：全身皮肤黏膜无黄染，无苍白、瘀斑。全身浅表淋巴结：全身浅表淋巴结未触及肿大；头部五官：头颅五官无畸形，眼球无凸出，巩膜无黄染，双侧瞳孔等大等圆，直径 3mm，对光反射存在。外耳道无异常分泌物，鼻腔通畅，口唇无发绀，扁桃体不大，咽无充血，伸舌居中。颈部：颈软，气管居中，甲状腺不大。胸部：胸廓对称无畸形，无压痛，胸式呼吸存在，节律整齐，胸壁静脉无曲张。视诊：腹平坦，腹壁静脉无曲张，未见胃肠型及蠕动波，腹式呼吸存在，未见手术切口瘢痕。触诊：腹柔软，无压痛，无反跳痛，未触及包块，肝脏剑下、右肋下未触及，墨菲征阴性，脾脏未触及，双肾未触及，季肋点无压痛，输尿管点无压痛。叩诊：肝浊音界正常，肝上界在右锁骨中线第 5 肋间，肝区无叩痛，肾区无叩痛，移动性浊音阴性。听诊：肠鸣音正常，4 次 / 分，未闻及血管杂音。脊柱、四肢：脊柱无畸形，无侧弯，无压痛，无叩痛，活动度正常，无杵状指（趾），四肢关节无红肿。双下肢不肿，无静脉增粗、迂曲。

专科检查 视诊：心前区无隆起及凹陷。心尖搏动位于左第 5 肋间锁骨中线处，搏动范围 1cm，剑下未见心脏搏动。触诊：心尖搏动位于左第 5 肋间锁骨中线处，无抬举感，未触及震颤，无心包摩擦感。叩诊：心浊音界向左扩大。右界（cm）肋间左界（cm）2 Ⅱ 2 2 Ⅲ 4 3 Ⅳ 6 Ⅴ 8（左锁骨中线距前正中线为 8cm）听诊：心率 82 次 / 分，节律齐。A2 > P2，心音正常，各瓣膜听诊区未闻及杂音，无心包摩擦音。附加心音无。周围血管征：无水冲脉，毛细血管搏动征阴性，无枪击音，无杜氏双重杂音。无脉搏短绌，无交替脉。

辅助检查项目列表 心电图：心电图显示左心室肥厚。

实验室检查项目列表 上皮细胞数 35.8/μl；总胆固醇 5.34mmol/L；总胆红素 24.3μmol/L；间接胆红素 17.6μmol/L；碱性磷酸酶 177U/L；白细胞 7.57×10^9/L；中性粒细胞百分比 70.7%；红细胞 4.62×10^{12}/L；血红蛋白 158g/L；血小板：232×10^9/L，空腹血糖 5.5mmol/L，尿常规蛋白（+），尿酸 450μmol/L，低密度脂蛋白 3.1mmol/L。体重指数（BMI）28.8kg/m^2。

医生处方 美托洛尔 25mg，口服，2 次 / 日；氢氯噻嗪 25mg，口服，2 次 / 日。

用药后患者血压控制不理想，仍在 150/100mmHg 左右；1 周后查空腹血糖 6.9mmol/L，尿酸 500mmol/L，低密度脂蛋白 3.40mmol/L，均有升高。

用药分析

（1）β 受体阻断药美托洛尔、利尿药氢氯噻嗪，两者均能影响糖、脂代谢以及诱发高尿酸血症，联合使用后引起血糖、血脂升高及高尿酸血症、肾脏病变，且降低人体对胰岛素敏感性，增加体重。尤其对老年人以及合并上述症状时，应慎用 β 受体阻断药与利尿药。在此应停用 β 受体阻断药，首选氢氯噻嗪类利尿药、血管紧张素转换酶抑制药（ACEI）、血管紧张素 II 受体阻断药（ARB）、长效钙通道阻滞药（CCB）。

（2）对于此类高危患者，应针对性应用耐受性较好的长效 ARB 类药物，疗效可维持 24 小时。它既可以减轻左心室肥厚，保护心、肾和减少蛋白尿，不影响糖、脂代谢，同时又能改善胰岛素敏感性，延缓糖耐受量。对此患者，宜首选该类药物中的氯沙坦 50mg，口服，1 次 / 日，可一举多得，即降血压、降尿酸、护心、改善左室重构、减少蛋白尿。

（3）噻嗪类利尿药对老年高血压患者可以大幅度降低其心血管事件发生率与死亡率，但应严格把握使用剂量。在此，氢氯噻嗪应改用小剂量 12.5mg/d。小剂量时对糖、脂代谢无影响。由于氯沙坦降压作用起效缓慢，与其联用为最佳搭配，降压效果可翻倍。

（4）极高危患者可合用阿司匹林，以协同预防心脑血管疾病。

（5）同时控制血糖、戒烟戒酒，低盐饮食，减肥控制体重达标状态。

【病例二】患者，女，40 岁。慢性肾炎，高血压。

现病史 患者诉于 5 年前无明显诱因，反复感头晕，头重脚轻，持续约半小时，自行缓解。无头痛、视物旋转、视物模糊，无恶心、呕吐，无心悸、面色潮红，无呼吸困难、发热，无咯血、发绀，无胸痛，无耳鸣、眼花，无晕厥、水肿，无四肢无力，无四肢疼痛等，曾多次就诊当地医院，测血压均高于 150/95mmHg，血压最高达 180/105mmHg，诊断为"高血压病"，不规则服用"尼群地平 10mg qd"等治疗，血压控制尚可，波动于正常范围。入院前 3 天，感头晕，头重脚轻，持续性，休息不能缓解，无视物模糊、视物旋转，无恶心、呕吐，无四肢无力、二便失禁，无意识障碍，无心悸、气促，就诊我院，门诊查血压 180/100mmHg，诊为"高血压病"收住入院。自发病以来，精神、食欲、睡眠欠佳，二便如常，体重无明显变化。

既往史 慢性肾炎，否认"冠心病、糖尿病"病史。否认"病毒性肝炎、肺结核"等传染性病史。否认有药物及食物过敏史。否认有手术、外伤史。否认输血史。预防接种史不详。

个人史 出生并长于原籍，居住及生活环境良好。无酗酒、吸烟、吸毒等不良嗜好。否认到过传染病、地方病流行地区。否认有工业毒物、粉尘、放射性物质接触史。无不良嗜好，生活习惯规律，无冶游史。

月经史 14 岁，2016 年 9 月 10 日，经量一般色红，无血块及痛经，月经周期规则，量正常。白带正常，无痛经史。

婚姻史 25 岁结婚，育 1 子 1 女，配偶及子女身体健康。

家族史 家族中否认与遗传有关疾病及与患者同样疾病。父、母、子、女健康状况良好，无特殊病史可询。

体格检查 T：36.5℃；P：78 分；R：22 次 / 分；BP：180/100mmHg。

发育正常，营养中等，神志清楚，自动体位，查体合作。全身皮肤黏膜无黄染及出血点，全身浅表淋巴结无肿大。头颅五官发育正常，额纹对称，双巩膜无黄染，双侧瞳孔等大等圆，直径 3mm，对光反射灵敏。双耳廓无畸形，双外耳道无异常分泌物流出，乳突无压痛，双耳粗测听力正常。鼻外观无畸形，鼻翼无煽动，鼻中隔无偏曲，鼻旁窦无压痛。口唇无发绀，伸舌居中，扁桃体无肿大。颈软，颈静脉无怒张，气管居中，双侧甲状腺无肿大。双胸廓对称无畸形，呼吸运动自如，双侧语颤正常，无增强及减弱，双肺叩呈清音，双肺呼吸音清晰，未闻及干湿啰音。心前区无异常隆起，心尖搏动位于第 5 肋间左锁骨中线内 0.5cm 处，心界不大，心率 78 次 / 分，律齐，心音有力，无杂音。腹平，未见胃肠型及蠕动波，腹软，左上腹有压痛，无反跳痛，肝脾肋下未及肿大，肝区、双肾区无叩痛，腹部叩诊鼓音，移动性浊音阴性，肠鸣音 4 次 / 分。肛门、外生殖器未检查。脊柱四肢无畸形，活动可，双下肢无水肿，生理反射存在，病理征未引出。

辅助资料 TCD：脑供血正常，心电图无异常。

实验室检查项目列表 上皮细胞数 35.8 /μl；总胆固醇 4.72mmol/L；总

胆红素 26.1μmol/L；间接胆红素 16.7μmol/L；碱性磷酸酶 189U/L；白细胞 $6.66×10^9$/L；中性粒细胞百分比 73.6%；红细胞 $4.41×10^{12}$/L；血红蛋白 165g/L；血小板：$215×10^9$/L，空腹血糖 5.8mmol/L，尿常规蛋白（+），尿酸 385μmol/L，低密度脂蛋白 2.7mmol/L。体重指数（BMI）22.8kg/m^2。

医生处方 卡托普利25mg，口服，2次/日；螺内酯20mg，口服，2次/日。用药 5 天后，患者出现下肢软弱无力，心悸。检查血钾为 5.8mmol/L。

用药分析 ACEI 卡托普利对肾脏有保护作用，优先用于肾病患者高血压的治疗，但其在应用中会使血钾升高。螺内酯为保钾利尿药，与卡托普利联用，特别是在肾功能不好的情况下联用易使患者出现严重高血钾，应引起高度注意。建议停用螺内酯，改用排钾利尿药，根据肾功能情况可选用噻嗪类或袢利尿药。

第二节
治疗心力衰竭

一、心力衰竭概述

心力衰竭简称心衰，是指由于心脏的收缩功能和（或）舒张功能发生障碍，不能将静脉回心血量充分排出心脏，导致静脉系统血液淤积，动脉系统血液灌注不足，从而引起心脏循环障碍症候群，此种障碍症候群集中表现为肺淤血、腔静脉淤血。心力衰竭并不是一个独立的疾病，而是心脏疾病发展的终末阶段。其中绝大多数的心力衰竭都是以左心衰竭开始的，即首先表现为肺循环淤血。

（一）心力衰竭分类

1. 急性心力衰竭

急性心力衰竭是指因急性的心肌损害或心脏负荷加重，造成急性心排血量骤降、肺循环压力升高、周围循环阻力增加，引起肺循环充血而出现急性肺淤血、肺水肿并可有伴组织、器官灌注不足和心源性休克的临床综合征，以急性左心衰竭最为常见。急性心衰可以在原有慢性心衰基础上急性加重，也可以在心功能正常或处于代偿期的心脏的基础上突然起病。发病前患者多数合并有器质性心血管疾病，常见于急性心肌炎、广泛性心肌梗死、心室流出道梗阻、肺动脉主干或大分支梗死等。可表现为收缩性心衰，也可以表现为舒张性心衰。急性心衰常危及生命，必须紧急抢救。

2. 慢性心力衰竭

慢性心力衰竭是指持续存在的心力衰竭状态，可以稳定、恶化或失代偿。慢性心力衰竭是各种病因所致心脏疾病的终末阶段，是一种复杂的临床综合征，主要特点是呼吸困难、水肿、乏力，但上述表现并非同时出现。一般均有代偿性心脏扩大或肥厚及其他代偿机制参与，常伴有静脉压增高导致的器官充血性病理改变，可有心房、心室附壁血栓和静脉血栓形成。成人慢性心力衰竭的病因主要是冠心病、高血压、瓣膜病和扩张型心肌病。

（二）心力衰竭的治疗原则

1. 急性心力衰竭

一旦确诊，应规范治疗。

（1）初始治疗为经面罩或鼻导管吸氧；吗啡、袢利尿药、强心剂等经静脉给予。使患者取坐位或半卧位，两腿下垂，减少下肢静脉回流。

（2）病情仍不缓解者应根据收缩压和肺淤血状况选择应用血管活性药物，如正性肌力药、血管扩张药和血管收缩药等。

（3）病情严重、血压持续降低（＜90mmHg）甚至心源性休克者，应监测血流动力学，并采用主动脉内球囊反搏、机械通气支持、血液净化、心室机械辅助装置以及外科手术等各种非药物治疗方法。

（4）动态测定 BNP/NT-proBNP 有助于指导急性心衰的治疗，治疗后其水平仍高居不下者，提示预后差，应加强治疗；治疗后其水平降低且降幅＞30%，提示治疗有效，预后好。

（5）控制和消除各种诱因，及时矫正基础心血管疾病。

2. 慢性心力衰竭

慢性心衰的治疗已从利尿、强心、扩血管等短期血流动力学/药理学措施，转为以神经内分泌抑制为主的长期的、修复性的策略，目的是改变衰竭心脏的生物学性质。

（1）病因治疗　控制高血压、糖尿病等危险因素，使用抗血小板药物和他汀类降血脂药物进行冠心病二级预防。消除心力衰竭诱因，控制感染，治疗心律失常，纠正贫血、电解质紊乱。

（2）改善症状　根据病情调整利尿药、硝酸酯和强心药的用法用量。

（3）正确使用神经内分泌抑制药　从小剂量增至目标剂量或患者能耐受的最大剂量。

（4）监测药物反应

①水钠潴留减退者：可逐渐减少利尿药剂量或小剂量维持治疗，早期很难完全停药。每日体重变化情况是检测利尿药效果和调整剂量的可靠指标，可早期发现体液潴留。在利尿药治疗时，应限制钠盐摄入量（＜3g/d）。

②使用正性肌力药物的患者：出院后可改为地高辛，反复出现心衰症状者停用地高辛，否则易导致心衰加重。如出现厌食、恶心、呕吐时，应测地高辛浓度或试探性停药。

③血管紧张素转换酶抑制药（ACEI）或血管紧张素Ⅱ受体阻断药（ARB）：每1~2周增加一次剂量，同时监测血压、血肌酐和血钾水平，若血肌酐显著升高［＞265.2μmol/L（3mg/dl）］、高钾血症（＞5.5mmol/L）或有症状性低血压（收缩压＜90mmHg）时应停用ACEI或ARB。

④病情稳定、无体液潴留且心率≥60次/分钟的患者，可以逐渐增加β受体阻断药的剂量，若心率＜55次/分或伴有眩晕等症状时，应减量。

（5）监测频率　患者应每天自测体重、血压、心率并登记。出院后每两周复诊1次，观察症状、体征并复查血液生化，调整药物种类和剂量。病情稳定3个月且药物达到最佳剂量后，每月复诊1次。

二、利尿药治疗心力衰竭的应用

（一）利尿药用于治疗心力衰竭的历史

利尿药从 20 世纪 50 年代开始被应用于心衰的治疗，仍是有效控制及充分消除液体潴留的首选药物。心衰的治疗方针主要针对血流动力学异常，包括应用洋地黄增强心肌收缩力、利尿药改善水肿状态及血管扩张药降低心脏前后负荷，上述"强心、利尿、扩血管"方案有着良好的短期效应，是心衰治疗历史上突破性的成就。随着研究的进展及对心衰疾病认识的深入，20 世纪 90 年代以来慢性心衰的治疗方式已有重大转变，从旨在改善短期血流动力学状态转变为长期的修复性策略。至今为止，各种慢性心力衰竭诊断与治疗指南中均指出，利尿药是唯一可以充分控制心力衰竭液体潴留的治疗药物，可尽快减轻患者的临床症状，于数小时或数日内减轻肺水肿和外周性水肿，故常被作为治疗心力衰竭的基础药物。

2012 年 ESC 心力衰竭指南、2014 年中国心力衰竭诊断和治疗指南都提出，对于急性心衰伴有体循环和（或）肺循环淤血以及容量负荷（前负荷）过重的患者，都推荐尽早使用袢利尿药，可以迅速减少有效循环血量，降低肺毛细血管楔压，减轻心脏容量负荷（前负荷），改善患者的临床症状。

2014 年中国心力衰竭诊断和治疗指南将醛固酮拮抗药适用人群扩大至所有伴有症状的 NYHA Ⅱ ~ Ⅳ级的心衰患者，可改善患者预后。

（二）利尿药治疗心力衰竭的机制

1. 袢利尿药

袢利尿药主要通过抑制肾小管髓袢升支粗段对氯化钠的主动重吸收，使管腔液 Na^+ 和 Cl^- 浓度升高，而髓质间液 Na^+ 和 Cl^- 浓度降低，致渗透压梯度差降低，肾小管浓缩功能下降，致 Na^+、Cl^- 及水排出增加。此类利尿药有别于其他种类利尿药在于：①不仅作用于肾小管髓袢，而且对肾小管其他各段均有作用。②抑制前列腺素分解酶的活性，使 PGE2 含量增加，从而扩张肾小管，降低肾血管阻力，致肾血流量增加，尤其是肾皮质深部血流量增加。由于它使流经致密斑的 Cl⁻ 减少，可减弱或阻断球 – 管反射，使肾小管血流量增加同时不降低肾小球滤过率，更增强其利尿作用，并可预防急性肾功能衰竭发生。③此类利尿药呈明显剂量 – 效应关系，随着剂量的增加利尿效果明显增强。④除有利尿作用外还有扩张静脉，迅速增加静脉容量，降低肺毛细血管楔压的作用，对于急性左心衰竭、肺水肿的治疗等有利。

目前临床上呋塞米最为常用，但有研究认为托拉塞米的疗效及安全性更优于呋塞米。可能与托拉塞米拮抗充血性心衰患者心脏醛固酮与受体的结合，抗心肌纤维化，改善心脏交感神经过度激活的作用有关。

2. 噻嗪类利尿药

噻嗪类利尿药主要通过抑制远曲肾小管前段和近曲肾小管对氯化钠的重吸收，从而增加远曲肾小管和集合管的 Na⁺–K⁺ 交换，使 K⁺ 分泌增加，并能抑制磷酸二酯酶活性，减少肾小管对脂肪酸的摄取和线粒体氧耗，从而抑制肾小管对 Na⁺ 和 Cl⁻ 的主动重吸收。

临床上的噻嗪类利尿药主要有苄氟噻嗪、氢氯噻嗪、美托拉宗等。由噻嗪类利尿药的药代动力学可知，其剂量 – 反应曲线平坦。且噻嗪类利尿药仅使滤过 Na⁺ 增加 5%~10%，自由水排泄减少，当肾功能中度受损时，则丧失其利尿作用。故 2010 年急性心力衰竭诊断和治疗指南推荐噻嗪类仅作为袢利尿药的辅助或替代药物，或在需要时作为联合用药。

3. 保钾利尿药

保钾利尿药主要通过作用于远曲肾小管和集合管的皮质段，阻断 Na⁺–K⁺ 和 Na⁺–H⁺ 交换，使 Na⁺、Cl⁻ 和水排泄增加。

此类利尿药代表药物为螺内酯、氨苯蝶啶及阿米洛利，临床常应用螺内酯。虽然此药利尿效果较弱，但因其能拮抗醛固酮与受体结合，抑制神经体液过度激活从而逆转心室重构，改善心衰预后。

2005 年欧洲心脏病学会心衰指南对醛固酮拮抗药用于心衰治疗的证据升级为ⅠB 类，推荐心功能Ⅲ～Ⅳ级的心衰患者，急性心肌梗死后有心衰症状或合并糖尿病的患者使用醛固酮拮抗药。2012 年欧洲心脏病学会心衰指南推荐将醛固酮拮抗药用于心功能 II 级及其以上伴有左心室射血分数 < 35% 的心衰患者。

4.V2 受体阻断药

托伐普坦是一种新型的非肽类选择性血管加压素（AVP）V2 受体阻断药，作用机制是通过抑制血管加压素与肾脏集合管 V2 受体相结合，来抑制集合管对水的重吸收，发挥利尿作用，特点是排水不排钠。在 2012 年欧洲指南中被推荐用于常规利尿药（袢利尿药、噻嗪类利尿药等）疗效较差、合并低钠血症或者有肾功能不全的心衰患者，可明显改善水钠潴留的相关症状。在临床中，一般从口服 7.5~15mg/d 开始，疗效欠佳者可逐渐加量至 30mg/d。

托伐普坦可改善心衰患者早期症状，降低因低钠血症给心衰患者预后带来的不良影响，但是对于血钠正常心衰患者的临床净获益尚缺乏相关研究。

（三）利尿药治疗心力衰竭的应用

1. 急性心力衰竭

利尿药可以在短时间内减少有效循环血量，降低肺毛细血管楔压，减轻心脏前负荷，改善患者临床症状。2012 年 ESC 心力衰竭指南、2014 年中国心力衰竭诊断和治疗指南都提出急性左心衰的患者应尽早使用袢利尿药。

静脉使用袢利尿药也有扩张血管效应，在使用早期（5~30 分钟）其降低肺阻抗的同时也降低右房压和肺动脉楔压。其与慢性心衰时使用利尿药不同，严重失代偿性心衰患者使用利尿药能使容量负荷恢复正常，可以在短期内减少神经内分泌系统的激活。特别是在急性冠脉综合征的患者，应使用低剂量的袢利尿药。

静脉使用袢利尿药（呋塞米、托拉塞米）有强效快速的利尿效果，AHF患者优先考虑使用。在入院以前就可安全使用，应根据利尿效果和淤血症状的缓解情况来选择剂量。开始使用负荷剂量，然后继续静脉滴注呋塞米或托拉塞米，静脉滴注比一次性静脉注射更有效。噻嗪类利尿药和螺内酯可以联合袢利尿药使用，低剂量联合使用比高剂量使用一种药更有效，而且继发反应也更少。将袢利尿药和多巴酚丁胺、多巴胺或硝酸盐联合使用也是一种治疗方法，它比仅仅增加利尿药更有效，不良反应也更少。

2. 慢性心力衰竭

对于慢性心力衰竭患者，有液体潴留的患者均需利尿药治疗，推荐按照NYHA评估的心功能 II ～ III 级的患者均应用利尿药治疗，而心功能为 I 级的心力衰竭患者以及从未出现过水、钠潴留症状的心力衰竭患者，则不宜使用利尿药进行治疗。

由于利尿药可激活内源性神经内分泌因子活性，尤其是 RAAS，因此应与 ACEI（或 ARB）联合应用，可有较好协同作用。利尿药不仅能够在短时间内缓解心力衰竭症状，而且是 ACEI、ARB 以及 β 受体阻断药等药物的作用基础。

在慢性心衰中的治疗中首选袢利尿药，噻嗪类利尿药以及螺内酯等保钾利尿药仅作为袢利尿药的辅助药物。对于 NYHA III 级以上的心衰患者或心衰伴肾小球滤过 < 30ml/min 时，不宜应用噻嗪类利尿药。

由于慢性心力衰竭时，RAAS 被激活，在血管紧张素 1 型受体（AT1）介导下刺激肾上腺皮质球状带分泌大量的醛固酮，加之心衰时由于肝淤血，致肝脏血流量减少，对醛固酮的降解作用减弱，使体内醛固酮显著增加，其升高幅度与心衰严重程度成正比，与心衰死亡率相关。醛固酮具有促进心脏间质细胞分裂增殖，促进心肌纤维化及心脏重塑，增加 Na^+、水潴留，使心衰加重的作用。因此对于 NYHA 评估的心功能 III 级以上心衰患者，应于袢利尿药基础上加用小剂量螺内酯（20mg/d 或依普利酮 25~50mg/d），以拮抗醛固酮作用，可有效防止或逆转心肌纤维化及心脏重塑，并有轻微利尿作用，可有效改善心力衰竭患者的血流动力学异常，改善心衰患者症状，降低其心血管事件发生率和死亡率。

利尿药一般从小剂量开始应用（例如氢氯噻嗪的起始用量为 25mg/d，呋塞米的起始用量为 20mg/d，托拉塞米的起始用量为 10mg/d），逐渐加量，直至尿量增加，以每日体重减轻 0.5~1.0kg 为宜。具体临床剂量见表 8-3。

表 8-3　利尿药治疗心力衰竭的临床剂量

利尿药		每天起始剂量（mg）		每天常用剂量（mg）	
襻利尿药	呋塞米	20~40		40~240	
	布美他尼	0.5~1.0		1~5	
	托拉塞米	5~10		10~20	
噻嗪类利尿药	氢氯噻嗪	25		12.5~100	
	美托拉宗	2.5		2.5~10	
	吲达帕胺	2~5		2.5~5	
保钾利尿药	（联合用药）	ACEI/ARB	/	ACEI/ARB	/
	螺内酯	12.5~25	50	50	100~200
	阿米洛利	2.5	5	20	40
	氨苯蝶啶	25	50	100	200

当心力衰竭患者的临床症状（肺部啰音消失、水肿消退、体重稳定）得到有效地控制后，即可逐渐降低利尿药的使用剂量，并以最小的有效剂量维持长期用药。可通过监控患者每日的液体出入量、体重的变化及相应的临床症状，掌握利尿药的治疗效果。若患者的体重在 3 天内突然增加＞2kg，则可为其增加利尿药的使用剂量；若患者在无液体潴留的情况下，出现了低血压、氮质血症，则应立即为其降低利尿药的使用剂量。

3.顽固性心力衰竭

尽管使用合理的药物治疗，患者仍在休息或轻微活动中出现症状或症状恶化称为顽固性心衰。往往这些患者心功能在Ⅲ～Ⅳ级，左室射血分数＜25%。顽固性心衰多表现为顽固性右心衰，患者出现严重的肝脏淤血，尿量减少，高度水肿，长期应用大剂量利尿药造成对各种利尿药耐药，水肿不断加重，进入恶性循环。

此时可采用以下方法对患者进行治疗：①静脉注射利尿药：例如按照 10~40mg/h 的剂量为患者持续静脉滴注呋塞米；②联合应用 2 种或 2 种以上利尿药；③加用具有增加肾血流作用的药物：例如按照 100~250μg/min 的剂量为患者短期使用小剂量的多巴胺进行静脉滴注或按照 2~5μg/（kg·min）的

剂量为患者短期使用小剂量的多巴酚丁胺进行静脉滴注。

此外，还可为出现利尿药抵抗现象的患者试用新型利尿药托伐普坦进行治疗。托伐普坦是一种血管加压素 V2 受体阻断药，此药利尿的效果明显，非常适合用于有严重水肿、使用常规剂量的利尿药进行治疗的效果不佳或存在利尿药抵抗现象的患者。

（四）利尿药在心力衰竭治疗中的注意事项

（1）从小剂量开始，一般氢氯噻嗪从 25mg/d，呋塞米从 20mg/d 开始，再根据临床效果来调整剂量。但如果是急性心力衰竭并出现急性肺水肿则应当使用足量袢利尿药静脉注射，如呋塞米。重症心力衰竭伴肾功能不全时，应选用呋塞米或布美他尼治疗。急性心肌梗死伴心力衰竭、低血压或心源性休克，应避免使用强效快速利尿药；慢性肺心病伴心力衰竭时，宜小剂量，间断利尿。

（2）慢性心力衰竭病情控制后仍需长期使用，但剂量、服药方法可适当调整。每日体重的变化是最可靠的监测水钠潴留的指标，可根据体重变化情况来调整利尿药用量。

（3）利尿药用量不足可能导致心功能恶化，并影响 ACEI 和 β 受体阻断药的疗效和长期稳定地使用。利尿药用量过多，则可能导致低血压、氮质血症、低钠、低钾血症或增加应用 ACEI 和 ARB 后导致的肾功能不全的发生率。因此应及时调整剂量。

（4）如患者对利尿药不敏感，可通过改用利尿药静脉滴注、联合使用两种利尿药、加用小剂量多巴胺或多巴酚丁胺 2~5μg 短时间静脉滴注增加肾血流量等方法来解决。

（5）同时使用抗心律失常的药物时，会增加心律失常的风险。因此在利尿药治疗中应定期检测血电解质。噻嗪类利尿药对代谢的不利影响较明显。长期使用、老年人、大量快速利尿后、合并肝肾功能不良者容易出现不良反应。

利尿药通过抑制钠和水的重吸收，使体液量减少，心室的前负荷相应减少，进而改善心脏功能，缓解肺淤血及组织水肿，效果确切快速，而且利尿药是控制水钠潴留的理想药物，是保证 ACEI 或 β 受体阻断药能长期稳定使用的基础，因此它是心力衰竭药治疗标准中不可缺少的组成部分。有时只需单独使用利尿药，就能缓解心力衰竭症状。但长期单独使用利尿药治疗心力衰竭是没有临床依据的，必须和其他药物一起使用才能取得更好的疗效。

三、病例分析

【病例一】患者男性，75 岁。主诉：发现血压升高 30 余年，胸闷、喘憋 2 年，加重 1 月。

现病史　患者于 30 年前查体时发现血压升高，当时测血压 170/110mmHg，无明显头痛、头晕，无恶心、呕吐等不适症状，开始未在意，未予诊治。平时未监测血压。近 5 年患者监测血压发现血压波动较大，最高达 210/120mmHg，开始间断应用复方降压片、卡托普利、硝苯地平缓释片 II 等药物控制血压，血压控制在 160/90mmHg 左右。自 2 年前开始，患者经常于活动后出现胸闷、憋喘，无明显胸痛，无心慌，无头痛、头晕，无恶心、呕吐，休息后上述症状可在 20 分钟左右缓解。患者通过自行减少平日活动量，症状有所减轻，开始未在意，未作系统诊治。但近一月患者自觉上述症状逐渐加重，轻微活动也可引起上述症状，偶有夜间阵发性呼吸困难，端坐呼吸，伴双下肢水肿。今为系统治疗而入院。

患者自发病以来，食欲稍差，大小便如常。

入院诊断　高血压病（3 级，很高危）；心律失常；永久性心房颤动；心功能 III 级。

初始药物治疗方案　呋塞米 20mg iv qd；地高辛片 0.125mg po qd；华法林 2.5mg po qd；氢氯噻嗪片 25mg po qd；螺内酯片 20mg po qd；马来酸依那普利片 5mg po qd；酒石酸美托洛尔片 12.5mg po bid。

入院第 7 天，患者自述胸闷、喘憋症状明显缓解，夜间无阵发性呼吸困难，睡眠好。饮食可，大小便无明显异常。查体：BP 160/90mmHg，双肺呼吸音粗，未闻及明显干湿性啰音，心率 76 次 / 分，心律绝对不齐，第一心音强弱不等，心尖部、主动脉瓣区可闻及收缩期吹风样杂音。双下肢水肿基本消失。停用酒石酸美托洛尔缓释片 47.5mg po qd 口服控制心率。停呋塞米 20mg iv。

入院第 9 天，患者一般活动后未再出现明显胸闷、憋喘等不适症状。查体：BP 135/80mmHg，双肺呼吸音粗，无干湿性啰音。心率 64 次 / 分，心律绝对不齐，双下肢无水肿。复查电解质、肾功能正常；INR：1.94；BNP：186pg/ml；6 分钟步行试验：500m。患者病情好转出院。

出院后继续药物治疗　华法林 2.5mg po qd；氢氯噻嗪片 25mg po qd；螺内酯片 20mg po qd；地高辛片 0.125mg po qd；马来酸依那普利片 10mg po qd；琥珀酸美托洛尔缓释片 47.5mg po qd。

出院诊断　高血压病（3 级，很高危）；心律失常；永久性心房颤动；心功能Ⅲ级。

用药分析

（1）降压　高血压是心力衰竭的主要危险因素，大约 2/3 的心力衰竭患者有原发性高血压病史。在患者未发生心力衰竭之前，注意危险因素的控制，可有效地减少心力衰竭的发生，例如有效降压可减少心力衰竭的发生率达 50%。如伴有上述疾病应优先选用对两者均有益的药物：如合并高血压的患者应选择利尿药、ACEI 和 β 受体阻断药，而应避免使用具有心脏抑制作用的大多数 CCB，或具有钠潴留作用的强效血管扩张药（如米诺地尔）。ACEI 和 β 受体阻断药可阻止所有心力衰竭患者的心力衰竭发展。本例患者目前应用马来酸依那普利片，该类药物除降压作用外，能逆转高血压患者的心脏肥厚，可减轻血管和心脏的肥厚以及细胞外基质的增生；它还具有保护肾脏作用以及延缓动脉粥样硬化的进展、使血管平滑肌细胞的迁移与增生下降、炎症细胞的积聚与活性下降、氧化应激减轻、内皮功能改善的作用。该类药物对血糖无影响。但应注意咳嗽、血压、血钾、肾功能的变化。

（2）治疗慢性心衰竭　针对慢性心衰竭的药物治疗主要包括利尿药、ACEI/ARB，醛固酮受体阻断药、β 受体阻断药、洋地黄类药物等。其中 ACEI、ARB、醛固酮受体阻断药、β 受体阻断药不仅能够缓解症状，而且能够降低死亡率、改善预后。而利尿药和洋地黄类药物仅能改善症状，但长期应用不会对病死率和预后产生不良影响。对于该患者应用了地高辛片、马来酸依那普利片、螺内酯片、氢氯噻嗪片、琥珀酸美托洛尔纠正心衰。

利尿药使用分析　心力衰竭时心排出量下降，失代偿后，由于血压下降激活压力感受器，进而导致交感神经兴奋、RAAS 激活以及抗利尿激素的增加。另外肾血流下降导致肾前性肾功能不全也是钠水潴留的因素之一。钠水潴留使血容量增加，心脏前负荷增加，加重心力衰竭。利尿药通过减少肾小管对水与电解质的重吸收而发挥利尿作用，是目前唯一能够最充分控制心力衰竭液体潴留的药物。袢利尿药特别适用于有明显液体潴留或伴有肾功能受损的患者。噻嗪类宜适用于有轻度液体潴留、伴有高血压而肾功能正常的心力衰竭患者。患者常规应用氢氯噻嗪片，该药主要作用于远曲小管近段，利尿效能中等。患者一旦病情控制（肺部啰音消失、水肿消退、体重稳定）可以用小剂量长期维持，或采用间断用药的方法。需要监测的不良反应有电解质平衡紊乱、症状性低血压以及肾功能的变化等。

【病例二】患者，男性，56 岁。主诉：阵发性胸闷、憋气 5 年余，加重伴心悸 1 月。

现病史　患者 5 年前开始出现阵发性胸闷、憋气，以活动后为重，无明显胸痛，无心慌，无咳嗽、咳痰，在当地诊所输液治疗（具体诊疗过程不详）效果不佳，症状逐渐加重，后到当地医院就诊，心脏彩超示"全心扩大（LA 45mm，RA 49mm×38mm，LV58mm，RV32mm），EF36%"，诊断为"扩张型心肌病"，给予改善循环、营养心肌、降低心肌耗氧量、延缓心肌重塑的药物治疗后病情好转出院。出院后患者长期服用琥珀酸美托洛尔缓释片、盐酸贝那普利片、呋塞米片、螺内酯片等药物治疗，上述症状仍间断出现，反复住院治疗，每次入院后给予改善心功能、改善循环、营养心肌等治疗，病情好转出院。1 月前患者无明显诱因再次出现胸闷、憋气加重，轻微活动即可引起上述症状，伴有胸骨后疼痛不适，心悸、乏力，体温正常，无咳嗽、咳痰，自觉腹胀明显，食欲欠佳，无腹痛、腹泻，伴双下肢水肿，为系统治疗来我院门诊就诊，以"扩张型心肌病"收入院。

入院诊断

（1）扩张型心肌病　心律失常；窦性心动过速；室性期前收缩；完全性

左束支传导阻滞；心功能Ⅲ级。

（2）电解质紊乱 低钾血症。

初始药物治疗方案 呋塞米注射液 20mg+0.9% 氯化钠注射液 10ml iv st；毛花苷丙 0.2mg+0.9% 氯化钠注射液 20ml iv st；阿司匹林肠溶片 100mg po qd；地高辛 0.125mg po qd；呋塞米片 20mg po bid；螺内酯片 20mg po bid；氯化钾缓释片 1g po tid；琥珀酸美托洛尔缓释片 47.5mg po bid；盐酸贝那普利片 10mg po qd；盐酸曲美他嗪片 20mg po tid。

入院第 2 天，自诉胸闷、憋气症状较前好转，夜间无憋醒，仍有腹胀，食欲欠佳，轻微恶心，无呕吐。夜间睡眠尚可，大小便未见明显异常。入院后 13 小时入量 810ml，出量 1860ml。化验肾功能：尿素氮、肌酐正常，尿酸 566.2μmol/L，心脏彩超示：超声心动图：全心扩大（LA 49mm，RA 55mm×42mm，LV 60mm，RV34mm），二尖瓣反流（中度），肺动脉瓣反流（中度），肺动脉高压（重度），EF 35%。提示：扩张型心肌病。患者尿酸升高可能与应用利尿药有关，暂无临床症状，继续维持原有方案治疗。

入院第 4 天，患者床边活动后述轻微胸闷、憋气症状，乏力改善，仍有心悸，腹胀略有减轻，饮食稍有改善，夜间睡眠尚可。查体：BP 115/88mmHg。胸廓对称无畸形，双肺呼吸音粗，肺底可闻及极少量湿性啰音，心率 92 次 / 分，律不齐，可闻及期前收缩，双下肢水肿较前减轻。动态心电图显示：窦性心律，频发室性期前收缩。考虑心悸与频发室性期前收缩有关，加用胺碘酮 0.2g po tid 口服抗心律失常治疗。

入院第 7 天，自觉活动后仍有胸闷、憋气，但较前略有改善，无夜间憋气。查体基本同前。根据患者窦性心律、EF < 35%、QRS 波时限 > 120 毫秒、优化的药物治疗后心功能仍处于Ⅲ级，目前具有心脏再同步化治疗（CRT）的 I 类适应证，治疗后 80% 可改善患者心功能，可改善长期预后，将病情及手术必要性告知患者及家属，患者因经济原因拒绝手术治疗。因患者仍有活动后胸闷、憋气，调整呋塞米片为 40mg po bid，加大利尿药用量，减少回心血量，减轻心脏前负荷。注意复查电解质。

入院第 10 天，患者自述心悸症状较前减轻，尿量较前增多，体重减轻 2kg，活动后胸闷、憋气症状明显减轻。查体：BP 119/78mmHg，HR 81 次 / 分，听诊双肺呼吸音粗，未闻及明显干湿性啰音。双下肢水肿明显减轻。复查电解质：K^+ 4.10mmol/L。胺碘酮应用 6 天，减量至 0.2g po bid 口服。患者要求出院，考虑病情有好转，同意出院。

出院后继续药物治疗 阿司匹林肠溶片 100mg po qd；地高辛 0.125mg po qd；呋塞米片 40mg po bid；螺内酯片 20mg po bid；氯化钾缓释片 1g po tid；琥珀酸美托洛尔缓释片 47.5mg po bid；盐酸贝那普利片 10mg po qd；胺碘酮 0.2g po bid（5 天后减量为 0.2g po qd）；盐酸曲美他嗪片 20mg po tid。

出院诊断 扩张型心肌病；心律失常频发室性期前收缩；完全性左束支传导阻滞；心功能Ⅲ级。

用药分析 从纠正心力衰竭治疗、利尿药的使用两方面入手。

利尿药是通过减少肾小管对水与电解质的重吸收而发挥利尿作用，是目前唯一能够最充分控制心力衰竭液体潴留的药物。《2012 急慢性心力衰竭诊断治疗指南》规定：所有心力衰竭患者有液体潴留的证据或原先有过液体潴留者，均应给予利尿药（Ⅰ类，A 级）。呋塞米作用于髓袢升支粗段，能特异性地与 Cl^- 竞争 NKCC 的 Cl^- 结合部位，抑制 Na^+ 重吸收而发挥利尿作用。其利尿作用强大、迅速而短暂，不受酸碱平衡失调及电解质紊乱的影响；除利尿作用外还可扩张肾血管，增加肾血流量，改变肾皮质内血流分布；扩张小静脉，减少回心血量，减轻心脏负荷，降低左心室充盈压，减轻肺水肿。易引起低血钾、低盐综合征及低氯性碱中毒，其中低血钾最常见；还促进 Ca^{2+}、Mg^{2+} 排出，抑制尿酸排出，引起高尿酸血症。因此，应注意监测电解质及肾功能变化。

【病例三】患者，男性，71 岁，主诉：反复咳嗽、咳痰 20 余年，憋喘 2 年，加重伴双下肢水肿 1 周。

现病史 患者 20 余年前开始出现咳嗽、咳痰，多发生于受凉之后，无发热、寒战，无夜间盗汗、咯血，经抗感染、平喘治疗，症状逐渐减轻。后每逢受凉、季节交换时便出现上述症状，每年发作能持续 3 个月以上，曾反复于我院呼吸科住院治疗，诊断为"慢性喘息性支气管炎、慢性阻塞性肺气肿"，给予抗感染、解痉平喘治疗，治疗效果好，病情相对平稳。但近 1 年，患者自觉上述症状出现较频繁，并且轻微活动即可引起胸闷、憋喘，在家自服抗感染、解痉平喘药物治疗，症状无明显减轻，开始未在意，自行通过减少活动改善症状。自1周前感冒后开始，咳嗽、咳痰加重，憋喘症状加重，休息时也可出现胸闷、憋喘症状，夜间频繁憋醒，无法平卧入睡，且伴双下肢水肿，为求系统治疗来门诊就诊，以"肺源性心脏病"收入院。

入院诊断　慢性阻塞性肺疾病；肺源性心脏病；心功能Ⅳ级；肺部感染。

初始药物治疗方案　呋塞米20mg+0.9%氯化钠注射液10ml iv st+qd；0.9%氯化钠注射液200ml+二羟丙茶碱注射液0.75g, ivdrip qd；左氧氟沙星0.5mg ivdrip st+qd；5%葡萄糖氯化钠注射液250ml+硝酸异山梨酯注射液10mg ivdrip qd；0.9%氯化钠注射液20ml+盐酸氨溴索注射液90mg, iv bid；注射用甲泼尼龙琥珀酸钠40mg+0.9%氯化钠注射液100ml ivdrip st+qd；呋塞米片20mg qd；螺内酯片20mg qd。

入院第2天，自觉胸闷，喘憋较前减轻，但仍咳嗽、咳痰。查体：BP 160/100mmHg，双肺呼吸音低，双肺仍可闻及少量湿啰音，心率75次/分，双下肢水肿略减轻。患者既往患有慢性支气管炎，此次由感冒诱发，出现进行性加重胸闷、憋喘。查体为明显肺气肿征，胸廓呈桶装胸，叩诊为过清音。结合病史，查体及相关检查诊断慢性肺源性心脏病－肺、心功能失代偿期成立。因糖皮质激素可加重心衰，故停用甲泼尼龙注射液，余治疗同前。

入院第3天，自述胸闷较前缓解，夜间可平卧入睡。仍有咳嗽、咳痰，双下肢水肿较前减轻。实验室检查：ALT 73U/L，分析与肺源性心脏病致心功能不全，肝脏淤血有关。BUN 10.4mmol/L, Cr 177.0μmol/L, UA 506μmol/L；尿常规：尿蛋白±。分析：患者肾功能不全一方面是由于长期高血压得不到有效控制，出现高血压肾病；另一方面患者心功能不全导致肾灌注降低、肾缺血所致。药物治疗同前，注意监测肝功能、肾功能、电解质。

入院第4天，未述明显胸闷、憋气等不适，咳嗽、咳痰明显减轻，饮食睡眠尚可。查体：BP 170/100mmHg，双肺呼吸音低，未闻及啰音。心率70次/分，律齐，腹软，无压痛，双下肢无水肿。

入院第7天，未述胸闷不适，无咳嗽、咳痰。查体：BP 160/90mmHg，双肺呼吸音低，未闻及啰音。心率70次/分，律齐。腹软，无压痛及反跳痛。双下肢无水肿。病情稳定，停用左氧氟沙星，好转出院。

出院后继续药物治疗　呋塞米片 20mg po qd；螺内酯片 20mg po qd；依那普利片 10mg po qd。

出院诊断　慢性阻塞性肺疾病；肺源性心脏病；心功能Ⅲ级；肺部感染。

用药分析　心力衰竭时心排出量下降，失代偿后，由于血压下降激活压力感受器，进而导致交感神经兴奋、RAAS 激活以及 ADH 的增加。另外，肾血流量下降导致肾前性肾功能不全也是钠水潴留的因素之一。钠水潴留使血容量增加，心脏前负荷增加，加重心衰。有研究表明，托拉塞米与呋塞米相比可明显逆转心力衰竭患者心肌纤维化，并降低心肌胶原蛋白Ⅰ的合成。由此可见，与噻嗪类利尿药相比，袢利尿药托拉塞米可能更适合心力衰竭患者的治疗。

导致心力衰竭发生发展的基本机制是心肌重构。而醛固酮有独立于 Ang Ⅱ 和相加于 Ang Ⅱ 的对心肌重构的不良作用，特别是对心肌细胞外基质。心力衰竭心脏心室醛固酮生成及活化增加，且与心力衰竭严重程度成正比。短期应用 ACEI 或 ARB 均可以降低循环中醛固酮水平，长期应用时可出现"醛固酮逃逸现象"，因此，ACEI 与醛固酮受体阻断药合用可进一步抑制醛固酮的有害作用。应用该药时的主要风险是高钾血症和肾功能异常，应注意监测血钾和肾功能。

第三节
治疗脑水肿

一、脑水肿概述

脑水肿主要是由于内源性或外源性的某种有害因素刺激所致，最常见的因素有严重颅脑损伤、颅内占位性病变、颅内急性出血、缺血或急性炎症反应等。脱水是目前临床上治疗急性脑水肿的主要手段。因此，在脑水肿的治疗中，使用渗透性利尿药和袢利尿药是十分重要的治疗手段。抗利尿激素受体阻断药也是治疗脑水肿的研究热点。

（一）脑水肿分类

1. 血管源性脑水肿

血管源性脑水肿主要因血脑屏障受损，毛细血管通透性增加，水渗出增多，积存于血管周围及细胞间质所致。此时，由于一些蛋白物质随水经血管壁通透到细胞外液中，使细胞外液渗透压升高，水由血管壁渗出增多，致使脑水肿继续发展。脑外伤所导致的外伤性脑水肿早期主要为血管源性脑水肿。

2. 细胞毒性脑水肿

细胞毒性脑水肿是由于不同的致病因素，使细胞内外环境改变，脑组织缺氧，影响神经细胞代谢，细胞膜系统功能障碍，线粒体三磷酸腺苷生成减少，神经细胞膜的 Na^+, K^+–ATP 酶、Ca^{2+}, Mg^{2+}–ATP 酶等活性降低，使神经细胞内外的 Na^+、K^+、Ca^{2+} 等离子交换障碍。这些因素均可导致细胞水肿。此类水肿时，血脑屏障可不受影响，血管周围间隙及细胞外间隙无明显扩大，细胞内水肿液不含蛋白，Na^+、Cl^- 水平增高。细胞毒性脑水肿常见于中毒、重度低温、脑缺血与缺氧等。

3. 渗透性脑水肿

渗透性脑水肿是由于细胞内、外液及血液中电解质与渗透压改变引起的细胞内水肿。正常情况下，细胞内、外电解质和渗透压保持平衡和稳定状态，受下丘脑与垂体功能调节和制约。在病理状态下，如脑损伤影响下丘脑下部 – 垂体轴功能，促肾上腺皮质激素分泌减少、抗利尿激素释放增多，则血液渗透压降低，引起渗透性脑水肿。

4. 脑积水性脑水肿

脑积水性脑水肿又称间质性脑水肿，常见于梗阻性脑积水。不同病因引起梗阻性脑积水，使脑室系统扩大，尤以侧脑室扩大为甚，致使脑室内压力显著高于脑组织内的压力。产生脑室内 – 脑组织内压力梯度，这种压力梯度的显著差别，使脑室内液体可以透过脑室室管膜到脑室周围脑组织中，形成脑室周围白质脑水肿。

（二）脑水肿的治疗原则

脑水肿的治疗原则包括：解除病因、降低颅内压、减轻脑水肿、增加脑供氧量、减少脑耗氧、维持脑灌注、防治并发症。其中降低颅内压、减轻脑水肿是非常重要的对症治疗和保护脑组织、脑功能的手段。

1. 解除病因

明确引起脑水肿、颅内压增高的病因，对因治疗。如缺血性脑血管病需积极进行血管再通治疗，颅内感染性疾病应抗炎、抗感染，脑内出血可行引流术和去骨瓣减压术等，积极治疗原发病。

2. 脱水降颅压

通过建立跨血脑屏障渗透压梯度，减少颅内水量，达到脱水降颅压的目的。

（1）应用渗透性利尿药提高血浆渗透压，使脑组织和脑室内的水向血管内转移，从而减轻脑水肿，降低颅内压。常用的药物是甘油果糖和甘露醇。

（2）应用袢利尿药的快速利尿作用，导致血液浓缩，渗透压增高，使脑组织脱水而降低颅内压。此外，碳酸酐酶抑制药乙酰唑胺，除具有利尿作用外，还具有能抑制脑室脉络丛碳酸酐酶的作用，减少脑脊液生成。

3. 降低脑氧耗、增加脑供氧

（1）通过吸氧增加血液携氧能力，增加脑供氧。可采用气管插管或气管切开解除呼吸道梗阻。呼吸机辅助呼吸能减轻呼吸肌疲劳，呼吸肌疲劳工作会产生过多的二氧化碳，加重脑水肿。

（2）使用镇静药物，如丙泊酚，能明显减轻患者全身氧耗，解除患者的紧张、焦虑情绪，防止患者对抗束缚、对抗机械通气，从而阻止颅内压继续升高。

（3）治疗性低温可降低脑代谢和脑氧耗，从而减轻脑损伤，体温控制目标为 32~35℃。

4. 保持脑灌注

脑灌注压 = 平均动脉压 − 颅内压，脑灌注压过高或过低都会加重脑损伤。当平均动脉压波动在 60~160mmHg 时，脑血流量维持稳定。当脑水肿引起颅内压发生改变时，应注意调控血压。血压升高时，可选用静脉注射拉贝洛尔降压；尼莫地平能通过血脑屏障、缓解血管痉挛。血压降低时，可选用多巴胺收缩血管。

5. 手术治疗

适用于急性颅内压增高、内科治疗无效、中线结构移位等患者。手术可迅速降低颅内压、避免脑疝形成。

此外，糖皮质激素具有稳定细胞膜、降低毛细血管通透性的作用，对血管性脑水肿效果较好。

二、利尿药治疗脑水肿的应用

（一）利尿药治疗脑水肿的历史发展

20 世纪 60 年代，Klatzo 提出了血管源性脑水肿和细胞毒性脑水肿的概念，从那时起，利尿药就应用到脑水肿的早期治疗过程中。至今仍是最重要、最常规的治疗手段。

（二）利尿药治疗脑水肿的作用机制

1. 渗透性利尿药

甘露醇是最常用的渗透性利尿药，其渗透浓度是血浆的 3.6 倍。渗透性利尿药起效快、安全、有效，是治疗脑水肿的首选药。甘露醇的作用机制为通过提高血浆渗透压，将脑组织和脑室内的水转移至血管内，经肾脏排出，减少细胞内外液量，以达到减轻脑水肿、降低颅内压的目的。另外，甘露醇可能对脑脊液的分泌起到抑制作用，增加再吸收并减少脑脊液容量，从而降低颅内压。

甘油果糖注射液为新型渗透性利尿药，其渗透压非常高，约是人血浆的7倍，构成成分包括注射用水、甘油、氯化钠以及果糖等，其主要作用机制为通过高渗性脱水，减少脑脊液分泌，从而降低患者颅内压。甘油果糖进入人体后，可释放出代谢产物，但其对肾脏无损害，可经肾脏排出。研究结果表明，甘油果糖注射液除了可以控制患者颅内压、消除其脑水肿、对氧自由基进行有效清除外，还对于水电解质平衡起到保护功效，有助于提升其脑细胞整体活力。甘油果糖注射液对脑水肿患者的治疗效果要比甘露醇注射液更为显著，电解质紊乱及肾功能损伤等不良反应比甘露醇更少发生。

2. 袢利尿药

袢利尿药治疗脑水肿的机制为抑制 Na^+ 进入正常和损伤的脑皮层与脑脊液，进而减缓脑脊液的形成，减少脑脊液的循环阻力，有利于减轻脑水肿，降低颅内压。袢利尿药还通过抑制髓袢对氯化钠的重吸收，使管腔液 Na^+ 和 Cl^- 浓度升高，而髓质间液 Na^+ 和 Cl^- 浓度降低，致渗透压梯度差降低，肾小管浓缩功能下降，致 Na^+、Cl^- 及水排出增加。其通过利尿作用可使循环血量减少、组织水逸出，从而减轻脑水肿。

现临床上应用最广的为呋塞米，其可有效改善心肺肾功能障碍，利尿效果较为有效、迅速。

托拉塞米是新一代高效袢利尿药，托拉塞米与呋塞米相比，在治疗脑水肿上更具有优势，其利尿作用更强，降颅内压效果显著。托拉塞米还具有醛固酮拮抗作用，使 K^+、Mg^{2+} 等电解质排泄量明显减少。并且托拉塞米能强烈抑制环氧化酶活性，减少前列腺素类合成，并减少氧自由基的增加，从而具有减轻脑损伤作用。

3. 加压素受体阻断药

中枢神经系统疾病可增加血管加压素的释放，同时脑水肿患者在治疗过程中出现低钠血症，会导致血管加压素分泌异常综合征。血管加压素与肾集合管 V2 受体结合促进水的重吸收，加压素受体阻断药考尼伐坦则促进水的排出，同时保留包括钠在内的一些电解质。初步的研究报道指出，加压素受体阻断药可促进脑损伤患者组织渗透压的恢复，减少脑含水量，从而降低颅内压。加压素受体阻断药可使低钠血症患者血钠水平恢复正常，就有可能减缓很多神经疾病引起的脑水肿。

4. 碳酸酐酶抑制药

乙酰唑胺通过抑制肾小管上皮细胞中的碳酸酐酶活性，抑制 Na^+ 和 H^+ 的交换，增加水和碳酸盐的排出而产生利尿作用。且其具有抑制脑室脉络丛碳酸酐酶的作用，能减少脑脊液分泌，适合脑脊液生成过多的慢性颅内压增高疾病。

（三）利尿药治疗脑水肿的临床应用

甘露醇大剂量使用可快速改善患者临床症状，小剂量使用不良反应较小，故其使用剂量如今仍存在争议，既往主张 1~2g/kg，近年来，有研究学者将药物剂量调节至 0.5~1g/kg，认为既能起到相当的脱水降颅内压效果，又能防止量过大发生惊厥。因其脱水可维持 4~6 小时，利尿可维持 6~8 小时，故对严重脑水肿患者多用快速静脉注射，间隔 6~8 小时。脑水肿高峰期过后，可逐渐延长给药时间直至停药。用药时间不宜过长，建议 5~7 天。

需要注意的是，由于甘露醇可增加循环血量而增加心脏负荷，慢性心功能不全者禁用。而且由于人体组织不吸收甘露醇，体内绝大部分甘露醇经肾脏排泄，如果长期或大剂量使用甘露醇，可导致患者肾功能出现急性损害。

呋塞米作为治疗脑水肿的强效利尿药，主要是通过提高血浆渗透压快速增加尿量而起到降颅压的作用，亦能有效减少脑脊液的分泌而达到降颅内压作用。但单用呋塞米作用有限，作用时间短，易致电解质紊乱，而与甘露醇合用，则会增加颅内压降压效果和持续时间。呋塞米进入患者体内起效需 30 分钟，药效维持时间 5~6 小时。

托拉塞米的利尿作用强于呋塞米，10~20mg 托拉塞米相当于 40mg 呋塞米。起效迅速，药效持久：托拉塞米静脉用药 10 分钟起效，可维持 5~8 小时。

临床研究结果表明，应用甘露醇联合托拉塞米治疗脑水肿，其利尿效果较甘露醇联合呋塞米更好，并明显提高了治疗的显效率和总有效率，降低了病死率和致残率，使用过程中不良反应少，能有效提高患者的生存、生活质量。临床实践还表明托拉塞米在治疗脑水肿的过程中可以协同甘露醇或其他的脱水药迅速降低颅内压，消除脑水肿，清除自由基，改善脑缺氧，有利于控制病情的发展，值得在脑水肿的临床治疗中推广应用。

三、病例分析

【病例】患者，女性，62岁，因"四肢乏力，不能站立及行走三天"入院。

现病史　患者3天前无明显诱因突发四肢乏力，不能站立及行走，伴口角右歪、言语稍含糊，间有饮水呛咳，伴头痛，颈部疼痛，太阳穴处明显。就诊当地诊所，予服用中药治疗，服药后偶有恶心、呕吐，后右侧肢体力量恢复，左侧肢体仍乏力。现患者为求进一步诊治入住我科。起病来，患者无发热、咳嗽、咳痰，无胸闷、心悸，无视物模糊、视物旋转，睡眠一般，饮食可，大小便无明显异常。

既往史　糖尿病病史10余年，高血压病2年，均服用中药治疗；6年前行子宫切除术；发现肾功能不全、间质性肾炎5年余；2年前行双侧输尿管扩张及置管术。

家族史　否认家族遗传倾向的疾病、否认家族传染病。

其他

个人史　生于原籍，无吸烟饮酒史，否认近期疫区及流行病区接触史，否认工业毒物及放射性物质接触史，无冶游史及性病史。

婚育史　适龄结婚，育有1女，爱人健在，子女体健。

体格检查　T：36.5℃；BP：184/103mmHg；P：98次/分；R：18次/分。

一般检查　神清，言语欠清，对答切题，双侧瞳孔等大等圆，d=4mm，对光反射灵敏，双眼眼震（－），左侧鼻唇沟浅，伸舌左偏，咽反射存在，颈无抵抗，双肺呼吸音清，心率98次/分，律齐，腹软，无压痛，肝脾肋下未及，肠鸣音4次/分。左上肢肌力0~Ⅰ级，左下肢肌力0~Ⅰ级，左侧病理征阳性，右侧肢体肌力Ⅴ级，右下肢病理征阴性，克氏征（－）。右侧肢体共济运动稳准。

辅助检查 NT–proBNP ＞ 9000pg/ml；血常规示：WBC 16.16×10⁹/L, HGB 79g/L, PLT 325×10⁹/L, NEUT% 80.70 %，LYMPH% 13.60 %；凝血四项示：纤维蛋白原总量 4.98g/L；肾功能示：BUN 36.60mmol/L, Cr 1055μmol/L；电解质示：钙 1.98mmol/L，二氧化碳结合力 14.2mmol/L；心肌酶示：肌酸激酶 214U/L，乳酸脱氢酶 340U/L；血脂示：甘油三酯 2.60mmol/L，高密度脂蛋白 0.80mmol/L，空腹血糖 13.56mmol/L，尿酸 430μmol/L；尿常规示：葡萄糖 56.00mmol/L，酸碱度 5.00，蛋白质 5.00g/L，白细胞 604.40 个 /ml；游离甲功三项未见明显异常，梅毒特异性抗体、艾滋病毒（HIV–1/–2）抗体（－）。糖基抗原 125 63.660U/ml ＜ 35 ↑，糖基抗原 19–9 39.62U/ml ＜ 39 ↑，细胞角蛋白 5.170ng/ml ＜ 3.30 ↑，神经元特异性烯醇酶 20.970ng/ml ＜ 15.2 ↑。

医生处方 托拉塞米 20mg 静脉推注，20％甘露醇 125ml 静脉滴注；每隔 6 小时交替给药。

用药分析 托拉塞米利尿作用强，作用持久。静脉用药 10 分钟即可起效，达峰时间为 1~2 小时。并且 20mg 的托拉塞米与甘露醇交替使用的降颅内压效果明显优于呋塞米与甘露醇。明显提高治疗的显效率和总有效率，降低病死率和致残率。能有效提高患者的生存、生活质量。

第四节
治疗肝硬化腹水

一、肝硬化腹水概述

1.肝硬化腹水的临床特征

肝硬化腹水为肝硬化最常见的并发症之一，一旦肝硬化患者出现腹水，1 年病死率约 15%，5 年病死率约 44%。

患者处于代偿期时，可有肝炎临床表现，亦可隐匿起病。可有轻度乏力、腹胀、肝脾轻度大、轻度黄疸，肝掌、蜘蛛痣。当患者处于失代偿期，会有肝功能损害及门脉高压症候群。

（1）全身症状　乏力、消瘦、面色晦暗，尿少、下肢水肿。

（2）消化道症状　食欲减退、腹胀、胃肠功能紊乱甚至吸收不良综合征，肝源性糖尿病，可出现多尿、多食等症状。

（3）出血倾向及贫血　齿龈出血、鼻衄、紫癜、贫血。

（4）内分泌障碍　蜘蛛痣、肝掌、皮肤色素沉着、女性月经失调、男性乳房发育、腮腺肿大。

（5）低蛋白血症　双下肢水肿、尿少、腹腔积液、肝源性胸腔积液。

（6）门脉高压　脾大、脾功能亢进、门脉侧支循环建立、食管 – 胃底静脉曲张，腹壁静脉曲张。

因此，规范化治疗腹水对延长肝硬化患者生存时间、改善生活质量有重要意义。利尿是治疗肝硬化腹水的重要措施之一，规范使用利尿药有助于改善肝硬化腹水患者的预后。

2. 肝硬化腹水的一般治疗

（1）卧床休息　由于肝硬化患者在直立位时 RAAS 的活动性会增加，使 GFR 和尿钠排泄下降，而卧床休息对 RAAS 的影响很小，因此理论上卧床休息可以增加利尿药的效果。Sherlock 等人认为肝硬化腹水患者需要卧床休息，但 Runyon 等人认为目前尚无对照研究提示卧床休息对于腹水治疗更有效，且长期卧床会增加压疮的形成，因此卧床休息可能并不是必需的。

（2）限制钠盐　由于钠盐有水潴留的特性，每 1g 钠可以潴留 200ml 水，如果钠摄入大于钠排出，就会产生水潴留而增加体重，而钠摄入小于钠排出，就会有水的排出而减少体重。肝硬化患者尿钠排泄 < 10mmol/d，肾外丢失钠为 0.5g/d。如果每日摄入钠 > 0.75g 就会形成腹水，因此每天钠的摄入必须严格控制在 22mmol 之内。

（3）限制水　限制水的摄入可以控制腹水的增长和低钠血症。但 Runyon 认为水潴留主要是钠潴留造成的，而且肝硬化的低钠血症是缓慢形成的，一般无症状，因此没有必要限制水的摄入。只有在严重的低钠血症时，才需要限制水的摄入。

二、利尿药治疗肝硬化腹水的应用

（一）利尿药治疗肝硬化腹水的历史

肝腹水治疗约有 2000 年的历史，一直到第二次世界大战后才对限制盐的重要性有了认识，此前，穿刺排液是治疗的唯一手段，20 世纪 50 年代末，利尿药的盛行使得肝腹水的治疗有了革命性的改变。

至今各国的指南和共识中均肯定了利尿药在治疗肝硬化腹水中的核心地位。

美国肝病学会（AASLD）2012 版《成人肝硬化腹水诊疗指南》中的腹水一线治疗方案中唯一推荐治疗腹水的药物为利尿药（其余包括病因治疗、限钠饮食和饮食宣教、肝移植评估）。

欧洲肝病协会（ESAL）2010 年版的《肝硬化腹水、自发性腹膜炎和肝肾综合征临床实践指南》推荐首发的中度腹水患者应接受醛固酮拮抗药治疗，例如单用螺内酯。醛固酮拮抗药无应答的患者则应加用呋塞米。复发的腹水患者应给予醛固酮拮抗药 + 呋塞米联合治疗。

国内外专家通过针对腹水形成机制的研究，对于治疗腹水的药物进行了新的探索，其中最受关注的是选择性血管加压素 V2 受体阻断药。

袢利尿药如呋塞米在近曲小管需要有机阴离子转运体从血管面分泌到管腔面，然后随滤过液一同转运至髓袢升支粗段发挥作用，故低蛋白血症、肾血流量下降等因素都会影响呋塞米的治疗效果及安全性。而 V2 受体主要分布在肾脏集合管的血管面，因此此类药物在低蛋白血症、肾功能不佳时仍然可以发挥良好作用。V2 受体阻断药作为排水利尿药，还可以避免传统利尿药常出现的电解质紊乱。

托伐普坦Ⅲ期数据显示，在使用传统利尿药治疗无效或出现低钠血症时，加用托伐普坦 7.5mg/d，患者的腹水量减少，水肿症状明显改善。一些研究结果也表明，V2 受体阻断药在治疗有症状的肝硬化腹水，尤其是常用利尿药治疗无效的难治性腹水患者时安全有效。

欧洲指南和美国指南均肯定了 V2 受体阻断药在治疗伴有高血容量性低钠血症患者方面的作用，但欧洲指南仅推荐了托伐普坦用于治疗肝硬化引起的严重高血容量性低钠血症（血钠 < 125mmol/L）。美国指南则不推荐使用 V2 受体阻断药，因为一项关于 V2 受体阻断药治疗肝硬化腹水的大样本多中心随机双盲对照试验发现在 52 周的随访过程中，其并不能使肝硬化腹水患者在长期治疗中获益，并且有增加患者消化道出血及病死率的风险。

（二）利尿药在肝硬化腹水的应用

虽然呋塞米利尿作用强，由于肝硬化患者均有继发性高醛固酮血症引起的水钠潴留，所以利尿药首选醛固酮拮抗药螺内酯。Perez-Ayuso 等研究表明，单用螺内酯治疗腹水的疗效优于呋塞米。国内一些研究也显示对于肾功能良好的轻中度腹水患者，单用螺内酯与螺内酯联合呋塞米治疗腹水的疗效和安全性不具有明显差异。也有一些研究表明利尿药的联合治疗疗效及安全性优于序贯治疗。

欧洲指南对于新发腹水患者，建议单用螺内酯，起始 100mg/d，由于醛固酮的作用很缓慢，故醛固酮拮抗药螺内酯的剂量应每 7 天调整 1 次，每次增加 100mg，逐步增加到最大剂量（400mg/d）。对于螺内酯加到最高剂量（400mg/d）无效时（腹水治疗无效的判断标准是：每周体质量下降 < 2kg）或出现高钾血症的患者，则应加用呋塞米，从 40mg/d，每次增加 40mg，逐步增加至最高剂量。呋塞米的最高剂量可达 160mg/d。美国指南则推荐螺内酯和呋塞米联合使用治疗肝硬化腹水，初始方案为口服螺内酯 100mg + 呋塞米 40mg/d，如体重下降和尿钠排泄不充分，则可每 3~5 天保持 100：40 的比例同步增加剂量。螺内酯最高剂量为 400mg/d，呋塞米为 160mg/d。

治疗腹水的二线利尿药噻嗪类利尿药，易引起低钠血症，其余利尿药等由于缺乏大规模的随机对照研究，不推荐为常规治疗选用，必要时可作为替代选择。例如螺内酯导致男性乳房发育，可选择阿米洛利（10~40mg/d）替代治疗。国际腹水协会提出如果患者没有肢体水肿，那么体重下降不要超过0.5kg/d；如果患者有肢体水肿，那么体重下降不超过1kg/d。对于有疗效、症状改善的腹水患者，应维持最小有效剂量的利尿药治疗，以减少利尿药引起的并发症。

欧洲指南指出对于有肾功能不全、电解质紊乱的肝硬化腹水患者，在使用利尿药过程中要严密进行临床及生化指标的监测，包括体重变化、血肌酐水平、血钾水平、血钠水平等；当患者出现严重低钠血症（血钠＜120mmol/L）、进行性肾功能不全、肝性脑病程度加重或严重的肌痉挛，都应当停止使用呋塞米。

（三）利尿药治疗肝硬化腹水的注意事项

由于肝硬化腹水患者的血浆醛固酮往往增多，因此螺内酯是较为理想的利尿药。曾有人推荐单独使用螺内酯治疗，但长期使用螺内酯易造成高血钾症。此外，大剂量的螺内酯（500mg/d）对20%~30%的无氮质血症的肝硬化腹水患者无效果，其原因是近曲小管的钠吸收过多，导致远曲小管的钠浓度低而影响其作用。

呋塞米是一种强效利尿药，但单用呋塞米易导致低钾血症，且单用呋塞米治疗肝硬化腹水患者效果不如螺内酯，仅有50%的非氮质血症肝硬化患者用大剂量呋塞米（160mg/d）有满意的利尿作用，其原因为呋塞米分泌至肾小管减少，近曲小管钠重吸收过多，导致体液流至髓袢减少，以及醛固酮水平过高，使钠在远曲小管吸收过多。因此，合用螺内酯和呋塞米有协同作用。

肝硬化腹水患者使用螺内酯和呋塞米时，两种药物的比例为100mg∶40mg，且主张早晨顿服以增加依从性。一般先用100mg/d螺内酯数天后，再加用40mg/d呋塞米，亦可一开始就联合使用100mg/d螺内酯和40mg/d呋塞米，如果利尿效果不明显，可逐渐按比例将两种药物的剂量加大，最大剂量为400mg/d的螺内酯和160mg/d的呋塞米。一般限制钠盐和利尿药的作用下，对90%的肝硬化腹水有效，另10%无效者为难治性腹水可采用其他的二线疗法。

利尿药的调节可根据体重或尿钠排泄来进行。有明显水肿的患者每天体重下降可不受限制，当水肿消失后每天体重最大的下降量以 0.5kg 为宜。如果每日摄入的钠为 88mmol，亦可根据 24 小时尿钠排泄量推测体重的变化，其公式为：[78mmol/d– 尿钠排泄量（mmol/d）]/130mmol/kg。例如，尿钠排泄为 150mmol/d 时，体重变化 =（78–150）/130=–0.55kg，说明产生了利尿作用，每天可减轻 0.55kg 的体重。又如，尿钠排泄为 20mmol/d 时，体重变化 =（78–20）/130=+0.45kg，说明有钠水潴留，每天体重会增加 0.45kg。因此，在体重无减轻或尿钠排泄未达到 78mmol/d 时可以加大利尿药的剂量。但如果每日尿钠排泄 > 78mmol/d 而体重无改变，甚至增加，说明其钠摄入量 > 2g/d，应指导患者如何限钠饮食。

约有 25% 的大量腹水患者在住院用利尿药治疗时发生肝性脑病。其原因为利尿药用量过大导致低钾低氯性碱中毒，使氨产生增多。此外某些利尿药亦可损害肝脏的尿素循环，使氨转化为尿素减少。

约有 20% 的肝硬化腹水患者用利尿药治疗导致肌酐和尿素氮的升高，产生氮质血症，停用利尿药即可恢复。当利尿速度超过腹水吸收速度时，可导致血容量下降，造成 GFR 的下降。因此，无水肿的患者不宜追求过快的利尿速度。

约有 30% 的住院肝硬化患者在用利尿药时会产生低钠血症。呋塞米可以直接损害自由水的生成，使尿钠过度排泄。此外，任何利尿药产生的低血容量可刺激 ADH 释放，使水的重吸收增多。单用呋塞米时由于髓袢钠的重吸收减少，导致远曲小管中钠增多，使远曲小管的 $Na^+–K^+$ 交换增加，加速了钾的排泄，可造成低钾血症。长期大剂量使用螺内酯，由于抑制了远曲小管的 $Na^+–K^+$ 交换可导致高血钾。同时使用呋塞米和螺内酯对血钾影响小。

螺内酯有性激素样不良反应，可引起男性乳房发育和性功能障碍。如肝硬化患者已有男性乳房发育或在用药过程中出现男性乳房发育，可改用氨苯蝶啶或阿米洛利治疗。长期或大剂量使用呋塞米会造成耳毒性，表现为晕眩、耳鸣、听力减退，甚至耳聋。

在利尿治疗过程中出现肝性脑病、限制水的摄入时血钠 < 120mmol/L、血清肌酐 > 177μmol/L 等情况应停止使用利尿药。

三、病例分析

【病例一】患者，男性，50岁，因"乏力、食欲减退2年，腹胀3月，加重3天"入院。

现病史 有"乙型病毒性肝炎"病史10年；否认有疫水疫区接触史；2年前患者无诱因出现乏力、食欲减退，当时无腹痛、腹胀、腹泻，无呕血、黑便、黄疸和不适，未引起注意，自觉上述症状逐渐加重，3月前患者自觉腹胀，四肢浮肿，曾到当地中医诊所就诊，中药水煎服治疗，具体不详，效果欠佳。近3天自觉上述症状加重，故来我院门诊就诊，门诊拟诊为"肝硬化失代偿期"收入我科，发病以来，胃纳差，小便少许减少，日均600~700ml，大便一天2次，量约200g，色黄，质软，非陶土样，夜间睡眠差，体重近期少许增加。

既往史 否认糖尿病病史。无输血史、结核病史，否认外伤史，否认食物及药物过敏史。预防接种史不详。

家族史 否认家族遗传倾向的疾病、否认家族传染病。

其他

个人史 生于原籍，有吸烟饮酒史，否认近期疫区及流行病区接触史，否认工业毒物及放射性物质接触史，无冶游史及性病史。

婚育史 适龄结婚，育有1子，爱人健在，子女体健。

体格检查 T：36.5℃；P：100次/分；R：20次/分；BP：140/90mmHg；体重：75kg；腹围：110cm。

一般检查 一般情况可，神志清，无扑翼样震颤，肝病面容，四肢见色素沉着，前胸面颈部见数枚蜘蛛痣，双手见肝掌，全身皮肤黏膜、巩膜黄染，全身浅表淋巴结未见肿大，唇无发绀，颈静脉无怒张，双肺呼吸音清，未闻及干湿性啰音，心率100次/分，律齐，各瓣膜听诊区未闻及杂音。患者直立时下腹部饱满，仰卧时腹部两侧膨隆呈蛙腹状，见脐疝，无腹型及胃肠蠕动波，见腹壁静脉曲张，脐以上腹壁静脉血流方向向上，脐以下腹壁静脉血流方向向下，脐周静脉呈海蛇头样，脐周静脉可闻及静脉连续性蠡蠡声，剑突下轻压痛，无反跳痛，肝肋下 3cm 可触及，质硬，表面欠光滑，脾脏轻度肿大，墨菲征阴性，液波震颤阳性，移动性浊音阳性，肝上界位于右侧锁骨中线第五肋间，肝区轻叩痛，双肾区无叩痛，肠鸣音 3 次 / 分。四肢轻度凹陷性水肿。四肢肌力正常，肌张力不高，生理反射存在，病理放射未引出。

辅助检查　ALT：400 IU/L；AST：400IU/L。

诊断　①肝硬化失代偿期　②病毒性肝炎（乙型 慢性 重度）

诊疗计划　①完善相关检查［三大常规、AFP、CEA、B 超（肝脏）、上腹部 CT、胸片、心电图等］；②限制钠的摄入；③利尿消肿：螺内酯、氢氯噻嗪或呋塞米；④肝细胞保护药：葡醛内酯、甘草酸二铵；⑤降低细胞毒作用：熊去氧胆酸；⑥营养支持：维生素 B、维生素 C、维生素 E；⑦必要时用 α-干扰素抗病毒；⑧维持水电解质平衡、预防出血及肝性脑病。

医生处方　美托洛尔 25mg，口服，2 次 / 日；氢氯噻嗪 25mg，口服，2 次 / 日。

用药分析　利尿药的使用在肝硬化腹水治疗中起着重要作用。使用时根据每日尿量多少来调节。尿量多时减少剂量；尿量少时增加剂量。在正常日常生活水摄入量的情况下，肝硬化患者无腹水或极少量腹水时，尿量控制在 1500ml/d 为宜；少量腹水者，尿量控制在 1500~2000ml/d 为宜；中量腹水，尿量控制在 2000~2500ml/d 为宜；大量腹水，尿量控制在 3000ml/d 以下。腹水消退宜慢不宜快。

需要注意的是，患者长期使用或大剂量使用利尿药时，常引起一些并发症：最常见的是电解质紊乱，如低钾血症、低氯血症、高钾血症，以及氮质血症和肝性脑病等，其中低钾血症最为常见，其治疗措施为补钾治疗，必要时可改用或联合用保钾利尿药物，预防电解质紊乱应在医生指导下合理用药，并定期复查电解质等。使用利尿药引起肝性脑病的原因常为大剂量使用利尿药引起尿量过多。因此肝腹水患者除应定期复查肝功能外，还应同时复查电解质、肾功能等指标，准确记录 24 小时尿量。

【病历二】患者，男性，38 岁。主诉：腹壁静脉迂曲、扩张 10 余年，进行性加重。

现病史　患者自诉 10 余年前发现腹壁静脉扩张，呈蚯蚓状改变，脐上出现，脐下未见。稍有腹胀，无腹痛，无乏力、纳差，无呕血、黑便，无畏寒发热，无大便习惯及性状改变。院外未作处理，腹壁静脉扩张，迂曲较前加重，向胸壁进展，部分迂曲成团。无红肿疼痛不适。7 月前于我科就诊，诊断为乙肝后肝硬化、门静脉高压、脾功能亢进、食管胃底静脉曲张、腹壁静脉曲张。拟手术治疗，因患者胆红素高，凝血功能异常而未行手术治疗并出院调理，院外继续护肝对症治疗，现来我院复查，以求进一步治疗。门诊以肝硬化收入院。患者自发病以来，精神尚可，食欲欠佳，睡眠尚可，大便正常，小便正常，体力体重未见明显变化。

既往史　否认糖尿病病史。无输血史，否认结核病史，否认外伤史，否认食物及药物过敏史。预防接种史不详。

家族史　否认家族遗传倾向的疾病、否认家族传染病。

其他

个人史　生于原籍，有吸烟饮酒史，否认近期疫区及流行病区接触史，否认工业毒物及放射性物质接触史，无冶游史及性病史。

婚育史　适龄结婚，育有 2 女，爱人健在，子女体健。

体格检查　体温 37℃，脉搏 76 次 / 分（规则），呼吸 20 次 / 分（规则），血压 128/70mmHg。

一般检查　肝病面容，皮肤黝黑，巩膜稍黄，脐上腹壁可见迂曲扩张静脉，向上延展至胸壁，部分迂曲成团。直立时下腹部饱满，仰卧时腹部两侧膨隆呈蛙腹状，见脐疝，无腹型及胃肠蠕动波，腹壁血流由上向下流动，无压痛及反跳痛，肝肋缘下未触及，脾肋缘下 3 横指，边界清楚，无压痛，表面光滑，肠鸣音可闻及，移动性浊音（＋），双下肢可见皮肤色素沉着，双下肢不肿。

辅助检查　血常规示：血小板 230×10^9/L；肝功能示：AST 134U/L，DBIL 24.8U/L，TBIL 53.6μmol/L，r-GT 188U/L；乙肝三对半示：HBsAg（－）。心电图未见明显异常。

初步诊断　肝硬化，门静脉高压，脾功能亢进，腹壁静脉扩张。

医生处方　螺内酯100mg，口服，2次/日；呋塞米40mg，口服，2次/日。

用药分析　由于肝硬化腹水患者的血浆醛固酮往往增多，因此螺内酯是较为理想的利尿药。单独使用螺内酯治疗易造成高钾血症。此外，大剂量的螺内酯（500mg/d）对20%~30%的无氮质血症的肝硬化腹水患者无效，其原因是近曲小管的钠吸收过多，导致远曲小管的钠浓度降低而影响其作用。

呋塞米是一种强效利尿药，单用呋塞米易导致低钾血症，且单用呋塞米治疗肝硬化腹水患者的效果尚不及螺内酯，仅有50%的非氮质血症肝硬化患者大剂量用呋塞米（160mg/d）有满意的利尿作用，其原因为呋塞米分泌至肾小管减少，近曲小管钠重吸收过多，导致体液流至髓袢减少，以及醛固酮水平过高，使钠在远曲小管吸收过多。因此，合用螺内酯和呋塞米有协同作用。

肝硬化腹水患者使用螺内酯和呋塞米时，两种药物的比例应为100mg：40mg，且主张早晨顿服以增加依从性。一般先用100mg/d螺内酯数天后，再加用40mg/d呋塞米，亦可一开始就联合使用100mg/d的螺内酯和40mg/d呋塞米，如果利尿作用不明显，可逐渐按比例将两种药物的剂量加大，最大的剂量为400mg/d螺内酯和160mg/d呋塞米。亦可用氢氯噻嗪替代呋塞米。一般在限制钠盐和利尿药的作用下，对90%的肝硬化腹水有效，另10%无效者为难治性腹水，可采用二线疗法。

第五节
治疗肾功能不全

一、肾功能不全概述

（一）急性肾损伤

急性肾损伤（AKI）是一组临床综合征，是指突发（1~7天内）和持续

（＞ 24 小时）的肾功能突然下降，定义为血清肌酐至少上升 0.5mg/dl，表现为氮质血症、水电解质和酸碱平衡紊乱以及全身各系统症状，可伴有少尿（＜ 400ml/24h 或 17ml/h）或无尿（＜ 100ml/24h）。

（二）慢性肾功能不全

慢性肾功能不全（CRI）是指各种原因造成的慢性进行性肾实质损害，致使肾脏明显萎缩，不能维持其基本功能，临床出现以代谢产物潴留，水、电解质、酸碱平衡失调，全身各系统受累为主要表现的临床综合征。CRI 引起水肿在临床上很常见，可引发肾功能衰竭、心力衰竭，甚至危及生命。肾病水肿引起的胃肠道黏膜水肿会干扰药物的吸收，影响 CRI 的进一步治疗。

（三）肾功能不全的治疗原则

1. 急性肾损伤

（1）去除病因　停用可能具有肾毒性、导致过敏和影响肾脏血流动力学的药物，控制感染，改善心功能等。

（2）维持血流动力学稳定

①维持液体平衡：对于急性肾损伤患者或急性肾损伤风险患者，建议使用等张晶体溶液而非胶体扩容。液体正平衡可降低危重患者生存率，延长机械通气时间和 ICU 住院时间。容量超负荷可减少肾血流灌注压力、增加腹内压，导致肾功能恶化。

②血管活性药物：血管源性休克或急性肾损伤风险患者建议血管升压药物联合液体治疗。不建议使用低剂量的多巴胺、非诺多巴和心房利钠肽等药物预防或治疗急性肾损伤。

③程序化血流动力学管理：建议必须达到血流动力学和氧合参数的基础目标，以防止围手术期高危患者或感染性休克患者急性肾损伤进展或恶化。

（3）保持电解质和酸碱失衡。

（4）保证足够营养摄入　优先考虑肠内营养途径，摄取总热量 20~30kcal/（kg·d）。

①不需要肾脏替代治疗、非高分解代谢的患者，蛋白质摄入量为 0.8~1.0g/（kg·d）。

②肾脏替代治疗患者，蛋白质摄入量为 1.0~1.5g/（kg·d）。

③高分解、行连续性肾脏替代治疗的患者，蛋白质摄入最大量可达 1.7g/（kg·d）。

（5）根据肾功能水平，调整药物剂量。

2. 慢性肾功能不全

（1）饮食治疗

①按体重给予优质低蛋白饮食 0.6g/（kg·d）、富含维生素饮食，如鸡蛋、牛奶和瘦肉等优质蛋白质。患者必须摄入足够热量，一般为 30~35kcal/（kg·d）。必要时主食可采用去植物蛋白的麦淀粉。

②低蛋白饮食加必需氨基酸或 α–酮酸治疗，应用 α–酮酸治疗时注意复查血钙浓度，高钙血症时慎用。无严重高血压及明显水肿、尿量 > 1000ml/d 者，食盐 2~4g/d。

（2）药物治疗　CRF 药物治疗的目的包括：①缓解 CRF 症状，减轻或消除患者痛苦，提高生活质量；②延缓 CRF 病程的进展，防止其进行性加重；③防治并发症，提高生存率。药物治疗的方案如下。

1）纠正酸中毒和水、电解质紊乱

①纠正代谢性酸中毒：代谢性酸中毒的处理，主要为口服碳酸氢钠（$NaHCO_3$）。中、重度患者必要时可静脉输入，在 72 小时或更长时间后基本纠正酸中毒。对有明显心功能衰竭的患者，要防止 $NaHCO_3$ 输入总量过多，输入速度宜慢，以免使心脏负荷加重甚至心功能衰竭加重。

②水钠紊乱的防治：适当限制钠摄入量，一般 NaCl 的摄入量应不超过 6~8g/d。有明显水肿、高血压者，钠摄入量一般为 2~3g/d（NaCl 摄入量 5~7g/d），个别严重病例可限制为 1~2g/d（NaCl 2.5~5g）。也可根据需要应用袢利尿药（呋塞米、布美他尼等），噻嗪类利尿药及贮钾利尿药对 CRF 病（Scr > 220µmol/L）疗效甚差，不宜应用。对急性心功能衰竭严重肺水肿者，需及时给单纯超滤、持续性血液滤过（如连续性静脉 – 静脉血液滤过）。

对慢性肾衰患者轻、中度低钠血症，一般不必急于处理，而应分析其不同原因，只对真性缺钠者谨慎地进行补充钠盐。对严重缺钠的低钠血症者，也应有步骤地逐渐纠正低钠状态。

③高钾血症的防治：肾衰竭患者易发生高钾血症，尤其是血钾水平＞5.5mmol/L时，则应更严格地限制钾摄入。在限制钾摄入的同时，还应注意及时纠正酸中毒，并适当应用利尿药（呋塞米、布美他尼等），增加尿钾排出，以有效防止高钾血症发生。

对已有高钾血症的患者，除限制钾摄入外，还应采取以下各项措施：积极纠正酸中毒，必要时（血钾＞6mmol/L）可静滴碳酸氢钠；给予袢利尿药，最好静脉或肌内注射呋塞米或布美他尼；应用葡萄糖–胰岛素溶液输入；口服降钾树脂：以聚苯乙烯磺酸钙更为适用，因为离子交换过程中只释放钙，不释放出钠，不致增加钠负荷；对严重高钾血症（血钾＞6.5mmol/L），且伴有少尿、利尿效果欠佳者，应及时给予血液透析治疗。

2）高血压的治疗　对高血压进行及时、合理的治疗，不仅是为了控制高血压的某些症状，更是为了积极主动地保护靶器官（心、肾、脑等）。血管紧张素转化酶抑制剂、血管紧张素Ⅱ受体阻断药、钙通道阻滞药、袢利尿药、β受体阻断药、血管扩张药等均可应用，以ACEI、ARB、钙通道阻滞药的应用较为广泛。透析前CRF患者的血压应＜130/80mmHg，维持透析患者血压一般不超过140/90mmHg即可。

3）贫血的治疗和红细胞生成刺激药的应用　当血红蛋白（Hb）＜110g/L或红细胞压积（Hct）＜33%时，应检查贫血原因。如有缺铁，应予补铁治疗，必要时可应用ESA治疗，包括人类重组红细胞生成素（rHuEPO）、达依泊丁等，直至Hb上升至110~120g/L。

4）低钙血症、高磷血症和肾性骨病的治疗　当GFR＜50ml/min后，即应适当限制磷摄入量（＜800~1000mg/d）。当GFR＜30ml/min时，在限制磷摄入的同时，需应用磷结合剂口服，以碳酸钙、枸橼酸钙较好。对明显高磷血症（血清磷＞7mg/dl）或血钙磷乘积＞65者，则应暂停应用钙剂，以防转移性钙化的加重。此时可考虑短期服用氢氧化铝制剂或司维拉姆，待钙磷乘积＜65时，再服用钙剂。

对明显低钙血症患者，可口服钙三醇；连服 2~4 周后，如血钙水平和症状无改善，可增加用量。治疗中均需要监测血 Ca、P、PTH 浓度，使透析前 CRF 患者血 IPTH 保持在 35~110pg/ml；使透析患者血钙磷乘积 < 55，血 PTH 保持在 150~300pg/ml。

5）防治感染　平时应注意防止感冒，预防各种病原体的感染。抗生素的选择和应用原则，与一般感染相同，唯剂量要调整。在疗效相近的情况下，应选用肾毒性最小的药物。

6）高脂血症的治疗　透析前 CRF 患者与一般高脂血症者治疗原则相同，应积极治疗。但对维持透析患者，高脂血症的标准宜放宽，如血胆固醇水平保持在 250~300mg/dl，血甘油三酯水平保持在 150~200mg/dl 为好。

二、利尿药治疗肾功能不全的应用

（一）利尿药治疗肾功能不全的历史发展

1. 急性肾损伤

急性肾损伤的概念 2004 年才确定下来，之前由于对 AKI 缺乏统一标准，所以相应的治疗并没有统一，在 2004 年 AKI 标准确认后，利尿药作为非替代疗法使用至今。

2. 慢性肾功能不全

利尿药在慢性肾功能不全引起的水肿治疗中一直起着重要作用，20 世纪 50 年代就开始使用，沿用至今。

（二）利尿药治疗肾功能不全的机制

1. 利尿药治疗急性肾损伤

利尿药在防治急性肾损伤上多已作为常规使用，但其利与弊一直存在争议。AKI 时肾脏维持容量平衡能力下降和丧失。少尿型的 AKI 易发生容量负荷过多。容量负荷过多是利尿药常用的适应证。

AKI 时，患者肾小球滤过率急速下降，故用于防治 AKI 的利尿药主要为袢利尿药。同时，袢利尿药还能抑制前列腺素分解酶的活性，使 PGE2 含量增加，扩张肾小管，降低肾血管阻力，致肾血流量增加，尤其是肾皮质深部血流量增加。由于它使流经致密斑 Cl⁻ 的减少，可减弱或阻断球－管反馈，使肾小管血流量增加同时不降低肾小球滤过率，增强尿液对肾小管的冲刷作用，减少小管梗阻，从而预防和治疗 AKI。

但一项对 552 例 AKI 患者的多中心研究显示，使用利尿药的 AKI 患者院内死亡率和肾功能不恢复的比例显著增加。一个对 62 项利尿药相关临床研究（其中 5 项为 RCT）的荟萃分析显示，使用袢利尿药对 AKI 患者死亡率及脱离透析的比例均无正面作用。

渗透性利尿药甘露醇能稀释血浆、增加循环血容量、提高有效滤过压和肾小球滤过率，并能抑制缩血管物质，使肾血管扩张，急剧减少肾素的产生而改善肾脏的微循环，提高小管内渗透压而起到冲刷作用，也可以用于 AKI 的防治。

2. 利尿药治疗慢性肾功能不全

利尿药的选择由肾小球滤过率水平和需要减少的 ECF 容积决定。GFR ≥ 30ml/min/1.73m² 的患者推荐使用噻嗪类利尿药，每日 1 次。临床上的噻嗪类利尿药主要有苄氟噻嗪、氢氯噻嗪、美托拉宗等。

由于噻嗪类利尿药仅使滤过 Na⁺ 增加 5%~10%，自由水排泄减少，当肾功能中度受损时，则丧失其利尿作用，故 GFR < 30ml/min/1.73m² 的患者不建议使用噻嗪类利尿药（美托拉宗除外，有报道称 14 例慢性肾功能不全，肌酐清除率 1.2~2ml/min 的患者口服美托拉宗 150mg，均有利尿反应），而推荐使用袢利尿药，1~2 次 / 日。临床上主要使用的袢利尿药有呋塞米、托拉塞米、布美他尼 3 种。目前临床上呋塞米最为常用。

CRI 患者少尿期时，血钾变化较大，高钾血症多见，原则上不宜使用保钾利尿药。早期 CRF，无水钠潴留的患者，可采用钠扩容后利尿疗法。先服碳酸氢钠 3g/d，共 3 天，然后给予较大剂量的呋塞米，起始量为 100mg/d 静脉注射，使尿量能达到 2000ml/d 左右，如未达到，可每日加倍剂量，分 2 次应用，直至达到上述尿量为止，但每日呋塞米总剂量不宜超过 1g，可使血尿素氮下降，改善临床症状。对于晚期 CRF 患者，大多无利尿效应，仍是选择透析治疗。

CRI 并发严重水肿、急性左心衰竭时一般选用强效利尿药（如呋塞米、布美他尼、托拉塞米等），呋塞米口服 20~40mg，1~3 次 / 天，如无效，可采用呋塞米 100~200mg 静脉注射；若呋塞米效果不佳时，噻嗪类利尿药联合袢利尿药可促进尿钠排泄。两者对肾单位不同部位进行连续阻断，产生所谓的超加性尿钠排泄效应。噻嗪类利尿药具有双重作用，噻嗪类药物的结构包括苯噻嗪核和磺酰胺基团，后者使噻嗪类保留了碳酸酐酶抑制药的特性，噻嗪类在肾脏远曲小管阻断 Na^+/Cl^- 转运和不同程度地在近曲小管抑制碳酸酐酶，使流进髓袢升支粗段的 Na^+ 增多，有利于袢利尿药更好地发挥作用。袢利尿药在髓袢升支粗段抑制 NKCC 转运，使流入远曲小管的 Na^+ 增多，增强噻嗪类利尿药的排钠作用；还会增加 Ca^{2+} 排泄并传递到远曲小管，降低主细胞顶膜 Na^+ 的转运率，进一步抑制尿钠吸收（作用类似钠通道阻滞药），从而能出现超加性尿钠排泄。长期袢利尿药治疗，由于上皮细胞的肥大和增生以及 Na^+，K^+-ATP 酶的活化，会出现利尿药耐受，给予噻嗪类可防止远曲小管 Na^+，K^+-ATP 酶的活化。

（三）利尿药治疗肾功能不全的临床应用

1. 急性肾损伤

在临床上，一般对于少尿或无尿的 AKI 患者，在不伴有血容量不足的情况下可以使用利尿药。

在临床上使用呋塞米时可先给予试验剂量，遵循剂量递增的原则。根据液体潴留的程度，选择个体化的剂量，从 20~40mg 开始，依照治疗后的反应，决定是否加量。循证医学证据显示采用持续静脉滴注利尿药（如呋塞米 10~40mg，静脉滴注，每日总量不超过 500mg）较一次性大剂量使用利尿药能产生更大的利尿效应且不良反应较少。

甘露醇的使用剂量应为 ≤ 200g/d 或 48 小时总剂量 ≤ 400g，否则反而会由于剂量过大而诱发 AKI。

2. 治疗慢性肾功能不全

可根据需要应用袢利尿药（呋塞米、布美他尼等），噻嗪类利尿药及贮钾利尿药对 CRI（Scr > 220μmol/L）疗效甚差，不宜应用。对急性心功能衰竭严重肺水肿者，需及时给单纯超滤、持续性血液滤过（如连续性静脉 – 静脉血液滤过）。

肾衰竭患者易发生高钾血症，当血钾水平 > 5.5mmol/L 时，在限制钾摄入的同时，还应注意及时纠正酸中毒，并适当应用利尿药（呋塞米、布美他尼等），增加尿钾排出，以有效防止高钾血症发生。

三、病例分析

【病例】患者，女，31 岁。主诉：全身乏力，腰痛，双下肢水肿 2 年余，加重并出现行走困难 1 个月余。

现病史　因常规查体发现尿蛋白 +++ 及血肌酐升高（200μmol/L），无发热、血尿、尿频、尿急、尿痛，诊断为慢性肾小球肾炎，予以口服药物治疗（具体用药不详）。定期随访发现血肌酐缓慢升高，近期复查血肌酐 800μmol/L，开始做左前臂动静脉内瘘，并开始血透治疗，每 2 周 5 次，维持至今。尿量渐减少，无发热、胸闷、气促、咳嗽、咳痰，无恶心、呕吐，无腹痛、反酸、嗳气。

既往史　否认糖尿病病史。无输血史、结核病史，否认外伤史，否认食物及药物过敏史。预防接种史不详。

家族史　父母健康状况良好，否认家族遗传倾向的疾病、否认家族传染病。

其他

个人史　生于原籍，有吸烟饮酒史，否认近期疫区及流行病区接触史，否认工业毒物及放射性物质接触史，无冶游史及性病史。

婚育史　适龄结婚，爱人健在。

一般检查　常规查体发现尿蛋白 +++ 及血肌酐升高（200μmol/L）；复查他克莫司浓度为 6.7ng/ml，血色素为 76g/L，白细胞为 9.01×10^9/L，尿常规正常，尿蛋白阳性。

诊断及治疗　慢性肾功能不全。

医生处方　缬沙坦 qd，每次 80mg；氢氯噻嗪一天 2 次，每次 25mg；低蛋白饮食。

用药分析　慢性肾功能不全的治疗中，经常采用低蛋白加酮酸治疗，因为低蛋白饮食可延缓肾衰竭进展。除了要考虑肾脏疾病以外，还要考虑是否有其他疾病。

降压治疗是一个很重要的方面，但还需要注意服用降压药切勿过量。降压速度避免过快，避免出现收缩压和舒张压过低，对肾脏疾病患者，降压治疗通常首推 ACEI 或者 ARB 联合低剂量的氢氯噻嗪。

第六节
治疗肾病综合征

一、肾病综合征概述

（一）肾病综合征的发病机制与临床特征

肾病综合征水肿的发生机制主要是原发肾脏疾病所致的水钠潴留，有可能是因为血容量不足（充盈不足学说），低白蛋白血症引起血浆胶体渗透压下降，水自血液进入组织间隙，引起水肿。血容量不足时又引起肾素 – 血管紧张素 – 醛固酮系统激活，抗利尿激素分泌增加，肾小管对水钠重吸收增加，加重水肿。也有可能是血容量增多（过度充盈学说），原发性肾脏损害致使肾单位远端功能障碍出现的水钠潴留，血容量增加，出现周身水肿，此类水肿称为高容量水肿。

（二）肾病综合征的治疗原则

1. 一般治疗

凡有严重水肿、低蛋白血症者需卧床休息。水肿消失、一般情况好转后，可起床活动。给予正常量 0.8~1.0g/（kg·d）的优质蛋白（富含必需氨基酸的动物蛋白为主）饮食。热量要保证充分，每日每公斤体重不应少于 30~35kcal。尽管患者丢失大量尿蛋白，但由于高蛋白饮食增加肾小球高滤过，可加重蛋白尿并促进肾脏病变进展，故目前一般不再主张应用。

水肿时应低盐（< 3g/d）饮食。为减轻高脂血症，应减少进食富含饱和脂肪酸（动物油脂）的饮食，而多吃富含多聚不饱和脂肪酸（如植物油、鱼油）及富含可溶性纤维（如豆类）的饮食。

2. 对症治疗

（1）利尿消肿

①噻嗪类利尿药主要作用于髓袢升支粗段和远曲小管前段，通过抑制钠和氯的重吸收，增加钾的排泄而利尿。长期服用应防止低钾、低钠血症。

②保钾利尿药主要作用于远曲小管后段，排钠、排氯，但潴钾，适用于低钾血症的患者。单独使用时利尿作用不显著，可与噻嗪类利尿药合用。常用氨苯蝶啶或醛固酮拮抗药螺内酯。长期服用需防止高钾血症，肾功能不全患者应慎用。

③袢利尿药主要作用于髓袢升支粗段，对钠、氯和钾的重吸收具有强力的抑制作用。常用呋塞米或布美他尼（同等剂量时作用较呋塞米强 40 倍），分次口服或静脉注射。在渗透性利尿药物应用后随即给药，效果更好。应用袢利尿药时需谨防低钠血症及低钾、低氯血症性碱中毒发生。

④渗透性利尿药通过一过性提高血浆胶体渗透压，可使组织中水回吸收入血。此外，它们又经过肾小球滤过，造成肾小管内液的高渗状态，减少水、钠的重吸收而利尿。常用不含钠的右旋糖酐 40（低分子右旋糖酐）或淀粉代血浆（706 代血浆）（分子量均为 2.5 万 ~4.5 万）静脉滴注。随后加用袢利尿药可增强利尿效果。但对少尿（尿量 < 400ml/d）患者应慎用此类药物，因其

易与肾小管分泌的 Tamm-Horsfall 蛋白和肾小球滤过的白蛋白一起形成管型，阻塞肾小管，并由于其高渗作用导致肾小管上皮细胞变性、坏死，诱发"渗透性肾病"，导致急性肾衰竭。

⑤提高血浆胶体渗透压：血浆或血浆白蛋白等静脉给药均可提高血浆胶体渗透压，促进组织中水回吸收并利尿，如再用呋塞米加于葡萄糖溶液中缓慢静脉滴注，有时能获得良好的利尿效果。但由于输入的蛋白均将于 24~48 小时内由尿中排出，可引起肾小球高滤过及肾小管高代谢，造成肾小球脏层及肾小管上皮细胞损伤、促进肾间质纤维化，轻者影响糖皮质激素疗效，延迟疾病缓解，重者可损害肾功能。故应严格掌握适应证，对严重低蛋白血症、高度水肿而又少尿（尿量 < 400ml/d）的肾病综合征患者，在必须利尿的情况下方可考虑使用，但也要避免过频过多。心力衰竭患者应慎用。

对肾病综合征患者利尿治疗的原则是不宜过快过猛，以免造成血容量不足、加重血液高凝倾向，诱发血栓、栓塞并发症。

（2）减少尿蛋白　持续性大量蛋白尿本身可导致肾小球高滤过、加重肾小管和间质损伤、促进肾小球硬化，是影响肾小球病预后的重要因素。已证实减少尿蛋白可以有效延缓肾功能的恶化。

ACEI 或 ARB，除可有效控制高血压外，均可通过降低肾小球内压和直接影响肾小球基底膜对大分子的通透性，有不依赖于降低全身血压的减少尿蛋白作用。用 ACEI 或 ARB 降尿蛋白时，所用剂量一般应比常规降压剂量大，才能获得良好疗效。

3. 抑制免疫与炎症反应

（1）糖皮质激素治疗　糖皮质激素（以下简称激素）用于肾脏疾病，主要是其抗炎作用。它能减轻急性炎症时的渗出，稳定溶酶体膜，减少纤维蛋白的沉着，降低毛细血管通透性而减少尿蛋白漏出；此外，尚可抑制慢性炎症中的增生反应，降低成纤维细胞活性，减轻组织修复所致的纤维化。糖皮质激素对疾病的疗效反应在很大程度上取决于其病理类型，微小病变的疗效最为迅速和肯定。使用原则和方案一般是：①起始足量：常用药物为泼尼松，口服 8 周，必要时可延长至 12 周；②缓慢减药：足量治疗后每 2~3 周减原用量的10%，当减至20mg/d左右时症状易反复，应更加缓慢减量；③长期维持：最后以最小有效剂量再维持数月至半年。激素可采取全日量顿服或在维持用药期间两日量隔日1次顿服，以减轻激素的副作用。水肿严重、有肝功能损害或泼尼松疗效不佳时，可更换为泼尼松龙口服或静脉滴注。

根据患者对糖皮质激素的治疗反应，可将其分为"激素敏感型"（用药8~12周内肾病综合征缓解）、"激素依赖型"（激素减药到一定程度即复发）和"激素抵抗型"（激素治疗无效）三类，其各自的进一步治疗有所区别。

长期应用激素的患者可出现感染、药物性糖尿病、骨质疏松等副作用，少数病例还可能发生股骨头无菌性缺血性坏死，需加强监测，及时处理。

（2）细胞毒性药物　激素治疗无效，或激素依赖型或反复发作型，可以细胞毒药物协助治疗。由于此类药物多有性腺毒性、肝脏损伤及大剂量可诱发肿瘤的危险，因此，在用药指征及疗程上应慎重掌握。目前此类药物中，环磷酰胺（CTX）和苯丁酸氮介（CB1348）临床应用较多。

（3）免疫抑制药　目前临床上常用的免疫抑制药有环孢霉素A、他克莫司（FK506）、麦考酚吗乙酯和来氟米特等。

既往免疫抑制药常与糖皮质激素联合应用治疗多种不同病理类型的肾病综合征，近年来也推荐部分患者因对糖皮质激素相对禁忌或不能耐受（如未控制糖尿病、精神因素、严重的骨质疏松），及部分患者不愿接受糖皮质激素治疗方案或存在禁忌证的患者，可单独应用免疫抑制剂治疗（包括作为初始方案）某些病理类型的肾病综合征，如局灶节段性肾小球硬化、膜性肾病、微小病变型肾病等。

二、利尿药治疗肾病综合征的应用

（一）利尿药使用原则

由于肾病综合征水肿血容量可低可高，故在临床上应对水肿进行估计，目前可根据心率、血压、尿素氮和尿浓缩及尿钠排泄分数（FENa）来估计，

正常尿钠浓度 < 20mmol/L, FENa% = ［尿钠］×［血肌酐］×100/［血钠］×［尿肌酐］，肾病综合征如果伴有低血容量时，表现为心动过速、血压偏低、血 BUN 升高，FENa 下降（常 < 0.2%），尿 $K^+/(K^++Na^+)$ > 60%。这类患者在应用晶体或胶体溶液纠正血容量之前不宜使用口服或静脉用利尿药，只有不伴有低血容量的肾病综合征水肿患者（血 BUN 正常、FENa > 1%）才能安全应用利尿药。

（二）常用利尿药剂量（表 8-4）

表 8-4　常用利尿药的用法和剂量

种类	用法和剂量
呋塞米	口服 2~4mg/kg，每 8~12 小时用 1 次，最大量 8mg/(kg·d) 静脉给药 1~2mg/kg，每 8~12 小时用 1 次，最大量 3mg/(kg·d) 静滴首剂 1~2mg/kg，之后 0.1~1mg/(kg·d) 维持
美托拉宗	0.1~0.2mg/kg，每 12~24 小时用 1 次
氢氯噻嗪	2~4mg/(kg·d)，每 12~24 小时用 1 次
螺内酯	2~3mg/(kg·d)，单次剂量
丁尿酸	0.02~0.04mg/(kg·d)，每 12~24 小时用 1 次

肾病综合征患者使用袢利尿药时，静脉注射给药，从小剂量开始，若无效则加倍剂量，经尝试确定有效剂量，呋塞米常用剂量为 40~80mg，显著低白蛋白血症和肾功能损伤患者常需较大剂量，一般不超过 200mg/d。肾病综合征患者血清白蛋白水平偏低，有研究显示，肾病综合征患者肾功能正常时呋塞米和白蛋白联用时比单用白蛋白或单用呋塞米的尿量、尿钠和尿氯的排泄都增高，同时也增加肾小球滤过率。一般静脉注射 30mg 呋塞米和 25mg 白蛋白就可以进一步增加尿量和 Na^+ 排泄，达到治疗效果。托拉塞米的剂量为呋塞米的一半。疗效不佳时可考虑静脉滴注给药，有研究显示静脉滴注有更好的排钠利水效果。

（三）利尿药治疗难治性肾病综合征

使用充分剂量的利尿药（如呋塞米 80mg）之后，水肿仍无改善的患者，可根据病情酌情增加袢利尿药的剂量或用药次数，直到有效的最大安全量（呋塞米 160~200mg/d，布美他尼 6~8mg/d，托拉塞米 80~100mg/d），从而改善肾病综合征肾小管对利尿药的低反应状态。

足够剂量的袢利尿药治疗 48 小时后仍不能到达利尿作用，可联合应用噻嗪类利尿药。噻嗪类利尿药和袢利尿药作用位点不同，联合使用有可能产生协同效应，还可拮抗肾病综合征时远端肾单位钠重吸收的亢进过程。根据肾功能受损程度不同，一般予以口服美托拉宗 2.5~10mg/d，氢氯噻嗪 50~200mg/d。

大剂量使用袢利尿药或（和）噻嗪类利尿药时常出现低钾血症，此时应联合应用保钾类利尿药。

肾病综合征患者使用利尿药可以减轻水肿，改善症状，但使用同时，应先评估肾病综合征患者的临床特点和水肿程度，合理使用利尿药，并加强监测，从而避免利尿治疗的副作用，提高生活质量。

三、病例分析

【病例一】患者，男，48 岁。主诉：双下肢水肿半年余，反复全身水肿 3 月。

现病史　患者约半年前起无明显诱因出现双下肢水肿，呈凹陷性，进行性加重，感冒时水肿明显加重。尿量减少，起病 1 周左右每天排尿次数减至 1 次。尿液呈黄色，含较多泡沫，无血尿、尿浑，无尿频、尿急、尿痛。自觉眼干、眼涩，眼睑粘连感，视物渐模糊。无气促、胸闷、心悸等。在当地医院查血、尿常规（结果不详），拟诊为"慢性肾炎"，予以中药（具体用药不详）治疗 7 天，病情无好转，水肿进行性加重。2017 年 1~2 月，患者自服白糖、黄糖后感皮肤瘙痒，搔抓起皮疹，以四肢和胸腹部为主。因反复发热、感冒，水肿加重并波及全身，皮肤瘙痒、皮疹严重而于半月前就诊于当地医院，给予止痒药物（具体不详）后瘙痒、皮疹减退。查尿蛋白 ++，血白蛋白 22g/L，胆固醇 13.7mmol/L，拟诊为"肾病综合征"。肝炎相关检查阴性，血糖值正常。给予泼尼松、呋塞米、氢氯噻嗪、阿托伐他汀、阿司匹林、奥美拉唑（具体用量不详）等治疗后水肿明显减退，尿量增多，尿蛋白减少（"+++"至"++"），体重从67kg减至56kg（11天）。出院后维持药物治疗，3天后又发热，达38.8℃，全身水肿，为进一步诊治而来我院。患者起病以来无消瘦、午后潮热、盗汗，无脱发、关节疼痛、光过敏，无恶心、呕吐、腹痛、腹泻、黑便、骨痛，无尿频、尿急、尿痛、排尿困难和肉眼血尿等，无气促、胸闷、心悸、端坐呼吸等。精神疲倦，睡眠尚可，口干多饮，食量增加。

实验室检查　尿常规：黄色、透明，尿蛋白++，其他各项正常。肝功能：血白蛋白22g/L，胆固醇13.7mmol/L。血常规、血生化各项检查均正常。

诊断及治疗　肾病综合征。

泼尼松一天3次，每次10mg；呋塞米一天1次，每次20~40mg；氢氯噻嗪一天2次，每次25mg；阿托伐他汀一天1次，每次10mg；阿司匹林一天1次，每次100mg。

用药分析　治疗肾病综合征的水肿时，还是主要依靠利尿药。首选的利尿药是呋塞米，但是呋塞米是排钾利尿药，使用中常会出现一些不良反应，如低钾血症、低血氯性碱中毒、高尿酸、高钙血症等。所以使用呋塞米时要特别注意有无药物毒性症状的发生以及血压、脉搏、体重等方面的变化；老年患者还有发生急性肾功能衰竭的可能。再者，由于肾病综合征患者的血容量本就已减少，利尿药的使用还会进一步减少血容量，所以大量使用利尿药时，要时刻注意监测有无血容量不足的症状出现，比如体位性低血压而致的头晕、心慌、体重减轻、皮肤弹性下降等。

噻嗪类利尿药适用于轻度浮肿患者，常用氢氯噻嗪一次25mg，一日3次，长期服用应防止低钾、低钠血症。

袢利尿药适用于中、重度水肿患者，常用呋塞米一日20~120mg，或布美他尼一日1~5mg，分次口服或静脉注射。应用袢利尿药时需谨防低钠血症及低钾、低氯血症性碱中毒。

保钾利尿药适用于低钾血症，常用螺内酯一次20mg，一日1~2次；或氨苯蝶啶一次50mg，一日1~2次。单独使用利尿作用不显著，可与噻嗪类利尿药合用。长期使用需防止高钾血症，对肾功能不全患者应慎用。

【病例二】患者，男童，4 岁，因"泡沫尿、颜面水肿 7+ 天"入院。

现病史　患儿于入院前 7+ 天无明显诱因解小便时发现尿中有大量泡沫，持续很久不能散去，伴颜面水肿，呈凹陷性水肿，伴尿量减少、发热、腰痛等症状；无肉眼血尿，无胸闷、胸痛，无呼吸困难、发绀等症状；患儿家长为求治疗，遂急送至我院门诊就诊，门诊以"肾病综合征"收入我科住院治疗；患儿病后精神较差、睡眠欠佳、大便正常。

既往史　否认糖尿病病史。无输血史，否认肝炎、结核病史，否认外伤史，否认食物及药物过敏史。预防接种史不详。

家族史　否认家族遗传倾向的疾病、否认家族传染病。

体格检查　T：38.8℃；P：120 次 / 分；R：25 次 / 分；W：16kg；BP：110/70mmHg。

一般检查　慢性病容，精神较差，步入病房，查体合作。全身皮肤黏膜无黄染、皮疹及出血点。头形正常，双侧瞳孔等大等圆，对光反射正常，唇红，咽无充血，颈软，颈部淋巴结无肿大。胸廓对称，听诊双肺呼吸音清晰，未闻及明显湿啰音。心界稍大，心率 100 次 / 分，律齐，心音有力，心脏听诊未闻及明显杂音。腹平软，肝、脾肋下未扪及，双肾区叩痛，移浊（－），肠鸣音正常。四肢肌力、肌张力正常，神经系统检查无明显异常。

辅助检查　①大量蛋白尿：尿蛋白定性 +++~++++，持续 2 周尿蛋白定量 ≥ 50mg/（kg·d），2 周内 3 次测定；②低白蛋白血症：血浆白蛋白 < 30g/L；③高胆固醇血症：血浆总胆固醇 > 5.7mmol/L。

初步诊断　单纯性肾病综合征。

医生处方　醋酸泼尼松片 5mg，口服，2 次 / 日；呋塞米 40mg，静脉注射，1 次 / 日。

用药分析　静脉注射给药从小剂量开始，若无效则加倍剂量，经尝试确定有效剂量，呋塞米常用剂量为 40~80mg/d，显著低蛋白血症和肾功能损伤患者常需要较大剂量，一般不超过 200mg/d。托拉塞米的剂量为呋塞米的一半。疗效不佳时可考虑静脉滴注给药，有研究显示静脉滴注有更好的排钠利水效果。但仍存在较大争议，不建议常规使用。

第七节
治疗药物和毒物中毒

一、药物和毒物中毒概述

（一）常见药物中毒的临床表现

1. 氯丙嗪类药物中毒

患者可出现头晕、嗜睡、表情淡漠、软弱，有时引起精神失常，乱语乱动；还可发生流涎、恶心、呕吐、腹痛、腹胀、黄疸、肝大等。过大剂量所致的急性中毒常发生心悸、四肢发冷、血压下降，甚至休克，患者呼吸困难，瞳孔缩小，昏迷和反射消失。尿中可出现蛋白，红、白细胞及管型。长期、大剂量应用可致粒细胞减少、血小板减少、溶血性贫血等，甚至发生再生障碍性贫血。还可出现面神经麻痹，发音困难和口吃，眼眶周围肌肉痉挛，甚至角弓反张状态。少数引起眼部损害，导致视力减退，甚至失明。

2. 苯巴比妥、异戊巴比妥、司可巴比妥中毒

患者初期兴奋、狂躁、惊厥，随后转为抑制、嗜睡、神志模糊、口齿不清、蒙眬深睡以至深度昏迷。晚期四肢瘫软、反射消失、大小便失禁、瞳孔缩小、呼吸浅而轻以至呼吸衰竭。

3. 水合氯醛中毒

患者有恶心、腹痛，重症有肝和肾功能损害、尿少、昏睡以至昏迷、呼吸浅慢、口唇发绀、呼吸肌麻痹、反射消失、脉细弱、血压下降、心律失常甚至心搏骤停等。

4. 洋地黄中毒

洋地黄类药物主要用于治疗充血性心力衰竭，但其治疗剂量与中毒剂量

十分接近，老年人耐量差，极易发生中毒。洋地黄中毒时，患者有头痛、头晕、眼花、黄视、厌食、恶心、呕吐、腹泻及各种心律异常如室性期前收缩、阵发性房性心动过速、房室传导阻滞，有的患者原有心房纤颤，突然心律变得整齐，心电图呈典型的洋地黄中毒图形。

5. 阿托品、东莨菪碱中毒

患者先有皮肤和黏膜干燥、口渴、吞咽困难、面部潮红、瞳孔扩大、视力模糊、心动过速、尿潴留等副交感神经受抑制的症状。重症患者出现中枢兴奋症状：言语增多、幻觉、烦躁、谵妄、惊厥等；继之转为抑制、嗜睡和昏迷。东莨菪碱中毒者昏睡多于兴奋。此时取患者尿液滴入猫眼内，即可引起瞳孔扩大，有利于帮助诊断。

6. 水杨酸钠、阿司匹林中毒

患者可因药物对胃肠道的刺激腐蚀作用出现恶心、呕吐、胃痛，同时有眩晕、出汗、面色潮红、耳鸣、鼻出血、视力模糊和胃肠道出血，蛋白尿、酮尿、早期呼吸性碱中毒，继之代谢性酸中毒、脱水、失钾，重症者烦躁不安、脉速、抽搐、昏迷、呼吸和周围循环衰竭。

（二）常见毒物中毒的临床表现

1. 杀鼠剂（鼠药）

杀鼠剂一般指在家庭卫生和公共卫生领域，用来杀灭害鼠的农药制剂。不过，杀鼠剂中毒一般仅有两种情况——毒鼠强中毒和抗凝血类杀鼠剂（维生素 K 拮抗药，VKA）中毒。毒鼠强是一种神经毒素，中毒时主要表现为难以控制的癫痫发作等神经系统障碍；虽然毒鼠强早已被列为明令禁止生产的鼠药，但民间保有的大量毒鼠强，依然使和它有关的中毒事件非常常见。而作为当今合法鼠药的主流，VKA（包括敌鼠、华法林、溴敌隆、杀鼠醚等）则是通过干扰凝血反应来产生毒性作用，中毒症状以全身各部位出血为主。

2. 杀虫剂

杀虫剂中毒在生活中同样十分常见，除了最为常见的服毒自杀以外，喷施杀虫剂时经皮肤／呼吸道吸收，或者是食用被杀虫剂污染的食物而中毒，也是较为常见的中毒方式。最常见的两种杀虫剂为有机磷酸酯类杀虫剂（包括敌敌畏、乐果、敌百虫、马拉硫磷等）和拟除虫菊酯类杀虫剂（敌杀死、苄氯菊酯、溴氰菊酯等），两者均通过干扰神经系统而发挥毒性，其中有机磷酸酯类杀虫剂较常用于农田害虫的防治，而拟除虫菊酯类杀虫剂则广泛存在于家用杀虫喷雾剂、蚊香、电蚊香液之中。

3. 除草剂

在我国，最常见的可引起严重毒性的除草剂非百草枯莫属。尽管百草枯已经被严格限用，但每年因服用百草枯自杀、误服百草枯或是因喷施时接触百草枯而死亡的案例很多。百草枯服用后可以导致不可逆转的肺纤维化，加之其清除速度极其缓慢，因此服用超过10ml百草枯的中毒者死亡率即接近100%。除百草枯之外的除草剂一般毒性不大，但草甘膦可引起消化道损伤或是可逆性肾功能障碍。

（三）药物和毒物中毒的治疗原则

去除病因，加速排泄，延缓吸收，支持疗法，对症治疗。特殊疗法主要是采取解毒物质。

二、利尿药治疗药物和毒物中毒的应用

急性的药物和毒物中毒时可以利用利尿药强迫利尿，加速毒物从肾脏排泄，从而减少体内毒物的浓度。

由于袢利尿药为高效能利尿药，能将肾小管对 Na^+ 的重吸收由99.4%下降为70%~80%。利尿作用快速而强，且不易导致酸中毒，是目前最有效的利尿药。因此治疗药物及毒物中毒常用的利尿药为袢利尿药。

利尿药具体使用方法和剂量参照具体的药物及毒物中毒情况。

三、病例分析

【病例】患者，男，32岁。主诉：口服20％百草枯原液25ml 3天入院。

现病史 口咽部疼痛不能进食。查体：神志清楚，精神差，稍烦躁。口腔糜烂，舌体肿大，咽部充血水肿，有出血点。心律齐，心率90次/分钟，两肺呼吸音略粗，未闻及干湿性啰音。上腹部压痛，余未见异常。

实验室检查 尿百草枯浓度半定量检测为10μg/ml；WBC：16.29×10^9/L；GLU：8.6；AST：44U/L；Cr 562.1μmol/L。

诊断及治疗 急性重度百草枯中毒。

①实行胃肠道净化：给予导泻，应用15％漂白土溶液300ml 口服，尽快清除胃肠道中的百草枯，以大便中无绿色的百草枯为止。本例实施4天。

②血液净化：尽快实行血液灌流，患者院前已实行2次血液灌流，血中百草枯浓度已较大程度降低，入院时尿百草枯浓度半定量检测为10μg/ml，应继续实施血液灌流，每日1次，每次2小时，连续2次，复查尿百草枯浓度半定量检测为5 μg/ml，停止灌流。

③静脉注射利尿药托拉塞米20mg。

用药分析 ①补液利尿：百草枯急性中毒者都存在脱水，适当补液联合静脉注射利尿药有利于维持循环血量与尿量［1~2ml/（kg·h）］，对于肾功能的维护及百草枯的排泄都有益。需关注患者的心肺功能及尿量情况。

②血液净化：血液灌流（HP）和血液透析（HD）是清除血液循环中毒物的常用方法，用于百草枯中毒尚存争议。建议HD只用于合并肾功能损伤的百草枯中毒患者。至于HP，推荐口服百草枯中毒后应尽快行HP，2~4小时内开展效果好，根据血液毒物浓度或口服量决定一次使用一个或多个灌流器，再根据血液百草枯浓度决定是否再行HP或HD。

第八节
治疗高钙血症和高钾血症

一、高钙血症和高钾血症概述

（一）高钙血症和高钾血症的临床特征

血钙高于 2.75mmol/L 时为高钙血症，重度高钙＞ 3.5mmol/L（＞ 14mg/dl）可导致一系列严重的临床征象。

血钾高于 5.5mmol/L 称为高钾血症，＞ 7.0mmol/L 则为严重高钾血症。

（二）高钙血症和高钾血症的治疗原则

当出现高钙血症、高钾血症后均需要及时处理。

1. 高钙血症

（1）轻度高钙血症的治疗　轻度高钙血症是指血钙在 2.75~3.0mmol/L。高钙血症治疗的目的在于将血钙降低。对甲状旁腺功能亢进者的处理尚有不同意见，如无威胁生命的高钙血症、骨密度正常者可进行监测，观察血钙、肾功能、骨密度和尿钙排泄。当有下列情况者应考虑手术治疗。①血钙高于2.85mmol/L。②有威胁生命的高钙血症发作。③肌酐清除减少到只有同年龄健康人的 70%。④有肾结石。⑤ 24 小时尿钙＞ 100μmol（4mg）。⑥骨密度降低，低于正常人的 2SD。

可采用钙受体协同药 R–568。此药抑制 PTH 分泌，抑制的程度与剂量相关。用最大剂量时可使血离子钙降低，但确切的作用还待长期临床试用。最近发现绝经后妇女己烯雌酚缺乏与甲状旁腺功能亢进有关。用己烯雌酚替代治疗可使血钙降低（降低 0.125~0.25mmol/L），尿钙也减少，但血浆 PTH 无变化。己烯雌酚还可防止骨丢失和心血管病的发生。轻度高钙血症患者应避免使用所有的利尿药，因利尿药虽可增加尿钙排泄，但也使细胞外液缩减而增加钙从肾小管重吸收，从而使血钙升高。噻嗪类利尿药应禁用，此类利尿药可减少尿钙排泄。双磷酸盐对甲状旁腺功能亢进症引起轻度高钙血症降血钙的作用不大，故不需采用。

（2）中度高钙血症的治疗　中度高钙血症指血钙浓度在 3.0~3.4mmol/L。此等患者症状与血钙升高的速率有关。除治疗引起高钙血症的原发性疾病外，可采取后述治疗措施包括：①静脉滴注 0.9% 氯化钠注射液扩容，使患者轻度"水化"。②如果欲使血钙下降快些，可用祥利尿药（但禁用噻嗪类利尿药）。如有肾功能不全，祥利尿药剂量要大些。静脉滴注 0.9% 氯化钠注射液加用祥利尿药可使血钙在 1~2 天内下降 0.25~0.75mmol/L，如果血钙下降不理想，可再加用双磷酸盐口服。

（3）重度高钙血症的治疗　重度高钙血症指血钙在 3.75mmol/L（13.5mg/dl）以上，即高钙危象。不管有无症状均应紧急处理，治疗方法包括：①扩充血容量；②增加尿钙排泄；③减少骨的重吸收；④治疗原发性疾病。

扩充血容量可使血钙稀释，增加尿钙排泄。只要患者心脏功能可以耐受，在监测血钙和其他电解质、血流动力学变化情况下，可输入较大量的 0.9% 氯化钠注射液。用祥利尿药可增加尿钙排泄。用双磷酸盐以减少骨的重吸收，使血钙不被动员进入血液。

2. 高钾血症

（1）钙剂　高血钾可使心肌细胞静息电位降低而阈电位不变，使二者差距减小，从而使心肌细胞兴奋性增加。钙离子可能使心肌细胞膜静息电位与阈电位差距拉大，使心肌兴奋性趋于稳定。紧急措施为立即静脉注射 10% 葡萄糖酸钙 10ml，于 5~10 分钟注完，如果需要，可在 1~2 分钟后再静注 1 次，可迅速消除室性心律不齐。因钙的作用维持时间短，故在静脉注射后，接着应持续静脉滴注。钙对血钾浓度无影响。

（2）将血浆与细胞外钾暂时移入细胞内　可静脉滴注高渗葡萄糖及胰岛素。如遇心衰或肾病患者，输注速度宜慢。在滴注过程中密切监测血钾变化及低血糖反应。亦可静脉注射 5% 碳酸氢钠溶液。此方法对有代谢性酸中毒患者更为适宜。既可使细胞外钾移入细胞内，又可纠正代谢性酸中毒。对用透析维持生命的终末期肾衰患者效果则不理想。

（3）促进钾离子排出体外　祥利尿药或噻嗪类利尿药、血液透析移除体内钾、阳离子交换树脂。

（4）低钾饮食　每天摄入钾限于 50~60mmol。

（5）停止诱发药物　停止所有可能导致血钾升高的药物。

（6）去除诱因　去除高钾血症的病因或治疗引起高钾血症的疾病。

二、利尿药治疗高钙血症和高钾血症

（一）利尿药的治疗机制

祥利尿药能增加水、钠、氯、钾、钙、镁、磷等的排泄，故能够治疗高钙血症及高钾血症。

（1）降钙机制　祥利尿药可作用于肾小管髓祥升支粗段，抑制钠和钙的重吸收，促进尿钙排泄。

（2）排钾机制　祥利尿药主要通过抑制肾小管髓祥升支粗段 NaCl 的主动重吸收，结果管腔液 Na^+、Cl^- 浓度升高，而髓质间液 Na^+、Cl^- 浓度降低，使渗透压梯度差降低，肾小管浓缩功能下降，从而导致水、Na^+、Cl^- 排泄增多。由于 Na^+ 重吸收减少，远端小管 Na^+ 浓度升高，促进 Na^+–K^+ 和 Na^+–H^+ 交换增加，K^+ 和 H^+ 排出增多。噻嗪类利尿药则使远曲小管的 NaCl 重吸收被抑制，Na^+ 浓度增加，Na^+–K^+ 交换增加，可致 K^+ 排泄增加。

（二）利尿药的临床使用

1. 高钙血症

需首先使用 0.9% 氯化钠溶液补充细胞外液容量。细胞外液容量补足后可使用呋塞米。呋塞米在促进尿钙排泄的同时，还可防止细胞外液容量补充过多。呋塞米应用剂量为 20~40mg 静脉注射。当高钙血症危象时，给予大剂量呋塞米加强治疗（80~120mg 每 2~3 小时）时，需注意水和电解质补充，最好能监测中心静脉压、血及尿电解质，以防发生水、电解质紊乱。由于噻嗪类利尿药促进基侧质膜的 Na^+–Ca^{2+} 交换，可减少肾脏钙的排泄，加重高血钙，因此绝对禁忌。

2. 高钾血症

袢利尿药、噻嗪类作为排钾利尿药，当出现高钾血症时可以口服或静脉注射此类利尿药，促进钾的排泄，应用剂量为呋塞米 40~80mg。而螺内酯、氨苯蝶啶、阿米洛利等保钾利尿药能够减少 Na^+–K^+ 交换，减少 K^+ 排泄，加重高钾血症，因此绝对禁忌。

三、病例分析

【病例】患者，男，30 岁。主诉：4 年内发作性双下肢乏力、酸痛 2 次，心悸手抖 2 个月。

现病史　4 年前患者无明显诱因下出现双下肢乏力，以小腿为主，伴酸痛，无肌肉红肿、抽搐，无关节红肿，无畏寒发热，无怕热心悸。到当地医院神经内科就诊，查肌电图正常，未予特殊处理，症状持续约 2 周后自行缓解。入院前 2 个月余，患者剧烈运动后双下肢乏力复发，程度较前加重，以大腿为主，感行走、蹲位起立困难，伴肌肉酸痛，怕热、多汗、心悸、手抖，口干，多饮，每日饮水量 2000~3000ml，尿量多，无多食易饥，无呼吸困难。到当地医院就诊，查血钾 3.3mmol/L，血钙 2.89mmol/L。查胸部 CT 未见异常，予补钾治疗，仍感乏力。至我院门诊，查甲状腺功能和血尿电解质。结果提示甲亢，血钙和 PTH 升高，肌酶正常。诊断为甲状腺功能亢进症（甲亢）合并甲状旁腺功能亢进症（甲旁亢）。予忌碘饮食，丙硫氧嘧啶（PTU）100mg, tid, 口服。复查血钙达 3.16mmol/L，血磷 0.7mmol/L，给予大量补液、呋塞米、降钙素、西咪替丁等降钙治疗。患者诉下肢乏力加重，为进一步诊治，收住我科。

既往史　否认糖尿病病史。无输血史、结核病史，否认外伤史，否认食物及药物过敏史。预防接种史不详。

家族史 父母健康状况良好，否认家族遗传倾向的疾病、否认家族传染病。

其他

个人史 生于原籍，无吸烟饮酒史，否认近期疫区及流行病区接触史，否认工业毒物及放射性物质接触史，无冶游史及性病史。

一般检查 体温36.9℃，脉搏94次/分钟，呼吸18次/分钟，血压145/75mmHg（1mmHg = 0.133kPa），体重66kg，身高176cm，体重指数21.31kg/m²。神清，精神可，体形中等，浅表淋巴结无明显肿大。颈软，双甲状腺Ⅱ肿大，未闻及杂音。胸廓无畸形，双肺呼吸音清，未闻及干湿啰音。心界不大，HR 94次/分钟，律齐，各瓣膜区未闻及杂音。腹平软，无压痛，肝脾肋下未及，肝肾区无叩痛。双下肢无浮肿，四肢肌力Ⅴ级。手抖（－）。肛指检查（－）。

血电解质 K^+ 3.93mmol/L（正常参考范围3.50~5.10，下同），Na^+ 142mmol/L（130.0~147.0），Cl^- 112mmol/L（95.0~108.0），Ca^{2+} 3.12mmol/L（2.00~2.75），P^{3-} 0.91mmol/L（0.80~1.60）。

24小时尿电解质 K^+ 138.60mmol/24h（36~90），Na^+ 396.0mmol/24h（137~257），Cl^- 445.5mmol/24h（170~250），Ca^{2+} 24.80mmol/24h（2.5~7.5），P^{3-} 68.72mmol/24h（16.15~42）。

肝功能 ALT 18IU/L（10~64），AST 18IU/L（10~42），ALP 88IU/L（38~121），白蛋白37g/L（32~55）。

肾功能 血尿素氮2.3mmol/L（2.5~7.1），肌酐55μmol/L（53~115），尿酸411μmol/L（160~430）。

空腹及餐后2小时血糖、血脂、24小时尿蛋白、尿可滴定酸、血气分析、血尿皮质醇均正常。

血PTH 2次分别为136.9pg/ml（15.0~68.3）和105.6pg/ml。

血清骨钙素76ng/ml（10~23）、25-OH-D 23.77nmol/L（＞50）、P1NP 220.00ng/ml（16.27~73.87）、CTX 3.510ng/ml（0.025~0.573）。

诊断及治疗 原发性甲旁亢合并甲亢－高钙血症。呋塞米：每日口服80~120mg，分1~3次服。

用药分析 高钙血症的主要的治疗方法包括扩充血容量，增加尿钙排泄，减少骨的重吸收，治疗原发性疾病等治疗方法，重症患者要及时地做治疗处理。通过使用呋塞米，可以有效排除体内的钙，起到治疗效果。重度高钙血症患者需要增加呋塞米使用剂量。

参考文献

［1］Angeli P, Fasolato S, Mazza E, et al. Combined versus sequential treatment of ascites in non-azotaemic patients with cirrhosis: results of an open randomized clinical trial［J］. *Gut*, 2010, 59(1): 98-104.

［2］Beckett N, Peters R, Fletcher A, et al. Treatment of hypertension in patients 80 years of age or older［J］. *N Engl J Med*, 2008, 358(22): 1887-98.

［3］Burke T, Malhotre D, Shapiro J. Effects of enhanced oxygen release from hemoglobin by RSRl3 in acute renal failure model［J］. *Kidney Int*, 2001, 60(4): 1407-14.

［4］Cos í nJ, D í ez J. Torasemide in chronic heart failure: results of the TORIC study［J］. *Eur J Heart Fail*, 2002, 4(4): 507-13.

［5］Dahlof B, Sever P, Poulter N, et al. Prevention of cardiovascular events with an antihypertensive regimen of amlodipine adding perindopril as required versus atenolol adding bendroflumethiazide as required, in the Anglo-Scandinavian Cardiac Outcomes Trial-Blood Pressure Lowering Arm(ASCOT-BPLA): a multicentre randomised controlled trial［J］. *Lancet*, 2005, 366(9489): 895-906.

［6］Ernst M, Carter B, Goerdt C, et al. Comparative antihypertensive effects of hydrochlorothiazide and chlorthalidone on ambulatory and office blood pressure［J］. *Hypertension*, 2006, 47(3): 352-8.

［7］European Association for the Study of the Liver. EASL clinical practice guidelines on the management of ascites, spontaneous bacterial peritonitis and hepatorenal syndrome in cirrhosis［J］. *J Hepatol*, 2010, 53(3): 397-417.

［8］Go A, Bauman M, Coleman K, et al. An effective approach to high blood pressure: a science advisory from American Heart Association, The American College of Cardiology, and The

Centers for Disease Control and Prevention [J]. *Hypertension*, 2014, 63(4): 878–85.

[9] Groote P, Isnard R, Clerson P, et al. Improvement in the management of chronic heart failure since the publication of the updated guidelines of the European Society of Cardiology. The Impact–Reco Programme [J]. *Eur J Heart Fail*, 2009, 11(1): 85–91.

[10] Jamerson K, Weber M, Bakris G, et al. Benazepril plus amlodipine or hydrochlorothiazide for hypertension in high–risk patients [J]. *N Engl J Med*, 2008, 359(23): 2417–28.

[11] James P, Oparil S, Carter B, et al. 2014 evidence–based guideline for the management of high blood pressure in adults: report from the panel members appointed to the Eighth Joint National Committee(JNC 8) [J]. *JAMA*, 2014, 311(5): 507–20.

[12] Jennifer T. The 2012 ESC Guidelines on Heart Failure [J]. *European Heart Journal*, 2012, 33(14): 1703–4.

[13] Julius S, Kjeldsen S, Weber M, et al. Outcomes in hypertensive patients at high cardiovascular risk treated with regimens based on valsartan or amlodipine: the VALUE randomized trial [J]. *Lancet*, 2004, 363(9426): 2022–31.

[14] Krakoff L, Gillespie R, Ferdinand K, et al. 2014 hypertension recommendations from the eighth joint national committee panel members raise concerns for elderly black and female populations [J]. *J Am Coll Cardiol*, 2014, 64(4): 394–402.

[15] Laubli H, Balmelli C, Bossard M, et al. Acute heart failure due to autoimmune myocarditis under pembrolizumab treatment for metastatic melanoma [J]. *J Immunother Cancer*, 2015, 3: 11.

[16] McMurray J, Adamopoulos S, Anker S, et al. ESC guidelines for the diagnosis and treatment of acute and chronic heart failure 2012: The Task Force for the Diagnosis and Treatment of Acute and Chronic Heart Failure 2012 of the European Society of Cardiology. Developed in collaboration with the Heart Failure Association (HFA) of the ESC [J]. *Eur J Heart Fail*, 2012, 14(8): 803–69.

[17] Mehta R, Pascual M, Soroko S. Diuretics, mortalit, and non recovery of renal function in acute renal failure [J]. *JAMA*, 2002, 288(20): 2547–53.

[18] Minutolo R, Gabbai F, Chiodini P, et al. Reassessment of ambulatory blood pressure improves renal risk stratification in nondialysis chronic kidney disease: long–term cohort study [J]. *Hypertension*, 2015, 66(3): 557–62.

[19] Page R, O' Bryant C, Cheng D. Drugs that may cause or exacerbate heart failure: a scientific statement from the American Heart Association [J]. *Circulation*, 2016, 134: e32–69.

[20] Patel A, MacMahon S, Chalmers J, et al. Effects of a fixed combination of perindopril and indapamide on macrovascular and microvascular outcomes in patients with type 2 diabetes mellitus (the ADVANCE trial): a randomized controlled trial [J]. *Lancet*, 2007, 370(9590): 829–40.

[21] Paton D. Clinical Trials Involving Hypertension [J]. *N Engl J Med*, 2017, 376(3): 289.

[22] P é rez–Ayuso R, Arroyo V, Planas R, et al. Randomized comparative study of efficacy of furosemide versus spironolactone in nonazotemic cirrhosis with ascites. Relationship between the diuretic response and the activity of rennin–aldosterone system [J]. *Gastroenterology*, 1983, 84(1): 961–8.

[23] Pfeffer M, McMurray J. Clinical trials involving hypertension [J]. *N Engl J Med*, 2017, 376(3): 290.

[24] Pitt B, Remme W, Zannad F, et al. Eplerenone, a selective aldosterone blocker, in patients with left ventricular dysfunction after myocardial infarction [J]. *N Engl J Med*, 2003, 348(14): 1309–21.

[25] Pitt B, Zannad F, Remme W, et al. The effect of spironolactone on morbidity and mortality in patients with severe heart failure [J]. *N Engl J Med*, 1999, 341(10): 709–17.

[26] Putzu A, Boscolo B, Belletti A, et al. Prevention of contrast–induced acute kidney injury by furosemide with matched hydration in patients undergoing interventional procedures: A systematic review and meta–analysis of randomized trials [J]. *JACC Cardiovasc Interv*, 2017, 10(4): 355–63.

[27] Reisin E, Harris R, Rahman M. Commentary on the 2014 BP guidelines from the panel appointed to the Eighth Joint National Committee (JNC 8) [J]. *J Am Soc Nephrol*, 2014, 25(11): 2419–24.

[28] Roberts E, Ludman A, Dworzynski K, et al. NICE Guideline Development Group for Acute Heart Failure. The diagnostic accuracy of the natriuretic peptides in heart failure: systematic review and diagnostic meta–analysis in the acute care setting [J]. *BMJ*, 2015, 350: h910.

[29] Runyon B. AASLD Introduction to the revised American Association for the Study of Liver Diseases Practice Guideline management of adult patients with ascites due to cirrhosis 2012

［J］. *Hepatology*, 2013, 57(4): 1651–3.

［30］Shamy M, Fedyk M. Clinical trials involving hypertension［J］. *N Engl J Med*, 2017, 376(3): 289–90.

［31］SHEP Cooperative Research Group. Prevention of stroke by antihypertensive drug treatment in older persons with isolated systolic hypertension. Final results of the Systolic Hypertension in the Elderly Program (SHEP)［J］. *JAMA*, 1991, 265(24): 3255–64.

［32］The ALLHAT officers and coordinators for the ALLHAT collaborative research group. Major outcomes in high-risk hypertensive patients randomized to angiotensin-converting enzyme inhibitor or calcium channel blocker vs. diuretic［J］. *JAMA*, 2002, 288(23): 2981–97.

［33］Wong F, Watson H, Gerbes A, et al. Satavaptan for the management of ascites in cirrhosis: efficacy and safety across the spectrum of ascites severity［J］. *Gut*, 2012, 61(1): 108–16.

［34］Yan L, Xie F, Lu J. The treatment of vasopressin V2-receptor antagonists in cirrhosis patients with ascites: a meta-analysis of randomized controlled trials［J］. *Gastroenterol*, 2015, 15(1): 65.

［35］Yawn B, Buchanan G, Afenyi-Annan A, et al. Management of sickle cell disease: summary of the 2014 evidence-based report by expert panel members［J］. *JAMA*, 2014, 312(10): 1033–48.

［36］樊德厚，王成章，蔡长春. 心血管系统合理用药［M］. 北京：中国医药科技出版社，2009.

［37］刘晓燕，许建明，梅俏. 肝硬化腹水利尿药疗效的临床观察研究［J］. 中华消化杂志，2010, 30（1）: 55–7.

［38］孙淑娟，张志清. 心血管系统疾病［M］. 北京：人民卫生出版社，2012.

［39］吴惠珍，孟存良. 心血管科常见用药误区解析［M］. 北京：中国医药科技出版社，2010.

［40］中华医学会心血管病分会，中华心血管病杂志编辑委员会. 慢性心力衰竭诊断治疗指南［J］. 中华心血管病杂志，2010, 38（3）: 195–208.

（姜涛　李英杰　刘娜　王誉瑾　王维　侯娇玉　庄守纲　杨宝学）

第九章

利尿药在儿科的合理应用

在婴儿和儿童正常发育过程中，细胞内液与细胞外液的液体分布发生着显著变化。然而，当这种动态变化受到影响体液成分和分布的因素干扰时，就可能会引发儿童严重的疾病。在儿科患者，各种病理生理改变可能会引起患儿体内液体和电解质的异常。先天性结构畸形、窒息和原发性肺病是引起患儿体内液体和电解质异常的最主要因素。长期以来，保持患儿体内液体和电解质的平衡一直是儿科临床治疗的首要标准。因此，通过药物调节患儿体内液体和电解质的平衡在临床工作中至关重要，其中利尿药治疗已成为婴儿和儿童临床重症监管治疗的重要组成部分。在选择和应用利尿药时，需考虑年龄依赖的药物分布特点及不同疾病状态的影响作用。本章根据临床治疗指南，基于婴儿和儿童的特点，探讨利尿药在临床的应用原则和需要注意的问题。

第一节
利尿药在儿科应用的影响因素

一、儿童的药物代谢特点

有效的利尿药治疗，要求所应用的利尿药具有良好的药代动力学特性和有效的药效学特性。在儿科患者，药物的生物学分布特点在出生到成熟的过程中发生着显著的变化。因此，依赖儿科患者年龄增长的药物吸收、分布、代谢和排泄特点，可能是儿科患者年龄依赖性的疗效和毒性的主要决定因素（表 9-1）。首先，胃肠道的药物吸收取决于依赖年龄变化的胃排空速度、胃肠道酸碱度、胆汁功能和肠道表面积。其次，血浆蛋白浓度的改变和年龄相关的体内含水量的变化影响药物分布。随着儿童年龄的增长，两者都会降低大多数药物的表观分布量。再次，年龄依赖性的肝脏代谢酶的表达和肾功能的成熟在药物反应性中发挥重要的作用。利尿药作用的靶器官是肾脏，肾功能的成熟度在很大程度上影响不同年龄所应用的利尿药剂量和药理作用。

表 9-1 年龄相关的药物代谢特点

影响因素	儿童与成人相比
吸收	
胃排空	增加
吸收面积	减少
胆道功能	减少
BMI 值	减少
分布	
全身水含量	增加
细胞外液	增加
血浆白蛋白	减少

续表

影响因素	儿童与成人相比
分布	
血清胆红素	增加
血清脂肪酸	增加
代谢	
肝脏重量与体重比	增加
肝微粒体活性	不定
肝血流量	减少
酯酶活性	减少
合成反应	减少
排泄	
肾脏血流速度	减少
肾小球滤过率	减少
肾小管排泄	减少
肾小管重吸收	未知
尿液 pH 值	偏酸

二、儿童的肾功能发育特点

人类在胚胎第四周到第五周时输尿管芽分化成肾后，肾脏开始发育。到胚胎第五个月，肾脏发育有 10~12 个分支。此时，人类拥有 33% 完整的近髓质肾单位。随着表面皮质肾单位的逐步发育完成，肾脏在人类妊娠 34 周发育完整。基于人类肾脏的发育模式，出生时的近髓质肾单位是成熟的，而皮质肾单位不太成熟。在出生后的第一年，人类完成肾单位的成熟和肾小管的伸长过程。因此，儿童的肾功能主要取决于肾脏的成熟程度，这对于妊娠少于 36 周的早产儿尤为重要。肾功能发育的几个方面可能影响利尿药的使用，包括肾血流量和肾小球滤过率的变化、钠和水的排泄能力、肾前列腺素合成，尿钙的排泄和酸碱平衡。

1. 肾血流量和肾小球滤过率

关于人类胚胎时期的肾血流量和肾小球滤过率目前仍知之甚少。动物研究表明，肾血流量和肾小球滤过率保持稳定的低水平直至妊娠结束。人类足月出生后，由于肾血管阻力的降低、心输出量和全身血压的升高，肾血流量和肾小球滤过率明显增加。在 2 岁时，人类肾小球滤过率达到成人水平。妊娠少于 34 周的早产儿，因为肾脏发育不完全，出生后肾血流量和肾小球滤过率可能不会显著增加；直到早产儿达到矫正胎龄 34 周，肾血流量和肾小球滤过率才会明显增加。肾血流量和肾小球滤过率的相对低值可能部分解释了新生儿的肾功能低下，包括排泄钠和水的能力。因此，婴幼儿相对于成年人和年龄较大的儿童，每公斤体重需要更大剂量的利尿药才能发挥其有效作用，也因此可能导致更大的副作用。

2. 钠和水排泄能力

早产儿钠的消耗比较大，尿液中钠的排泄分数为 5%~15%，并且当给予过量的水负荷时，有导致低钠血症的趋势。足月儿在出生后几天内尿液中钠的排泄分数小于 1%。然而，足月儿和早产儿的醛固酮水平都很高，这可能反映了新生儿远曲小管对醛固酮的低敏感性。在水的排泄方面，新生儿肾脏对抗利尿激素有反应。由于新生儿髓质渗透率较低，其尿液浓缩能力被限制在 700~800mOsm/L。此外，新生儿肾脏前列腺素的产生逐渐增加，可进一步调节对抗利尿激素的反应性。虽然新生儿能够产生最大程度稀释的尿液，但是在排出钠或水的能力方面仍然有限，其主要原因包括相对较低的肾小球滤过率，高水平醛固酮分泌引起远曲小管钠的吸收，以及组织间液钠和水的潴留增加。

利尿药在儿童中的应用需注意以下几点。首先，由于早产儿不能保存钠并有效排出水，可能会增加利尿药引起的低钠血症风险。其次，在出现利尿药抗性的情况下，给予胶体如白蛋白可以很好地改善利尿药的药效。这不仅适用于新生儿，而且适用于组织间潴留大量钠与水的大龄儿童，包括肾病综合征、重症患儿或呼吸机依赖患儿。

3.肾前列腺素合成

新生儿尿液中 PGE2 的排泄增加，可能对肾素 / 血管紧张素的产生、抗利尿激素的敏感性、肾血流量和尿钠排泄有重要影响。研究报道呋塞米可以刺激肾脏及其他组织对前列腺素的合成。目前尚不确定呋塞米诱导的前列腺素合成对婴幼儿的影响。

Friedman 的一项研究表明，呋塞米可能降低吲哚美辛对婴儿动脉导管未闭治疗的有效性，提示呋塞米诱导的前列腺素合成可能增加动脉导管未闭的发生率，对婴幼儿心血管的发育有重要的影响。

4.尿钙排泄

儿童不成熟的肾脏具有相对较高的钙排泄率，这对利尿药在儿童的应用有十分重要的影响。原因如下：首先，袢利尿药引起高钙尿症；其次，噻嗪类利尿药减少钙的排泄。1981 年以来，许多文献报道接受呋塞米治疗的婴儿多发肾钙质沉着症和钙结石。在呋塞米治疗的基础上，加用噻嗪类利尿药可有效减少尿钙的排泄，促进肾脏钙化的溶解。

5.酸碱平衡

新生儿常常出现轻度代谢性酸中毒。这种代谢性酸中毒可能在早产儿、低出生体重儿和重症婴儿中更为严重。早产儿的以下几个特性是导致严重的代谢性酸中毒的主要原因。首先，肾小管碳酸氢盐重吸收的阈值减低，早产儿碳酸氢盐的重吸收阈值平均为 18ml/L，足月婴儿碳酸氢盐的重吸收阈值平均为 21ml/L。早产儿碳酸氢盐重吸收阈值降低的病因目前尚不确定，因为其肾组织中的碳酸酐酶活性是正常的，对碳酸酐酶抑制药的反应也正常。其次，早产儿的净酸排泄能力下降。早产儿的尿液 pH 值均在 6 以上，并且早产儿不能快速地排出外源性的酸负荷。净酸排泄能力的下降可能继发于未成熟肾脏氨的生成减少。因此，选择利尿药治疗时，需考虑婴幼儿酸中毒的倾向。例如，使用碳酸酐酶抑制药可能会使早产儿的酸中毒恶化。

药物生物分布过程中的各个年龄依赖要素与个体肾功能发育水平之间的相互关系是利尿药应用的主要决定因素。因此，为儿科患者合理选择利尿药必须基于儿童的发育特点和生理特性。

第二节
利尿药在儿科应用的药理学特点

根据利尿药的相对利尿效力分类,对于利尿药在儿童的应用有重要的临床意义(表9-2)。

高效利尿药也称袢利尿药主要作用于髓袢升支粗段,选择性阻断 $Na^+–K^+–2Cl^-$ 共转运体(NKCC),抑制超过15%氯化钠的重吸收,利尿作用强大迅速,但不影响体内的酸碱平衡。此类药物包括呋塞米、依他尼酸及布美他尼等,其中以呋塞米应用较多。在20世纪60年代袢利尿药应用之前,有机汞制剂是唯一可用的高效利尿药。但考虑到利尿药应用的安全性,汞制剂目前已不再用于临床治疗。

中效利尿药主要包括苯并噻二嗪(噻嗪类)和美托拉宗,主要作用于远曲小管近端,可抑制5%~10%的钠重吸收。

低效利尿药包括保钾利尿药和碳酸酐酶抑制药,可抑制少于5%的钠重吸收。虽然低效利尿药在单独使用时通常不能发挥明显的利尿作用,但每种低效利尿药都具有使其在某些临床环境中应用的特殊价值。

渗透性利尿药也称脱水药,以甘露醇为代表。

表9-2　儿童利尿药的用法用量

药名	用法用量	备注
呋塞米	口服:每日2~3mg/kg,分2~3次,必要时每4~6小时追加1~2mg/kg 静脉滴注、静脉注射:每次1~2mg/kg,最大剂量每日6mg/kg	①抑制近曲小管及髓袢升支粗段对 Na^+ 的重吸收,利尿作用快。用于充血性心力衰竭早期、肝硬化(晚期可因低血钾诱发肝昏迷)及肾脏疾病所致的水肿、肺水肿、脑水肿等 ②长期用药可致电解质紊乱,用药期间定期检测血电解质、二氧化碳结合力及尿素氮 ③急性肾小球肾炎、超量使用洋地黄、低钾血症、肝昏迷的患儿禁用

续表

药名	用法用量	备注
布美他尼	口服：一次 0.01~0.02mg/kg，必要时 4~6 小时 1 次，静脉剂量与口服相同	①严重肝肾功能不全者慎用 ②会增加尿磷的排出
氢氯噻嗪	口服：每日 1~2mg/kg，每日 1~2 次，并按疗效调整剂量。小于 6 个月，剂量可达一日 1~3mg/kg，分 1~2 次	①抑制远曲小管 Na^+ 的回吸收，起到利尿作用，兼有降血压作用 ②可致低血压 ③肝肾功能减退者慎用
螺内酯	口服：每日 1~3mg/kg，分 2~4 次。最大剂量为 3~9mg/kg	①有对抗醛固酮的作用，用于醛固酮增多症引起的水肿、肾病综合征、肝硬化性腹水等 ②利尿作用较弱 ③副作用主要为头痛，大剂量时嗜睡，偶见皮疹，并能引起低血钠、高血压等
甘露醇	利尿：1~2g/kg，调整剂量使尿量维持在每小时 30~50ml 脑水肿：1.5~2g/kg，在 30~60 分钟内滴完。	①给大剂量甘露醇不出现利尿反应，但可使血浆渗透浓度显著升高，故应警惕血高渗发生 ②在气温低时，常析出结晶，可用热水加温 ③静脉滴注时如漏出血管外，可用 0.5% 普鲁卡因局部封闭，热敷处理 ④严重肾功能不全者慎用

一、袢利尿药

1. 呋塞米

呋塞米属于高效利尿药，是儿科患者中应用最广泛的利尿药。虽然它在正常婴儿和儿童中的作用尚不明确，但是对于有水钠潴留疾病的患儿具有强大的利尿和排钠作用。

呋塞米口服后，利尿作用于 30~60 分钟起效，1~2 小时达高峰，持续 6~8 小时。静脉注射后 5 分钟开始利尿，0.33~1 小时达高峰，持续 2 小时。在一些肾功能正常的水钠潴留婴儿和儿童，呋塞米的血浆半衰期与健康成人相似，为 35~40 分钟，但在某些早产儿和足月儿存在着明显的排泄延迟。Aranda 等人研究发现，8 例肾功能正常的水钠潴留婴儿和儿童静脉给予呋塞米后，其药物的血浆半衰期为 4.5~12 小时（平均 7.7 小时）。Peterson 等人研究发现，14 名 3 周内早产儿的呋塞米血浆半衰期为 8.7~46 小时（平均 19.9 小时）。此外，文献报道 5~13 岁患有急性肾小球肾炎的水钠潴留儿童也有呋塞米的排泄延迟现象。相对于成年人，婴儿和儿童呋塞米血浆半衰期的延长，及后续观察到利尿作用持续时间的延长，归结于患儿不成熟肾脏对于呋塞米较低的肾小球滤过率和肾小管分泌程度。

呋塞米与血浆白蛋白广泛结合，并与胆红素竞争白蛋白的结合位点。呋塞米的这一特点可能会影响其在高胆红素血症婴儿的使用。但研究人员已经证实，给予推荐剂量的呋塞米后，患儿并没有胆红素水平的明显变化。患儿体内呋塞米的一小部分经葡萄糖醛酸和酸性物质代谢而被消耗，而大部分以原型药由尿液排出。呋塞米的尿液排泄主要涉及肾小球滤过率和近曲小管有机酸转运的主动分泌过程。因此，呋塞米的药理作用在很大程度上取决于肾小球滤过率和肾小管离子转运系统的个体发育程度。而对于肾衰竭的患儿，非肾脏排泄途径（肝和肠）就变得尤为重要。

呋塞米促进尿液中钠和水排泄增加的同时，还伴随着尿液中氯、钙、镁和磷的排泄增加。肾脏远曲小管钠、钾离子的大量交换，使得呋塞米促进尿钾排泄增加。文献报道，早产儿钠和氯的排泄量，在呋塞米单次静脉给药后增加至对照组的 35 倍。研究证实，在肌酐清除率降低的急性肾小球肾炎儿童中，单次静脉给药呋塞米（1mg/kg）后，尿量增加 10 倍，钠排泄量增加 13 倍。

虽然呋塞米诱导尿氯和尿钾的排泄增加会导致患儿碱血症的风险，但呋塞米弱碳酸酐酶抑制活性产生的大量碱性尿可中和其对患儿血液酸碱水平的影响。此外，呋塞米诱导前列腺素介导的血管舒张作用，使肾小球血流量增加，进一步促进其利尿作用。

呋塞米作为强效利尿药，利尿作用迅速、强大而短暂。用于治疗心力衰竭、肝硬化、肾脏疾病所致的急、慢性肾衰竭，与其他药物合用治疗急性肺水肿和急性脑水肿等。还可用于各种原因导致的肾脏血流灌注不足，如失水、休克、中毒等。在纠正血容量不足的同时及时应用，可减少急性肾小管坏死的机会。此外，还可用于高血压危象，但不作为一线降压药使用。对于存在

低白蛋白血症的患儿，推荐在补充白蛋白后使用。儿童推荐静脉剂量为每次
0.5~1mg/kg，必要时每 8 小时重复 1 次；口服剂量为每次 0.5~2mg/kg，一日
2~3 次，最大为一日 6mg/kg（最大剂量 120mg）。呋塞米长期、大量使用后易
产生抗药性，导致疗效降低、利尿抵抗；此外，呋塞米还易引起低钠、低钾
等电解质紊乱，引起高尿酸血症等代谢紊乱。由于儿童水和电解质平衡的调
节能力有限，这些现象会出现得更早、更严重。

2. 布美他尼

布美他尼是高效利尿药，与呋塞米具有相似的结构和药代动力学特点。
布美他尼作用部位、作用机制等特点与呋塞米相似，具有高效、速效、短效
和低毒的特点。布美他尼与呋塞米在剂量相同时，前者的作用强度是后者的
20~40 倍。由于其高脂溶性的特点，布美他尼可通过近曲小管上皮细胞被动转
运积聚在肾小管内，因此与呋塞米相比，布美他尼减少了对近曲小管有机酸
主动转运过程的依赖。此外，布美他尼还可扩张肾血管，改善肾脏血流，其
抑制碳酸酐酶作用弱，因而钾离子丢失较呋塞米明显减少。在儿童患者的药
物临床研究中，口服布美他尼 0.015mg/kg 后，具有显著的尿钠排泄和尿液排
泄，并且不伴有尿钾排泄的变化。儿童推荐口服给药，一次 0.01~0.02mg/kg，
每天 1 次。必要时 4~6 小时 1 次，最大剂量一日 5mg。

研究报道，对于继发于先天性心脏病的水肿婴幼儿，0.01~0.015mg/kg
的布美他尼仅具有最小的利尿效力。布美他尼的血药浓度半衰期为 2.5 小时
（0.73~5.27 小时）。此外，布美他尼的肾脏清除率约为血浆清除率的 1/3，表
明在婴幼儿中发生着显著的非肾脏清除。因此，婴儿期布美他尼的剂量范围
需要进一步的研究。

二、噻嗪类利尿药

噻嗪类利尿药为中效利尿药。

儿科临床治疗中最常用的噻嗪类利尿药是氢氯噻嗪。噻嗪类利尿药迅速

但不完全地在胃肠道吸收，口服给药后 1 小时起效。它们在近曲小管以基本恒定的速率主动分泌，作用于髓袢升支的皮质段和远曲小管近段，通过阻断 Na^+–Cl^- 共转运体（NCC）而发挥利尿作用。噻嗪类利尿药可以抑制 5%~7% 的尿钠的再吸收，并增加氯、钾和碳酸氢盐的尿排泄量。

噻嗪类药物在最初给药时可增加尿钙的排泄，但在连续给药一段时间后，尿钙的排泄减少进而可导致高钙血症。长期服用噻嗪类利尿药也会导致镁的显著丢失，可能导致镁缺乏的相关临床症状。与袢利尿药相反，噻嗪类药物的利尿作用随着肾小球滤过率的降低而减少。研究发现 7 名正常婴儿单次口服 75mg 氯噻嗪后，尿量和尿钠、氯和钾的排泄均显著增加，给药后 2~6 小时出现利尿峰值作用。Kao 等研究证实给予支气管肺发育不良的婴儿氯噻嗪和螺内酯治疗后，与安慰剂组相比，给予氯噻嗪的婴儿组尿量和尿钾、钙、磷均显著增加。

噻嗪类利尿药应用于各种水肿性疾病，可单独治疗轻度高血压，也可联合其他药物治疗中重度高血压，更适用于伴有心衰的高血压患儿，还可用于肾性尿崩症、中枢性尿崩症。氢氯噻嗪对于 6 个月 ~2 岁的患儿，推荐口服剂量为每日 1~2mg/kg，分 1~2 次口服，最大剂量是每日 37.5mg；对于大于 2 岁的患儿，推荐口服剂量为每日 1~2mg/kg，分 1~2 次口服，最大日剂量是 100mg；对于青少年，推荐口服剂量为每日 1~2mg/kg，分 1~2 次口服，最大日剂量是 200mg。

三、保钾利尿药

该类为低效利尿药。

螺内酯是儿科中使用最广泛的保钾利尿药，它作用于远曲小管和集合管，通过竞争醛固酮受体，抑制 Na^+–K^+ 交换，保钾排钠利尿。醛固酮促进小于 2% 的尿钠重吸收。螺内酯利尿作用弱，起效缓慢而持久，服药 1 天后出现利尿作用，2~3 天达高峰，作用持久，停用后可持续 2~3 天。螺内酯在儿科主要应用于患有先天性心脏病和充血性心力衰竭的患儿。先天性心脏病和充血性心力衰竭的患儿由于心输出量较低，合并体内醛固酮的高分泌水平，患儿需使用螺内酯拮抗醛固酮的作用防止其病情恶化。水肿患儿推荐口服剂量为每日 1~3mg/kg，分 2~4 次，连服 5 日后酌情调整剂量，最大日剂量为 4~6mg/kg。高血压患儿推荐口服剂量为每日 1mg/kg，分 1~2 次，最大日剂量为 3.3mg/kg 或者 100mg/d。

氨苯蝶啶是一种非甾体类保钾药物。氨苯蝶啶不依赖于醛固酮拮抗作用，在远曲小管减少钾离子的转运从而发挥保钾作用。Walker 研究组观察到在给予氨苯蝶啶后，正常婴儿的尿钠排泄和尿液 pH 值显著增加，但尿量、尿氯和钾排泄并没有明显变化。氨苯蝶啶通常与氢氯噻嗪联合使用。

阿米洛利是一种相对较新的保钾利尿药。目前儿童阿米洛利的应用剂量及效力还没有明确的研究。

四、渗透性利尿药

渗透性利尿药是一类在体内不被代谢的小分子量物质，其在肾小球处自由过滤，并且在肾小管被极其有限的重吸收。渗透性利尿药通过增加肾小管和集合管内小管液中溶质浓度使水重吸收减少而发挥利尿作用。甘露醇是目前在儿童中唯一广泛使用的渗透性利尿药。此外，甘露醇通过促进细胞内水向细胞间质的转运，增加血浆容量而发挥全身作用。并且，甘露醇可诱导前列腺素的分泌，从而发挥肾血管扩张作用。甘露醇临床上作为渗透性利尿药，主要用于治疗各种原因引起的脑水肿，降低颅内压，防止脑疝，降低眼压，预防因缺氧、毒素、溶血等原因引起的急性肾衰竭。甘露醇用药后 10 分钟出现利尿作用，2~3 小时达高峰，可维持 6~8 小时。甘露醇对于儿童，推荐剂量为针剂每次 1~2g/kg，必要时 6~8 小时 1 次。

第三节
利尿药在儿科的临床应用

一、急性脑水肿

小儿急性脑水肿常见于流行性脑脊髓膜炎、乙型脑炎、病毒性脑炎、化脓性脑膜炎、新生儿缺血缺氧性脑病、感染中毒性脑病、结核性脑膜炎及癫痫持续状态等。对于无颅高压的化脓性脑膜炎及结核性脑膜炎患儿，不推荐使用利尿药。对于暴发性脑膜脑炎型流行性脑膜炎、化脓性脑膜炎，因患儿脑水肿历时较短，每次 20% 甘露醇 5ml/kg，每日 2 次，1~2 日即可。对于感染中毒性脑病患儿，每次 20% 甘露醇 5ml/kg，每 4~6 小时 1 次。对于重型及极重型乙型脑炎、病毒性脑炎患儿，在应用抗病毒剂、激素的同时，利尿药首选每次 20% 甘露醇 5ml/kg，静脉注射，每日 3~4 次，联合应用呋塞米针剂 1mg/kg 每次；待患儿缓解后，逐渐延长甘露醇间隔时间并减停。慢性颅内压增高，可口服乙酰唑胺，持续或间歇用药，疗程 2 周 ~2 个月。

【病例】患儿，男，2 岁 8 月。

现病史 患儿于入院前 3 天被电梯门夹头一下，当时无呕吐、发热，患儿未诉头晕、头痛等不适，无抽搐、精神反应减弱，夹伤 2 小时后右侧耳上及额顶部各出现一硬币及花生大小血肿，家长未予重视，未诊治。2 天前患儿发热一次，体温最高 38.6℃，无咳嗽、腹泻，无畏寒、寒战，4~5 小时后体温逐渐降至正常，此后至入院时患儿未再发热。同日患儿出现全身散在分布出血点，双下肢为著。1 天前患儿出现精神反应差，不爱动，不伴饮水呛咳、口角歪斜及肢体运动障碍，仍未诊治。10 小时前患儿出现恶心、呕吐，呕吐物为白色唾沫，6 小时前、4 小时前出现第 2 次、第 3 次呕吐，为白色唾沫，3 小时前第 4 次呕吐为胃内容物，无黄绿色及咖啡色样物质，伴精神反应弱、食欲差，明显不爱动，遂于 2.5 小时前就诊于我院急诊，查体：神清，反应稍弱，双侧瞳孔等大等圆，对光反射尚灵敏，全身可见大量出血点、瘀斑，双侧巴氏征阳性。患儿精神反应差仍有加重，为进一步诊治入院。自此次起病以来，患儿精神反应、活动情况见上述，饮食可，大小便正常，无血尿、血便，睡眠情况良好。

既往史　患儿1年余前于我院血液科诊断免疫性血小板减少性紫癜，血液科门诊定期随诊，间断予激素、丙球及 TPO 治疗。

过敏史：对牛奶、海鲜类食物过敏，表现为食用海鲜类食物后全身出现皮疹，伴痒感。无药物过敏史。

家族史　孕后期有 TSH 升高及轻度贫血，予优甲乐及铁剂口服治疗，病情控制可。

个人史

出生史　第1胎第1产，足月顺产，出生体重3800g，生后一般情况可，无窒息、抢救史。

喂养史　生后前2个月母乳喂养，之后为混合喂养，6个月加辅食，饮食习惯正常。

生长发育史　智力及体力发育同正常同龄儿。2个月开始抬头，4个月会翻身，5个月会坐，8个月会爬，12个月会走。

体格检查　T：36.3℃；P：92次/分；R：25次/分；BP：106/55mmHg。

一般检查　①一般情况：发育正常，营养良好，正常面容，表情淡漠，自主体位，神志嗜睡，查体不合作。②皮肤黏膜：皮肤、黏膜稍苍白，全身可见大量散在分布针尖大小出血点及大小不等瘀斑，双下肢为著。③头颅五官：头颅大小外形无异常，无畸形、无压痛。双侧眼睑无水肿及下垂，无倒睫，结膜无充血、水肿，角膜无溃疡，眼球运动自如，双侧巩膜无黄染，双侧瞳孔等大，直径3mm，对光反射尚灵敏。双侧耳郭无畸形，无耳瘘，外耳道无异常分泌物，双侧乳突无压痛，双侧听力查体不配合。鼻外观无畸形，无鼻翼扇动、鼻塞及分泌物，鼻窦无压痛，双侧鼻唇沟对称。口唇稍苍白，口腔黏膜可见散在分布血泡、出血点，伸舌不配合，齿龈可见散在出血点，咽部黏膜无充血，双侧扁桃体无肿大。④颈部：颈部对称，无抵抗，颈动脉搏动正常，颈静脉无怒张，气管居中，肝颈静脉回流征阴性，甲状腺无肿大，无震颤、血管杂音。⑤胸部：胸廓正常。肺部：双肺呼吸音清晰，未闻及干、湿性啰音，无胸膜摩擦音。⑥心脏：心前区无隆起，心尖搏动位于左第五肋间锁骨中线内 0.5cm，无抬举感，无震颤，心相对浊音界无扩大。⑦腹部：腹平坦，未见胃型、肠型，无腹壁静脉曲张，腹壁柔软，全腹无压痛、反跳痛，未触及包块，肝脏肋下未触及，脾脏肋下未触及。⑧脊柱四肢：脊柱生理弯度存在，无侧弯，四肢自主活动少，无畸形、杵状指（趾）。⑨肛门生殖器：肛门及外生殖器无异常。神经系统：四肢肌力查体不配合，肌张力正常，腹壁反射存在，双侧膝腱反射正常，双侧跟腱反射正常，双侧巴氏征阳性，克氏征阴性，布氏征阴性。

专科检查 T：36.3℃；P：92 次 / 分；R：25 次 / 分；BP：106/55mmHg。Glasgow 评分 9 分（运动 5 分，睁眼 2 分，语言 2 分）。嗜睡，皮肤、黏膜稍苍白，全身可见大量散在分布针尖大小出血点及大小不等瘀斑，双下肢为著。双侧瞳孔等大，直径 3mm，对光反射尚灵敏。口唇稍苍白，口腔黏膜可见散在分布血泡、出血点，齿龈可见散在出血点。颈软，无抵抗。双肺呼吸音清晰，未闻及干、湿性啰音。心率 92 次 / 分，律齐，各瓣膜听诊区未闻及杂音。腹平软，全腹无压痛、反跳痛，肝脾肋下未及，肠鸣音正常。四肢均可自主活动，肌力查体不配合，肌张力正常，双侧巴氏征阳性，脑膜刺激征阴性，CRT < 2 秒。

实验室检查项目列表 血常规：血红蛋白 94g/L，血小板 2×10^9/L，中性粒细胞百分率 79.4%，淋巴细胞百分率 19.6%，单核细胞百分率 1%；生化：尿素 7.94mmol/L；凝血五项：纤维蛋白原定量 1.95g/L，部分凝血活酶时间 29.5 秒，D-二聚体 0.694mg/L，抗凝酶Ⅲ活性 114.1%。头颅 CT 平扫：右侧顶叶可见团块状高密度影，范围约 4.0cm × 4.2cm × 5.5cm，周围见水肿带，累及右侧基底节区，左侧顶叶斑点状高密度影，右侧侧脑室前角及颞角内可见高密度影，右侧侧脑室侧脑室增宽，以颞角为著。

初步诊断 脑出血、脑水肿、急性血小板减少性紫癜。

医生处方 甘露醇注射液 40ml, q6h；呋塞米注射液 7mg, st。

用药分析

（1）患儿患脑血肿，需尽早清除血肿，降低颅内压，常用甘露醇治疗。

甘露醇属于单糖，在体内不被代谢，通过提高胶体渗透压，使脑组织内水分进入血液，减轻脑水肿，改善脑脊液循环，减少梗阻性脑积水和脑血管痉挛的发生。应注意根据患儿体重调整用药剂量。

（2）甘露醇联用呋塞米，产生强大利尿作用。甘露醇是通过扩张肾血管，增加肾血流量发挥作用，呋塞米是通过抑制髓袢升支粗段对钠离子和氯离子的吸收发挥作用，两者利尿作用不同，联合使用有协同作用。

二、急性心源性水肿

先天性心脏病、病毒性心肌炎、中毒性心肌炎等常引起心源性水肿；此外，支气管肺炎、毛细支气管炎、哮喘亦可诱发心源性水肿。其中，风湿性心脏病和急性肾炎导致的心力衰竭为儿童期心源性水肿的最常见原因。患儿除常规应用血管扩张药、强心苷等外，也通过应用利尿药降低高血容量负荷而发挥作用。急性左心衰竭，在儿童极需紧急处理，推荐呋塞米或依地尼酸，静脉注射每次 1mg/kg，8~12 小时 1 次，待患儿缓解后，可改为口服或延长间隔时间并逐渐减停。对于水肿不显著的右心为主或全心衰竭的患儿，强心苷已达到预期利尿作用，不推荐使用利尿药。对慢性心力衰竭所致水肿的患儿，推荐氢氯噻嗪与螺内酯联用利尿消肿。

【病例】患儿，女，3 岁 6 月。心源性休克 – 扩张型心肌病。

现病史　入院前 4 月余，患儿无明显诱因出现"间断咳嗽、胸闷"于当地医院就诊，行胸片提示心影增大，心脏彩超提示左心扩大伴收缩功能减低，遂住院治疗，诊断心源性休克 – 扩张型心肌病？予多巴胺抗休克，予呋塞米利尿 6 天，予地塞米松、免疫球蛋白抗炎，予地高辛口服强心，予卡托普利口服扩血管，强心利尿扩血管等抗心衰治疗，治疗 12 天自动出院。出院后继予地高辛、卡托普利、氢氯噻嗪、螺内酯、左卡尼汀口服，间断复查心脏彩超较前无明显变化。入院前 20 余天，患儿无明显诱因出现发热，体温最高38.5℃，伴咳嗽、咳痰，未予特殊诊治，约 3 天后体温恢复正常，仍有间断咳嗽、咳痰。入院前 10 天，患儿咳嗽逐渐加重。为进一步治疗于我院急诊就诊。患儿自发病以来，神清，精神状态良好，体力情况一般，食欲食量良好，睡眠情况良好，体重无明显变化。

既往史 既往体健，否认肝炎、结核等传染病密切接触史。否认食物、药物过敏史。

个人史 足月顺产，新生儿期体健，母孕期体健。生后母乳喂养，6月加辅食，饮食习惯正常。智力及体力发育同正常同龄儿。按要求接种疫苗。

家族史 父亲既往查心律偏快，母亲健康状况良好。母孕期身体状况良好，否认毒物及放射线接触史，否认妊娠期用药史。非近亲婚配，否认家族性遗传病史。

体格检查 T：36℃；P：142次/分；R：26次/分；BP：89/52mmHg。

一般检查 发育正常，营养中等，正常面容，表情自如，自主体位，神志清楚，查体不合作。全身皮肤黏膜无黄染，无皮疹、皮下出血。淋巴结未触及肿大。头颅大小外形无异常，无畸形，无压痛。双侧眼睑稍水肿，双侧耳廓无畸形，无耳瘘，外耳道无异常分泌物。鼻外观无畸形，无鼻翼扇动、鼻塞及分泌物，口腔黏膜无溃疡、出血点，伸舌无偏斜、震颤，双侧扁桃体无肿大。颈部对称，无抵抗，颈动脉搏动正常，颈静脉无怒张，气管居中，肝颈静脉回流征阴性，甲状腺无肿大，无压痛、震颤、血管杂音。胸廓正常，胸骨无叩痛。双肺呼吸音粗，可闻及散在湿啰音，无胸膜摩擦音。心前区无隆起，心尖搏动位于左第五肋间锁骨中线外0.5cm，伴抬举感，无震颤，心相对浊音界无扩大。心率142次/分，律齐，各瓣膜听诊区未闻及杂音，无心包摩擦音。腹平坦，未见胃型、肠型，无腹壁静脉曲张，腹壁柔软，全腹无压痛、反跳痛，未触及包块，肝脏肋下未触及，脾脏肋下未触及。脊柱生理弯度存在，无侧弯，四肢活动自如，无畸形、杵状指（趾），关节无红肿、变形，双下肢无浮肿。肛门及外阴无异常。四肢肌力正常，肌张力正常，腹壁反射存在，双侧膝腱反射正常，双侧跟腱反射正常，双侧巴氏征阴性，克氏征阴性，布氏征阴性。

专科检查 T：36℃；R：26次/分；P：142次/分；血压左上肢96/60mmHg，右上肢91/57mmHg，左下肢91/50mmHg，右下肢98/53mmHg。神志清，精神反应可，呼吸平稳，面色无苍白，全身皮肤无皮疹及出血点，双侧眼睑稍水肿，口周无青紫，咽部稍充血，双侧口腔黏膜光滑，双肺呼吸音粗，可闻及散在湿啰音，心前区无异常隆起，无心包摩擦感，叩诊心脏浊音界增大，听诊心音尚可，心率 142 次 / 分，律齐，未闻及杂音，腹软，肝、脾肋下未触及，叩移动性浊音阴性，肠鸣音无亢进，四肢无水肿，活动自如，神经系统查体无阳性体征。

实验室检查项目列表 白细胞 $11.2 \times 10^9/L$，中性粒细胞百分率 48.1%，淋巴细胞百分率 45.1%；凝血酶原时间 14.5 秒，国际标准比值 1.26，D-二聚体 0.143mg/L，抗凝酶Ⅲ活性 115.2%。

心脏彩超： 左房室内径重度增大，右房室内径轻度增大。左室后壁侧壁及心尖部肌小梁回声偏粗多。室间隔及左室后壁未见明显增厚，室间隔运幅尚可，后壁运幅明显减低。左室射血分数减低，约 26%。房室间隔回声连续完整。主肺动脉内径正常。二、三尖瓣环扩大，瓣膜活动幅度相对减低，关闭时对合不佳；余瓣膜形态及活动未见明显异常。左右冠状动脉起源未见明显异常。主动脉弓降部未见明显异常。

胸部正位 CR： 两肺纹理增多、模糊，两肺内带略增密，肺门著明，心影明显增大，左心缘近胸壁，双膈较低。

初步诊断 扩张性心肌病？心力衰竭、肺炎。

医生处方 氢氯噻嗪 6.25mg, q12h；呋塞米注射液 7.5mg, st；米力农注射液 5ml；美托洛尔 2.5mg, q12h。

用药分析 （1）扩张型心肌病患儿，发生水肿的原因是静脉压升高和水钠潴留，常引起肺水肿和外周性水肿同时发生，故给予排钠利尿药十分必要。此时，心肌广泛受损，水负荷较重，使用利尿药可减轻心脏前负荷，改善肺淤血。

（2）患儿肾功能正常时，可任意选用利尿药。在低肾小球滤过时，氢氯噻嗪可能失效，宜选用袢利尿药。

（3）给予正性肌力药物，目的是增加心肌收缩力及扩张血管。

（4）心脏功能稳定时用 β 受体阻断药有利于改善预后。

三、肝性水肿

肝性水肿常见于亚急性重症肝炎、慢性活动性肝炎、肝硬化、肝豆状核变性、黑热病等。肝性水肿主要由于肝脏合成蛋白的能力下降，血浆渗透压降低而形成组织水肿；此外，肝硬化导致的门脉高压形成腹水。因此，肝性水肿的患儿除补充白蛋白增加血浆渗透压，应用保肝利胆药物促进肝功能外，推荐联合使用中低效利尿药，首选螺内酯。患儿亦可应用噻嗪类利尿药或两药合用，疗程 1~2 周，并逐渐减停。

【病例】患儿，男，9 岁 3 个月。

现病史 入院前 1 个月，患儿无明显诱因出现腹胀，腹围进行性增大，偶有上腹钝痛，可自然缓解，伴左侧阴囊轻度水肿，未予特殊处理。入院前 2 周，患儿出现双侧巩膜及全身皮肤淡黄染，伴双下肢轻度水肿，未予特殊处理。入院前 10 天，患儿出现呕吐，为非喷射性呕吐，约 2~3 天呕吐 1 次，为胃内容物，多于进食后及体位变化后出现，考虑"胃肠不适"，予药物口服 2 天后无明显好转。入院前 2 天，患儿出现右侧阴囊水肿，左侧阴囊及双下肢水肿较前加重，仍有间断呕吐及明显腹胀，转院至我院急诊进一步治疗。自发病以来，患儿神清，精神反应可，睡眠正常，纳食可，尿色尿量正常，既往大便为黄色成形便，每日 1 次，近 2 天大便为黄色糊状便，每日 2 次，体重无明显变化。

既往史 入院前 1 年 5 月，患儿因"右下肢无力伴反复跌倒"就诊于某儿童医院，查肝功能提示 AST、ALT 均升高，予药物口服治疗 1 月后右下肢无力缓解，未复查肝功能。入院前 3 个月起，患儿出现反复鼻衄，每月 6~8 次，予按压止血后约 3~4 分钟出血停止。否认手术、外伤、输血史。否认肝炎、结核等传染病密切接触史。否认食物、药物过敏史。

个人史 出生、喂养正常，智力及体力发育同正常同龄儿。按时接种预防疫苗。

家族史 母孕期体健，否认毒物及放射线接触史，否认服药史。非近亲婚配，否认家族性遗传病史。

体格检查　T：36.6℃；P：82次/分；R：18次/分；BP：114/58mmHg。

一般情况　发育正常，营养良好，表情自如，自主体位，神志清楚，查体合作。颜面、躯干及四肢皮肤淡黄染，手足心无黄染，无皮疹、皮下出血。毛发分布正常、色黑，皮下无结节，无肝掌、蜘蛛痣，皮肤弹性好。头颅大小外形无异常，无畸形、无压痛。双侧眼睑无水肿及下垂，无倒睫，结膜无充血、水肿，角膜无溃疡，眼球运动自如，双侧巩膜淡黄染，双侧瞳孔等大，直径3mm，对光反射灵敏。颈部：颈部对称，无抵抗，颈动脉搏动正常，颈静脉无怒张，气管居中，肝颈静脉回流征阴性，甲状腺无肿大、无压痛、震颤、血管杂音。

胸廓正常，胸骨无压痛。双侧呼吸运动正常，肋间隙正常，双侧语颤正常对称。双肺呼吸音粗，未闻及干、湿性啰音。心率82次/分，律齐，各瓣膜听诊区未闻及杂音，无心包摩擦音。腹部膨隆，腹围62cm，未见胃型、肠型，无腹壁静脉曲张，腹壁柔软，上腹部有轻压痛，全腹无反跳痛，未触及包块，肝肋下5cm，剑突下9cm，质硬边钝，脾肋下4cm，质韧边锐，墨菲征阴性。肠鸣音正常，4次/分，未闻及血管杂音。肛门及阴茎无异常。四肢肌力正常，肌张力正常，腹壁反射存在，双侧膝腱反射正常，双侧跟腱反射正常，双侧巴氏征阴性，克氏征阴性，布氏征阴性。

专科情况　神清，精神反应可。颜面、躯干及四肢皮肤淡黄染，手足心无黄染，全身无皮疹及出血点，全身浅表淋巴结未触及肿大。双眼睑无水肿，双侧巩膜淡黄染，双侧瞳孔等大等圆，直径3mm，对光反射灵敏。口唇黏膜稍苍白，咽稍充血，双侧扁桃体Ⅱ°肿大，双肺呼吸音粗，未闻及干湿啰音。心音有力，律齐，各瓣膜区未闻及病理性杂音。腹部膨隆，腹围62cm，未见胃型、肠型，无腹壁静脉曲张，全腹触软，上腹部有轻压痛，无反跳痛，全腹未触及包块，肝肋下5cm，剑突下9cm，质硬边钝，脾肋下4cm，质韧边锐，平卧位时中上腹叩诊呈鼓音，下腹及腹部外侧1/3叩诊呈浊音，肝区叩击痛阳性，移动性浊音阳性，肠鸣音正常，4次/分。神经系统查体未见异常。双侧阴囊重度水肿，左侧较右侧著，双下肢轻度水肿。四肢末梢暖，CRT＜2秒。

实验室检查项目列表　快速C-反应蛋白16mg/L，血红蛋白78g/L，中性粒细胞百分率56.7%，淋巴细胞百分率35.3%，单核细胞百分率5.8%，嗜酸细胞百分率2%；血生化：白蛋白24.8g/L，总钙1.95mmol/L，天冬氨酸氨基转移酶676.2U/L，丙氨酸氨基转移酶238.4U/L。淀粉酶：72U/L；血氨：93μmol/L；D-Dimer：1.92mg/L；NT-proBNP：225pg/ml；睾丸超声：双侧睾丸位于阴囊内，大小血供未见异常；双侧阴囊壁水肿增厚；左侧腹股沟区积液，与腹腔相通。急腹症超声：胰腺图像符合炎症改变，结合淀粉酶，肝回声增强增粗，边缘不光整，建议肝硬度检查。大量腹水。

初步诊断　肝硬化？中度贫血、低白蛋白血症、肝功能损害、腹水、阴囊水肿、腹股沟斜疝。

医生处方　氢氯噻嗪 25mg，口服，bid；螺内酯 25mg，口服，bid。

用药分析　（1）肝性腹水是由于肝细胞弥漫性改变，致使肝质变硬，形成肝硬化。低白蛋白血症和肝腹水密切相关，临床常对低蛋白血症的患儿首先补充白蛋白，后给予利尿药如呋塞米治疗，能达到较好利尿效果。

（2）继发性醛固酮及抗利尿激素增多也是肝腹水相关因素。螺内酯是醛固酮拮抗药，可拮抗醛固酮保钠排钾的作用，产生利尿效果。

（3）儿童中利尿药在肝腹水患儿中不作为常规用药。仅在出入量失衡、纠正低蛋白血症后评估使用。

四、肾性水肿

肾性水肿常见于急、慢性肾炎及肾病综合征。急性肾炎由于肾小球滤过率减低而导致水肿，患儿通过低盐饮食及卧床休息可有效控制水肿，不推荐使用利尿药；肾病综合征由于肾小球基底膜透过性增加，大量蛋白由尿排出，导致血浆胶体渗透压降低引起水肿。对于肾病综合征的患儿，除综合治疗外，推荐适当应用氢氯噻嗪，或与螺内酯联合应用，使用时间不超过1~2周。因氢氯噻嗪可降低肾小球滤过率使血尿素氮升高加重肾脏负担，对于 GFR < 10ml/min 的患儿，应避免使用。

【病例】患儿，男，1岁11月。肾病综合征。

现病史 6 天前，患儿无明显诱因出现双手及眼睑浮肿，尿量较前减少，尿色无明显异常。无尿急、尿频、尿痛，无皮疹、出血点，就诊于当地医院，查尿常规提示尿蛋白 4+，建议肾脏内科专科门诊进一步诊治。4 天前，患儿浮肿加重，出现全身浮肿，以四肢、腹部为主，眼睑浮肿较前有所消退，精神反应欠佳，为求进一步诊治，就诊于我院门诊，查尿蛋白 3+，凝血三项提示纤维蛋白原定量 7.91g/L，白蛋白 10.5g/L，血常规正常。予百令胶囊及阿魏酸哌嗪片保肾抗凝，氢氯噻嗪及螺内酯口服利尿治疗。患儿症状较前无明显变化。入院前 1 天，患儿体温正常，仍有浮肿，无明显诱因出现腹泻及呕吐，腹泻每日十余次，大便呈水样便至糊状便，不伴黏液、脓血、伪膜；呕吐每日十余次，为胃内容物。患儿精神反应弱，纳差，泪少，尿量稍有减少，尿色未见明显异常。查血常规白细胞 $18.47 \times 10^9/L$，中性粒细胞百分率 77.3%；钾 2.76mmol/L，白蛋白 14g/L。予头孢曲松静脉滴注抗感染，益生菌、消旋卡多曲、蒙脱石散止泻。患儿今日体温正常，腹泻及呕吐较前有所减轻，浮肿大致同前，每日小便 3~4 次，尿色深黄，精神反应弱，就诊于我院予甲泼尼龙 32mg 静脉滴注抑制免疫反应，静脉补液对症支持治疗。患儿自发病以来，无发热，精神状态较差，体力情况一般，食欲食量较差，尿量有明显减少，大便稀便，体重无明显变化。

既往史 既往体健，否认手术、外伤、输血史。否认肝炎、结核等传染病密切接触史。否认食物、药物过敏史。

个人史 足月顺产，出生体重 3.2kg，否认出生后缺氧窒息抢救史，母孕期体健。生后母乳喂养，智力及体力发育稍慢于正常同龄儿。1 岁会站，16 个月会走，至今不会爬。按期接种疫苗。

家族史 父母体健，非近亲婚配，否认家族性遗传病史。

体格检查 T：36.6℃；P：123 次 / 分；R：25 次 / 分；BP 101/66mmHg。

一般检查 发育正常，营养良好，表情自如，神志清楚，查体合作。全身皮肤黏膜无黄染，无皮疹、皮下出血。淋巴结：全身浅表淋巴结未触及肿大。头颅五官：头颅大小外形无异常，颜面稍浮肿，双侧眼睑无水肿及下垂，眼球运动自如，双侧巩膜无黄染，双侧瞳孔等大，对光反射灵敏。双侧耳廓无畸形，外耳道无异常分泌物，双侧听力粗试无障碍。鼻外观无畸形。口唇无发绀、苍白，口腔黏膜无溃疡，双侧扁桃体无肿大。颈部：颈软，气管居中，甲状腺无肿大。胸部：胸廓正常。双侧呼吸运动正常。肺部：双肺呼吸音粗，未闻及干、湿性啰音。心脏：心前区无隆起，各瓣膜听诊区未闻及杂音。腹部：腹平坦，无腹壁静脉曲张，未触及包块，肝脏肋下未触及，移动性浊音阴性。神经系统：四肢肌力正常，肌张力正常。

专科检查 神清，反应弱，发育正常，面色可，全身皮肤无黄染、皮疹及出血点，浅表淋巴结无肿大，双眼睑无浮肿，颜面轻度浮肿，咽无充血，扁桃体无肿大，双肺呼吸音粗，未闻及干、湿啰音，心音有力，律齐，无杂音，腹围 54cm，腹软，肝脾未及，双肾区无叩痛，肠鸣音正常，神经系统查体阴性，双上肢及双下肢非凹陷性水肿，阴阜及阴囊轻度浮肿。

实验室检查项目列表 尿常规：蛋白 3+，离心镜检白细胞 5~9 个 /HPF；白细胞 18.47×10^9/L，中性粒细胞绝对值 14.28×10^9/L，淋巴细胞绝对值 3.55×10^9/L，单核细胞绝对值 0.59×10^9/L，中性粒细胞百分率 77.3%，淋巴细胞百分率 19.2%，单核细胞百分率 3.2%；

心脏彩超：各房室内径正常，房室间隔回声连续完整，各瓣膜形态及活动未见明显异常。

胸部正位：两肺纹理增多，模糊，两肺内带为著，肺门不大，心影大小可，双膈（－）。右侧胸膜影稍著。诊断意见：两肺纹理增多、模糊；右侧胸膜影稍著。

初步诊断 肾病综合征，肺炎、低白蛋白血症、低钾血症、腹泻。

医生处方 右旋糖酐 40 葡萄糖注射液 50ml, ivgtt, st；呋塞米 20mg + 氯化钠注射液 20ml, ivgtt, st。

用药分析 （1）肾病综合征导致的水肿是由于大量白蛋白从尿中丢失所致，补充右旋糖酐，提高胶体渗透压，减少组织间的水分。

（2）肾病综合征引起的水肿不单独使用利尿药，常在补充胶体的基础上给予利尿药物。常用的利尿药有氢氯噻嗪、螺内酯和呋塞米。

（3）呋塞米和氢氯噻嗪起效较快，常作为首选。

参考文献

[1] Abdel M, Taha G, Kamel B, et al. Evaluation of aldosterone excretion in very low birth weight infants [J]. *Saudi J Kidney Dis Transpl*, 2016, 27: 726–32.

[2] Alpert S, Noe H. Furosemide nephrolithiasis causing ureteral obstruction and urinoma in a preterm neonate [J]. *Urology*, 2004, 64: 589.

[3] Antonucci R, Fanos V. NSAIDs, prostaglandins and the neonatal kidney [J]. *J Matern Fetal Neonatal Med*, 2009, 22 Suppl 3: 23‐6.

[4] Aperia A, Herin P, Lundin S, et al. Regulation of renal water excretion in newborn full–term infants [J]. *Acta paediatrica Scandinavica*, 1984, 73: 717–21.

[5] Aranda JV, Perez J, Sitar D, et al. Pharmacokinetic disposition and protein binding of furosemide in newborn infants [J]. *J Pediatr*, 1978, 93: 507–11.

[6] Arant B. Developmental patterns of renal functional maturation compared in the human neonate [J]. *J Pediatr*, 1978, 92: 705–12.

[7] Bonsante F, Gouyon J, Robillard P, et al. Early optimal parenteral nutrition and metabolic acidosis in very preterm infants [J]. *PloS one*, 2017, 12: e0186936.

[8] Chaturvedi S, Lipszyc D, Licht C, et al. Pharmacological interventions for hypertension in children [J]. *Cochrane Database Syst Rev*, 2014, (2)CD008117.

[9] Diringer M. New trends in hyperosmolar therapy [J]. *Curr Opin Crit Care*, 2013, 19: 77–82.

[10] Elzagallaai A, Greff M, Rieder M. Adverse drug reactions in children: The double–edged sword of therapeutics [J]. *Clin Pharmacol Ther*, 2017, 101: 725–35.

[11] Friedman Z, Demers L, Marks K, et al. Urinary excretion of prostaglandin E following the administration of furosemide and indomethacin to sick low–birth–weight infants [J]. *J Pediatr*, 1978, 93: 512–5.

[12] Gheissari A, Naseri F, Pourseirafi H, et al. Postnatal kidney function in children born very low birth weight [J]. *Iran J Kidney Dis*, 2012, 6: 256–61.

[13] Green T, O' Dea R, Mirkin B. Determinants of drug disposition and effect in the fetus [J].

Annu Rev Pharmacol Toxicol, 1979, 19: 285–322.

［14］Gresham E, Rankin J, Makowski E, et al. An evaluation of fetal renal function in a chronic sheep preparation ［J］. *J Clin Invest*, 1972, 51: 149–56.

［15］Guignard J, Dubourg L, Gouyon J. Diuretics in the neonatal period ［J］. *Rev Med Suisse Romande*, 1995, 115: 583–90.

［16］Hadtstein C, Schaefer F. Hypertension in children with chronic kidney disease: pathophysiology and management ［J］. *Pediatr Nephrol*, 2008, 23: 363–71.

［17］Jusko WJ. Pharmacokinetic principles in pediatric pharmacology ［J］. *Pediatr Clin North Am*, 1972, 19: 81–100.

［18］Kao LC, Warburton D, Sargent CW, et al. Furosemide acutely decreases airways resistance in chronic bronchopulmonary dysplasia ［J］. *J Pediatr*, 1983, 103: 624–9.

［19］Lane E, Hsu E, Murray K. Management of ascites in children ［J］. *Expert Rev Gastroenterol Hepatol*, 2015, 9: 1281–92.

［20］Lewis M, Awan A. Mannitol and frusemide in the treatment of diuretic resistant oedema in nephrotic syndrome ［J］. *Arch Dis Child*, 1999; 80: 184–5.

［21］Loggie JM, Kleinman LI, Van Maanen EF. Renal function and diuretic therapy in infants and children. Part II ［J］. *J Pediatr*, 1975, 86: 657–69.

［22］Masarone D, Valente F, Rubino M, et al. Pediatric Heart Failure: A practical guide to diagnosis and management ［J］. *Pediatr Neonatol*, 2017, 58: 303–12.

［23］Morselli PL, Franco-Morselli R, Bossi L. Clinical pharmacokinetics in newborns and infants. Age-related differences and therapeutic implications ［J］. *Clin Pharmacokinet*, 1980, 5: 485–527.

［24］Naseri M. Urolithiasis in the first 2 months of life ［J］. *Iran J Kidney Dis*, 2015, 9: 379–85.

［25］Noe H, Bryant J, Roy S, et al. Urolithiasis in pre-term neonates associated with furosemide therapy ［J］. *J Urol*, 1984, 132: 93–4.

［26］Peterson R, Simmons M, Rumack B, et al. Pharmacology of furosemide in the premature newborn infant ［J］. *J Pediatr*, 1980, 97: 139–43.

［27］Prandota J. Clinical pharmacology of furosemide in children: a supplement ［J］. *Am J Ther*, 2001, 8: 275–89.

［28］Prandota J. Pharmacodynamic determinants of furosemide diuretic effect in children ［J］. *Dev Pharmacol Ther*, 1986, 9: 88-101.

［29］Prandota J. Pharmacokinetics of furosemide urinary elimination by nephrotic children ［J］. *Pediatr Res*, 1983, 17: 141-7.

［30］Pruitt A, Boles A. Diuretic effect of furosemide in acute glomerulonephritis ［J］. *J Pediatr*, 1976, 89: 306-9.

［31］Rai J, Malalasekera A, Terry T, et al. The urinary tract ［J］. *Bmj*, 2014, 348: g1141.

［32］Robillard J, Kulvinskas C, Sessions C, et al. Maturational changes in the fetal glomerular filtration rate ［J］. *Am J Obstet Gynecol*, 1975; 122: 601-6.

［33］Rodieux F, Wilbaux M, van den Anker J, et al. Effect of kidney function on drug kinetics and dosing in neonates, infants, and children ［J］. *Clin Pharmacokinet*, 2015, 54: 1183-204.

［34］Saint F, Boubred F, Simeoni U. Renal development and neonatal adaptation ［J］. *Am J Perinatol*, 2014, 31: 773-80.

［35］Shein S, Ferguson N, Kochanek P, et al. Effectiveness of pharmacological therapies for intracranial hypertension in children with severe traumatic brain injury--results from an automated data collection system time-synched to drug administration ［J］. *Pediatr Crit Care Med*, 2016, 17: 236-45.

［36］Sica DA, Carter B, Cushman W, et al. Thiazide and loop diuretics ［J］. *J Clin Hypertens (Greenwich)*, 2011, 13: 639-43.

［37］Suarez R, Bonilla F. Fluid and electrolyte disorders in the newborn: sodium and potassium ［J］. *Curr Pediatr Rev*, 2014, 10: 115-22.

［38］Sulyok E, Heim T, Soltesz G, et al. The influence of maturity on renal control of acidosis in newborn infants ［J］. *Biol Neonate*, 1972, 21: 418-35.

［39］Sulyok E, Nemeth M, Tenyi I, et al. Postnatal development of renin-angiotensin-aldosterone system, RAAS, in relation to electrolyte balance in premature infants ［J］. *Pediatr Res*, 1979, 13: 817-20.

［40］Varma T, Sharma A, Santhiya S, et al. Furosemide-induced tubular dysfunction responding to prostaglandin synthesis inhibitor therapy in a child with nephrotic syndrome ［J］. *CEN Case Rep*, 2018, 7: 195-7.

[41] Walker P. Neonatal bilirubin toxicity. A review of kernicterus and the implications of drug-induced bilirubin displacement [J]. *Clin Pharmacokinet*, 1987, 13: 26–50.

[42] Walker R, Brown R, Stoff J. Role of renal prostaglandins during antidiuresis and water diuresis in man [J]. *Kidney Int*, 1982, 21: 365–70.

[43] Walker R, Cumming G. Response of the infant kidney to diuretic drugs [J]. *Can Med Assoc J*, 1964, 91: 1149–53.

[44] Walter J. Metabolic acidosis in newborn infants [J]. *Arch Dis Child*, 1992, 67: 767–9.

[45] Ward O, Lam L. Bumetanide in heart failure in infancy [J]. *Arch Dis Child*, 1977, 52: 877–82.

[46] Wells J. Toward body composition reference data for infants, children, and adolescents [J]. *Adv Nutr*, 2014, 5: 320S–9S.

[47] Wilson C, Sarkar P, Mazumdar J, et al. Study of glomerular functions in neonates [J]. *Med J Armed Forces India*, 1999, 55: 183–6.

[48] Witte M, Stork J, Blumer J. Diuretic therapeutics in the pediatric patient [J]. *Am J Cardiol*, 1986, 57: 44A–53A.

（雷蕾　赵一鸣　刘小荣）

第十章

潜在的利尿药作用靶点

利尿药在临床上用于治疗水肿、高血压等疾病。但现有利尿药在大剂量、长疗程应用的情况下容易引起低钾血症或者低钠血症，以及血尿酸增高、糖耐量降低、脂代谢紊乱等不良反应。发现和确认与已有利尿药不同的药物靶点，研发通过不同机制发挥利尿作用的新型药物将提供更大的利尿药选择空间和更好的治疗效果。本章介绍几个在尿浓缩过程发挥重要作用，目前尚在研究阶段的潜在利尿药靶点。

第一节
尿素通道

一、尿素通道在肾脏的表达和分布

尿素通道（urea transport, UT）广泛地表达在哺乳动物的多个组织，尤其是肾脏。哺乳动物中，尿素通道由两个基因分别编码：Slc14a2 和 Slc14a1。Slc14a2 通过不同的启动子和 mRNA 剪切方式编码 6 种 UT-A 异构体（UT-A1~UT-A6）；Slc14a1 编码一个蛋白产物 UT-B。UT-A1 表达于肾内髓集合管末段主细胞的顶膜和细胞内囊泡，UT-A3 在肾内髓集合管末段主细胞的基底外侧膜表达。UT-A2 表达于肾髓袢降支细段。UT-B 在肾直小血管降支内皮细胞表达，也在多个组织器官例如红细胞、心、脑、脾、膀胱、睾丸、小肠等组织表达。UT-B 除了通透尿素外，还可以通透多种尿素类似物，包括甲基脲、甲酰胺、乙酰胺等，其对水也有通透性。

大鼠胎鼠肾脏无 UT-A 表达，新生大鼠尿浓缩能力很弱。大鼠出生后内髓 UT-A 开始表达，并逐渐增加。第 7 天可以在髓袢降支细段检测到 UT-A2。在大鼠直小血管降支较早就可检测到 UT-B 表达，且出生后表达量迅速增加，外髓表达逐渐增强而内髓表达逐渐减弱。

二、尿素通道在尿浓缩机制中的生理作用

尿素作为参与尿浓缩过程的主要溶质，与氯化钠共同形成肾皮质至肾髓质的渗透压梯度，使肾脏能够有效地浓缩尿液及重吸收水和其他溶质。尿素通过逆流倍增和逆流交换的机制，浓度由外髓向内髓逐渐增加。表达在肾脏的 UT-A 和 UT-B 在尿素重吸收、限制尿素在肾髓质丢失等生理机制中发挥

重要作用。

皮质和外髓集合管的尿素通透性较低，在血管加压素刺激后，集合管对水通透性增加，大量的水被重吸收，尿素在管腔内被浓缩，高浓度的尿素流到内髓质集合管。在内髓质集合管末段，加压素促使 UT-A1 磷酸化，磷酸化的 UT-A1 从细胞内的囊泡转移到细胞膜，增加集合管对尿素的通透性，尿素跨过小管上皮进到髓质间隙，因此产生了内髓组织的高尿素浓度和高渗透压。跨集合管上皮细胞的渗透压梯度，使更多的水被重吸收。髓质中的尿素被有微孔的直小血管升支吸收至血液中，在血液流向皮质过程中，由于血管内外存在尿素浓度差，尿素从血管内移出，部分尿素通过直小血管降支表达的 UT-B 进入降支，随直小血管降支内的血流回到内髓。直小血管升支与髓袢降支细段之间有尿素交换，髓袢降支细段表达的 UT-A2 可以介导尿素在小管内与组织间质之间的转运，参与内髓尿素浓度梯度的建立，这维持了从肾皮质至肾髓质的尿素梯度和渗透压梯度。除了内髓的直小血管升支内皮细胞以微孔的方式通透尿素外，上述各部分对尿素的通透性均由尿素通道介导（图 10-1）。

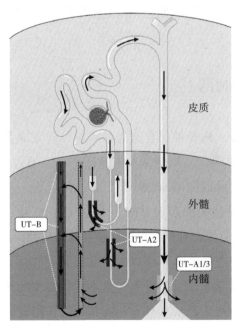

图 10-1　肾内尿素循环示意图和尿素通道在肾脏中的表达定位

黑色箭头表示尿素循环的方向，皮质、外髓质、内髓质颜色的递增代表尿素浓度的递增

目前利用基因敲除技术获得了 UT-B 单敲除小鼠、UT-A1/UT-A3 双敲除小鼠与 UT-A/UT-B 全敲除小鼠。这些模型小鼠均未出现明显的生长发育异常，肾小球滤过率、肾脏重量都未出现明显变化，但是其尿浓缩能力出现了明显的改变，包括尿量增加、尿渗透压降低、尿尿素和血尿素浓度比值下降。

在 UT-A1/UT-A3 双敲除小鼠中，集合管末段的尿素通透性受损，内髓的尿素浓度仅为野生型小鼠的 1/3，无论是否给予足够的水，该小鼠均表现为尿崩症。UT-B 单敲除小鼠相对于野生型小鼠，其饮水量和尿排出量均有大幅度提高，尿渗透压降低（ 1500mOsm/kg H_2O 对比 2000mOsm/kg H_2O ）。自由饮水的 UT-B 敲除小鼠比野生小鼠血尿素浓度更高而尿中尿素浓度更低，说明由于肾直小血管降支的 UT-B 缺失导致尿素不能回到内髓而顺直小血管升支回到血液循环。且实验结果提示 UT-B 在肾脏直小血管介导尿素转运而发挥的尿浓缩作用占肾脏总尿浓缩能力的三分之一。UT-B 敲除小鼠在急性尿素负荷的条件下，尿液的渗透压和尿液中尿素的浓度均上升，但对除尿素外的其他主要电解质（ Na^+、K^+、Cl^- ）均无明显影响。已有研究证明人类缺乏 UT-B 也会出现中度的尿液浓缩障碍。因此尿素通道可能成为新型利尿药靶点。

三、尿素通道抑制剂

从上述研究可知，选择性尿素通道抑制剂可研发成为新型利尿药，其具有尿素选择性利尿作用，不影响体液电解质平衡。通过人红细胞裂解实验，Verkman 研究组高通量筛选了 50000 个小分子化合物，发现了约 30 种 UT-B 抑制剂。其中效果最佳的抑制剂 UTB_{inh}-14 的 IC_{50} 约为 10nmol/L（ 表 10-1 ），当浓度大于 1μmol/L 时完全抑制 UT-B 对尿素的通透性。该化合物对 UT-B 具有高度选择性，即使在高浓度下对 UT-A1 也无抑制作用。其利尿机制是阻断肾内尿素循环中尿素从直小血管升支向直小血管降支的转移过程，使部分尿素不能回到肾髓质而进入血液循环，然而其利尿作用较弱，只在加压素作用的特殊条件下才表现为利尿作用。

杨宝学研究组利用尿素通道抑制剂筛选模型对小分子化合物库进行高

通量筛选，发现了具有特异性抑制尿素通道的噻吩并喹啉类化合物 PU-14。PU-14 可与尿素通道可逆性结合，阻止尿素通过内孔（图 10-2A），对 UT-A 与 UT-B 都有抑制作用。现已有的实验结果显示皮下注射 PU-14，大鼠的每日尿量增加大约 1.8 倍（图 10-2B），且不影响电解质平衡，也不引起血脂、血糖水平的改变。由于 PU-14 抑制 UT-A 活性，其阻断肾内尿素循环中集合管末段的尿素向髓质组织中扩散，可以促进尿素的直接排出，因此血尿素水平改变不明显，且其最大利尿活性显著高于前文所提到的 UTBinh-14。

UT-B 功能性缺失可导致血尿素水平升高，继发引起抑郁样症状和雄性生殖系统早熟。UT-B 抑制剂 PU-14 可以通过抑制血管内皮细胞的 UT-B 活性，引起内皮细胞内尿素蓄积，反馈抑制精氨酸酶的活性，增加一氧化氮合酶活性，导致一氧化氮产生增加，进而促进血管舒张。UT-B 抑制剂在产生利尿作用的同时，升高血尿素水平，可能影响肾外其他组织的生理功能，产生副作用，因此只表达于肾脏集合管末端的 UT-A1 是更理想的利尿药靶点。相对于同时抑制 UT-A 和 UT-B 的活性化合物，UT-A1 高度特异性抑制剂将会有更好的应用前景。

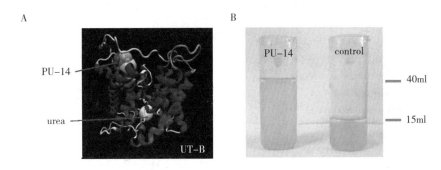

图 10-2　尿素通道抑制剂的利尿作用

A. PU-14 与 UT-B 结合阻滞尿素通透；B. 腹腔注射 PU-14（100mg/kg）后，大鼠每天尿量

杨宝学课题组对具有 UT-A 抑制潜力的噻吩并喹啉类化合物进行结构优化，发现 PU-48 对 UT-A 的 IC_{50} 为 0.32μmol/L，但体内利尿活性与 PU-14 相当，可能是这类化合物溶解性低导致体内血药浓度低造成的。进一步对这类化合物进行结构改造，设计了噻吩并吡啶类化合物，其中 CB-20 也显现出非特异性 UT-B 和 UT-A 抑制活性。

为了找到特异性抑制 UT-A 的抑制剂，Verkman 研究组建立了 UT-A 高通量筛选模型，并对数十万个化合物（包括已批准化合物、未上市化合物以及天然产物、类药小分子等）进行筛选，得到 UTAinh-A01-H01、尼可丁（nicotine）、血根碱（sanguinarine）、尿素类似物（甲基乙酰胺、二甲基硫脲等）以及一系列类药小分子线索化合物，体外实验结果显示大多数线索化合物同时具有对 UT-A 和 UT-B 抑制活性，其中一部分化合物对 UT-A 的抑制活性远高于 UT-B，例如 UTA$_{inh}$-C01、UTA$_{inh}$-E01。最新报道的三唑喹喔啉类化合物在大鼠静脉给药后，显示出较好的利尿效果，尿渗透压降低 50% 以上，但溶解性很差，限制了其进一步的研发。

目前已经发表的小分子尿素通道特异性抑制剂总结于表 10-1。

表 10-1 尿素通道抑制剂

抑制剂类型	母核	代表化合物		IC$_{50}$（μmol/L）
		名称	结构	
UT-B 抑制剂	苯基磺酰噁唑类（phenylsulfoxyoxazole）	Urea$_{inh}$-101		0.03（UT-B）
	苯磺酰苯胺类（benzenesulfonanilides）	Urea$_{inh}$-201		0.3（UT-B）
	氨基酞嗪类（phthalazinamines）	Urea$_{inh}$-302		0.2（UT-B）
	氨基苯并咪唑类（aminobenzimidazole）	Urea$_{inh}$-405		0.4（UT-B）

抑制剂类型	母核	代表化合物		IC$_{50}$（μmol/L）
		名称	结构	
UT-B 抑制剂	三唑并噻吩并嘧啶类（triazolothienopyrimidines）	UTB$_{inh}$-14		0.01（UT-B）
		3k		0.015（UT-B）
UT-A 抑制剂	三嗪类（triazine）	UTA$_{inh}$-C01		>50（UT-B） 4.2（UT-A）
	芳基噻唑类（aryl-thiazole）	UTA$_{inh}$-E01		50（UT-B） 3（UT-A）
UT-A/B 抑制剂	噻吩并喹啉类（thienoquinolin）	PU-14		3.51（UT-B） 未测定
		PU-48		0.21（UT-B） 0.32（UT-A）
	噻吩并吡啶类（thienopyridine）	CB-20		1.29（UT-B） 与UT-B相近
	喹啉类（quinoline）	UTA$_{inh}$-A01		16（UT-B） 3.3（UT-A）

续表

抑制剂类型	母核	代表化合物		IC$_{50}$（μmol/L）
		名称	结构	
UT-A/B 抑制剂	氨基噻唑酮类（aminothiazolone）	UTA$_{inh}$-B01		4.8（UT-B） 3.7（UT-A）
	三唑并噻吩并嘧啶类（triazolothienopyrimidines）	UTA$_{inh}$-D01		15（UT-B） 3.8（UT-A）
	磺内酰胺苯磺胺类（γ-sultambenzosulfonamide）	UTA$_{inh}$-F01		6（UT-B） 1（UT-A）
	氨基甲腈乙烯类（aminocarbonitrile butene）	UTA$_{inh}$-G01		有 UT-A 抑制活性，未检测 UT-B 抑制
	异噁唑类（isoxazole）	UTA$_{inh}$-H01		有 UT-A 抑制活性，未检测 UT-B 抑制
	尿素类似物	甲基甲酰胺		对 UT-B 的 IC$_{50}$ 为 mmol/L 水平，无对 UT-A 的实验数据。
		二甲基硫脲		
	三唑喹喔啉类（triazoloquinoxaline）			2（UT-B） 0.15（UT-A）

尿素通道抑制剂的药物研发具有较好前景。尿素通道抑制剂单独给药或者与传统的利尿药联合给药均可能有效地缓解水潴留导致的水肿或者抗利尿激素分泌紊乱导致的低钠血症。充血性心衰、肾病综合征、肝硬化所致的水肿都可能为尿素通道抑制剂的适应证。UT-A 抑制剂可能对难治性水肿有更好效果，对高血压和伴发心脑血管疾病的患者也能提供适合的治疗。

第二节
水通道

一、水通道在肾脏的表达和分布

水通道（AQP）是一组特异性通透水的膜整合蛋白，其有多个成员在肾脏表达。AQP1 在近曲小管顶膜和基底外侧膜中表达，介导近曲小管中大部分肾小球滤过液的重吸收。髓袢降支细段和外髓直小血管降支作为肾脏尿浓缩逆流倍增机制的结构基础，也有 AQP1 的表达。AQP2 在集合管主细胞的管腔面细胞质膜和细胞内囊泡表达，是唯一受血管加压素快速调节的水通道。血管加压素结合其特异性受体 V2R，激活受体后信号通路，通过蛋白激酶将 AQP2 磷酸化，促使细胞内囊泡上 AQP2 转运到细胞质膜，增加细胞膜对水的通透性。AQP3 和 AQP4 在集合管上皮细胞基底侧膜上共表达，AQP3 在皮质集合管表达更多，AQP4 在内髓集合管表达更多，他们共同介导基底膜的水通透性。AQP1、AQP2 和 AQP3 都是汞敏感水通道，临床上曾经使用汞利尿药治疗心功能不全正是利用了这个机制。AQP4 对汞不敏感。AQP6 在集合管闰细胞表达，对水的通透性较低。AQP7 在近曲小管 S3 段刷状缘表达丰富，可能在近端小管水重吸收过程有一定的作用。AQP8 表达在近端小管和集合管细胞，但表达量较低（图 10-3）。

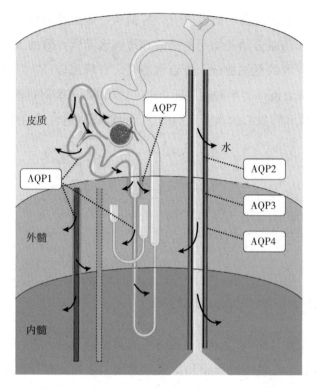

图 10-3　肾内 AQP 表达定位

箭头表示水循环的方向

二、水通道在尿浓缩机制中的生理作用

在上述 7 个水通道中，AQP1~3 在尿浓缩机制中发挥着重要作用。AQP1 和 AQP3 敲除小鼠以及 AQP2 突变小鼠表现严重的尿崩症。正常的饲养条件下，AQP1 敲除小鼠和 AQP3 敲除小鼠表现为多尿和多饮。AQP1 和 AQP3 双敲除小鼠表现更严重的多尿，说明近曲小管和集合管的水通透性同时受损将会加重肾脏浓缩功能障碍。AQP1 敲除小鼠和 AQP3 敲除小鼠尿渗透压显著降低。使用血管加压素刺激或者 36 小时禁水处理后，AQP1 敲除小鼠的尿渗透压没有上升，说明近端小管重吸收障碍和逆流倍增机制破坏导致了尿浓缩能力的严重受损。微灌注和微穿刺研究证明 AQP1 敲除小鼠近端小管、髓

袢降支细段、外髓直小血管降支中细胞水通透性显著降低，说明 AQP1 是这些肾小管的主要水通道，在渗透平衡中发挥重要作用。AQP1 功能丧失的人表现中度尿浓缩缺陷。在具有 Colton 血型抗原（AQP1）的突变人群中，其 AQP1 基因纯合突变、AQP1 功能受损，然而即使在水剥夺的情况下也仅显示轻度的肾脏尿浓缩障碍，而且这些人群也不表现出可能与 AQP1 功能缺失的其他临床症状。提示尽管 AQP1 可能是利尿药的靶点，但其治疗适应证并不确定。

在集合管主细胞管腔膜 AQP2 和细胞内囊泡 AQP2 比值与血抗利尿激素水平呈正相关。当精氨酸加压素水平增高后，细胞质内的囊泡和管腔面的细胞膜融合，AQP2 转移到管腔细胞膜上，细胞膜对水的通透性增高。当精氨酸加压素水平降低时，集合管管腔膜重新形成含有 AQP2 的囊泡回到细胞内。这就是经典的 AQP2 穿梭机制。注射精氨酸加压素后 AQP2 在尿中的排泄量会增加；糖尿病肾病中肾脏的 AQP2 表达减少出现多尿现象，都证明 AQP2 在尿液浓缩过程中发挥重要作用。此外，在充血性心力衰竭、肝硬化和妊娠的人群观测到肾集合管管腔膜 AQP2 表达显著增加。AQP2 也可能参与了高血压的发病机制，在自发性高血压的大鼠中观测到 AQP2 总表达量和管腔膜表达量增加。现在临床上使用的特异性精氨酸加压素受体阻断药托伐普坦已被证实在肝硬化、心衰、糖尿病肾病中，可以调节 AQP2 的功能性表达并具有利尿作用。也有报道表明他汀类药物可以快速增加具有加压素缺陷的大鼠尿浓缩能力并降低尿量，提示具有调节细胞骨架系统作用的药物可能调节 AQP2 的穿梭机制从而增强尿浓缩能力。

AQP3 敲除小鼠表现严重的尿崩症，在血管加压素或者禁水处理后尿浓缩能力部分恢复。然而 AQP3 缺失的人群并无明显的多尿症状，说明 AQP3 在尿浓缩机制中的作用可能有物种差异。

AQP4 敲除小鼠不表现显著尿崩症，但在 36 小时禁水后最大尿渗透压有中度异常。AQP7 敲除小鼠无尿浓缩缺陷。相对于 AQP1 敲除小鼠，AQP1/AQP7 双敲除小鼠尿浓缩能力更低下，证明 AQP7 在近端小管水重吸收过程中也发挥作用。AQP8 定位于大鼠肾近端小管细胞内囊泡部分，敲除小鼠无尿浓缩损害。目前还没有发现 AQP6 敲除小鼠的异常表型，由于其定位局限于集合管闰细胞，可能参与维持酸碱平衡，在集合管水转运和尿浓缩过程中可能作用较小。

三、水通道抑制剂

虽然 AQP 抑制剂具有广阔的发展前景，但是近十年来筛选高抑制活性、无细胞毒的 AQP 抑制剂进展十分缓慢。限制其发展的原因有多种：① AQP 广泛地分布在多个组织器官中，并且大部分 AQP 具有相似的分子结构；② AQP 透水孔径狭窄，无法容纳常规成药性较好的药物分子；③缺乏内在的 AQP 生理功能调节；④以 55 摩尔浓度存在的水具有绕过障碍物的独特能力。

最经典的 AQP 抑制剂是汞 – 巯基化合物，包括氯化汞和氯汞苯磺酸盐，其可抑制红细胞和各种上皮细胞膜的水通透性。水通道分子中半胱氨酸（Cys）参与了汞抑制水转运的机制，例如 AQP1 分子中的 Cys–187。研究报道含金化合物可以抑制 AQP3，其中最有效果的为奥芬。曾经有报道一些非金属小分子化合物可以抑制 AQP 的水通透性，包括 K^+ 通道阻滞剂四乙胺、碳酸酐酶抑制剂乙酰唑胺、抗癫痫药物和二甲基亚砜（DMSO）等。然而进一步研究证实这些化合物对在爪蟾卵母细胞表达的水通道并没有显著的抑制作用。

随着计算生物学的发展，人们开始利用各种计算方法筛选 AQP 抑制剂。一种 NKCC 抑制药布美他尼的类似物显示抑制 AQP1 和 AQP4 的 IC_{50} 为 20μmol/L，然而在动物模型如脑损伤模型中并未显示有相关的效应。非常遗憾的是一种 IC_{50} 低达 25μmol/L 左右的 AQP1 抑制剂由于含有有机铅和有机锡可能有较大的毒性而缺乏成药性。

研究发现 1，3– 丙二醇（1, 3–propanediol, PDO）能够与 AQP4 结合有效地选择性抑制水通道。PDO 作为一种已被认为安全的化学药物，但是否能够作为有效的利尿药，还需更深入完整地实验研究。

第三节
钾通道

一、钾通道在肾脏的表达和分布

肾外髓钾通道（the renal outer medullary K⁺ channel, ROMK）在肾单位广泛表达，在电解质转运和细胞外体液平衡中发挥重要的作用（图10-4）。其是一种由 ATP 调节的内向整流钾通道。ROMK 家族一共有三个成员：ROMK1~3，它们在肾脏的分布各不相同。ROMK1（又名 Kir1.1）在肾脏只特异性分布在集合管；ROMK2 是最广泛分布的亚型，除了在外髓质集合管，所有的肾段都有表达，并且 ROMK2 只特异性表达在肾脏，其他组织器官中都不表达；而 ROMK3 只分布在髓袢升支粗段和远曲小管。在皮质集合管中，ROMK 蛋白质分布在主细胞而不在闰细胞中。

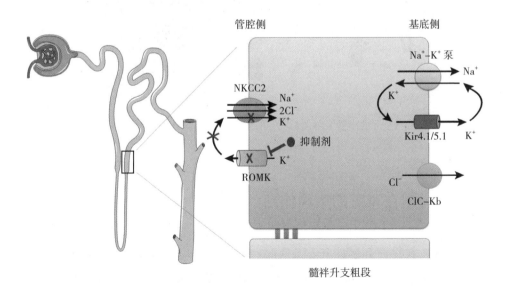

图 10-4　髓袢升支粗段 ROMK 介导的 K⁺ 转运与该通道抑制剂作用机制

内向整流钾通道（Inwardly Rectifying Potassium Channel, Kir）对于维持水电解质稳态是必需的。该家族有非常多的成员，肾脏中主要关注的有 Kir4.1、Kir5.1 与上述 Kir1.1（ROMK1）。研究表明，Kir 通道在控制静息膜电位和跨上皮电压中起重要作用，其调节肾单位和集合管远端部分的水和电解质运输。Kir4.1 通道在远曲小管和皮质集合管细胞的基底外侧膜中大量表达。在肾脏髓袢升支粗段、远曲小管、连接小管与集合管，Kir4.1 和 Kir5.1 相互作用形成电导为 40-pS 的异源四聚体，并且在生理范围内具有 CO_2/pH 敏感性（图 10-5）。

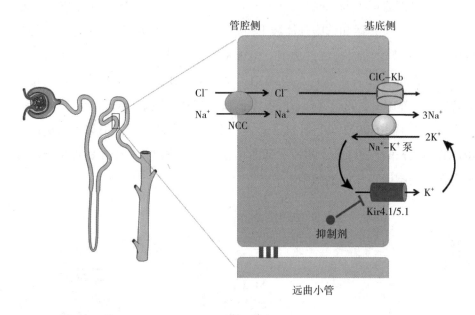

图 10-5　远曲小管 Kir4.1/5.1 介导的 K^+ 转运与该通道抑制剂作用机制

二、钾通道在肾脏的生理作用

ROMK 在皮质和髓袢升支基底膜和管腔膜都均匀分布，对维持细胞钾的循环有重要作用。在髓袢升支粗段（TAL），ROMK 回收 K^+ 至肾小管内从而保证 NKCC2 处于活性状态的 K^+ 浓度中；在集合管细胞中，ROMK 调节 K^+ 的排泄并且提供 ENaC 重吸收 Na^+ 的动力。

ROMK 功能完全丧失导致产前巴特综合征（antenatal Bartter's syndrome），主要症状是多尿、低钾代谢性碱中毒、高钠血症以及低血压。然而不完全的 ROMK 功能丧失仅引起低血压但不引起产前巴特综合征。ROMK 在功能上耦合祥利尿药靶点 NKCC2，并促进髓祥升支粗段中 NaCl 的重吸收。约有 30% 的 NaCl 在髓祥升支粗段被重吸收，有助于形成高渗髓间质促进远端水的重吸收与尿浓缩。NKCC2 介导 Na^+、K^+ 和 Cl^- 穿过管腔膜，之后 Na^+ 和 Cl^- 分别通过 Na^+，K^+-ATP 酶和 ClC-Kb 转运穿过基底外侧膜。由于管腔内液体的 K^+ 浓度远低于 Na^+ 或 Cl^- 的浓度，因此需要通过 ROMK 持续补充小管内 K^+，以维持 NKCC2 的活性以及 NaCl 重吸收。TAL 中 ROMK 的抑制会抑制 NKCC2 活性导致小管内 K^+ 缺乏间接抑制 Na^+ 重吸收，集合管中 ROMK 的抑制会导致细胞膜电位去极化并且降低 ENaC 重吸收的电化学驱动力。

肾脏排出钾的主要来源是集合管始段和皮质集合管的主细胞所分泌的 K^+。Na^+，K^+-ATP 酶导致生电性钠激活基底膜 K^+ 的摄取从而通过电化学梯度由 Kir 通道进行的跨顶膜的被动扩散。在盐皮质激素作用后，管周隙摄取钾时，如果膜电位超过钾平衡电位，则可伴随钾通道的内向离子流。顶膜钠内向通道离子流可使膜电位低于钾平衡电位，从而促进 K^+ 从细胞内向管腔中扩散。

Kir4.1 的功能缺失在人类中引起感觉神经性耳聋 – 共济失调 – 智力障碍和电解质失衡 / 癫痫 – 共济失调感觉神经性耳聋和肾小管病综合征（EAST/SeSAME 综合征）。该疾病的肾脏表型和家族性低钾低镁血症 Gitelman 综合征相似，包括低镁血症、低钾血症和代谢性碱中毒。这表明 Kir4.1 失活主要损害远曲小管中钾的转运。而且已有研究证明，Kir4.1 失活显著降低 NCC 的表达，也证实了上述的结论。然而 Kir4.1 也在髓祥升支粗段表达，但功能失活并不表现出 TAL 转运异常，其可能的原因是 NKCC2 表达不受 Kir4.1 的影响。远曲小管在维持 K^+ 体内平衡发挥重要的作用，其通过膜电压和细胞内氯化物的变化感应血浆中 K^+ 的浓度。Kir4.1/5.1 在远曲小管的基底外侧膜表达，将 K^+ 回收以维持 Na^+，K^+-ATP 酶的活性，超极化基底外侧膜和管腔膜电位从而促进 Cl^- 的流出和 Na^+ 的流入。研究人员发现 Kir4.1/5.1 敲除小鼠基底外侧膜的去极化和传导性钾转运几乎消失，且对血钾浓度无反应，证明 Kir4.1/5.1 通

道是远曲小管 K^+ 感应所必需的。

异源 Kir4.1/5.1 通道严格受细胞内 pH 的调节，在生理酸碱浓度的条件下，该通道是部分抑制的。异源 Kir4.1/5.1 通道在"K^+ 缓冲"中发挥重要作用。因为 K^+ 分泌与系统 pH 水平紧密相关，高敏感度的 Kir4.1/5.1 通过系统酸碱状态调节 K^+ 分泌。若 Kir5.1 缺失，依赖 pH 的负反馈调节消失，Kir4.1 的活性增加，通过增加 Na^+ 和 Cl^- 的电化学驱动力，远曲小管的 K^+ 重吸收增加从而导致其浓度升高。

肾脏上皮细胞 K^+ 转运还通过特异性的细胞信号传导系统由神经递质、激素和某些药物调节。因此，异源 Kir4.1/5.1 通道可能受某些第二信使调节。这也为其抑制剂的筛选提供了线索。

三、钾通道抑制剂

预期 ROMK 抑制剂可以减少血容量、降低血压并且不引起血电解质紊乱。通过抑制髓袢升支粗段和集合管中 Na^+ 重吸收并阻断远端 K^+ 分泌，ROMK 抑制剂可促进尿钠排泄并且限制尿 K^+ 的流失。除此之外，ROMK 抑制剂会在两个肾段上发挥作用，相对于仅在某一个肾段上发挥作用的传统利尿药将会有更好的利尿效果。

最早的 ROMK 抑制剂是通过高通量筛选出的小分子抑制剂 VU590（图 10-6A），预测其阻滞效果主要是通过细胞超极化与减缓细胞外 K^+ 浓度增加速率。但该抑制剂的选择性有限，其对 ROMK 的同族蛋白 Kir7.1，IC_{50} 大约为 $8\mu mol/L$，Kir7.1 也在集合管表达且也能够抑制 K^+ 分泌。在体内实验中，VU590 能够抑制 K^+ 分泌，但无法确认该作用是通过抑制 ROMK 还是 Kir7.1 通道亦或是两者都抑制。以 ROMK 的高选择性抑制为目标筛选出了新的抑制剂 BNBI，并且其对 Kir7.1 的 $IC_{50} > 100\mu mol/L$，具有令人满意的选择性；然而与 ROMK 结合力低下，IC_{50} 过高。因为抑制 hERG 会引起心电 Q-Tc 延长，可能引发室颤导致心源性猝死，所以药物研发过程中需要考虑 hERG 负荷。随后的研究又发现一种新型 ROMK 和 hERG 高度选择性的抑制剂。药理学实验已经证实该抑制剂在大鼠中具有良好的利尿效果。药物筛选试验发现了新的小分子抑制剂并命名为化合物 5（图 10-6B）。主要作用靶点位于髓袢升支粗段，但其保钾作用更有可能是由于在集合管和 TAL 中对 ROMK 的抑制。此外，该抑制剂的半衰期短、清除率高，限制了其应用于临床。经过对化合物优化得到了一种命名为化合物 30 的新型小分子抑制剂（图 10-6C），在大鼠的体内实验中，表现出良好的 ROMK 抑制活性，低 Q-Tc 延长风险，半衰期也得到了良好的改善。然而也有研究提出，ROMK 是线粒体 ATP 敏感性钾通道复合物的一部分，用于涉及心肌细胞和神经元的缺血预处理时，ROMK 抑制剂作为利尿药时有可能对线粒体功能产生不利的影响。

A

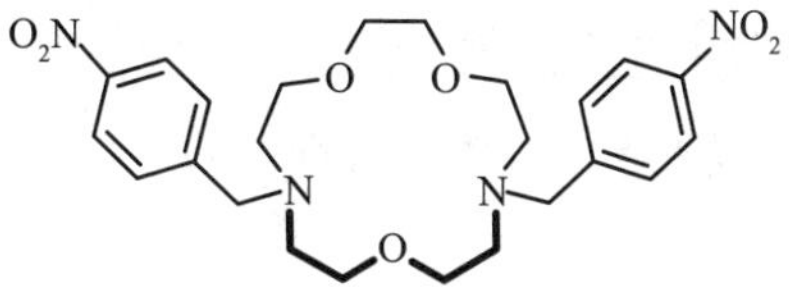

VU590　　　　ROMK IC_{50} = 290μmol/L
　　　　　　　Kir7.1　IC_{50} = 8μmol/L

B

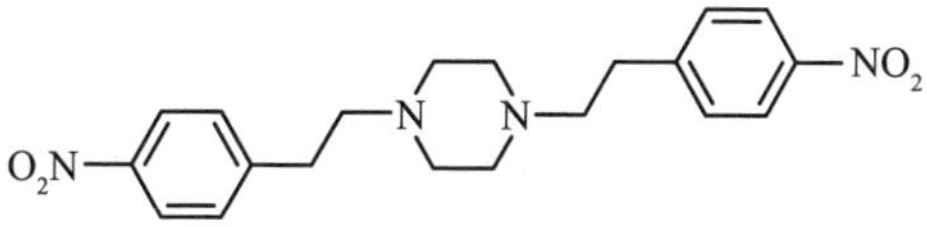

5　　　　　　ROMK IC_{50} = 52μmol/L
　　　　　　　Kir2.1　IC_{50} > 100μmol/L

C

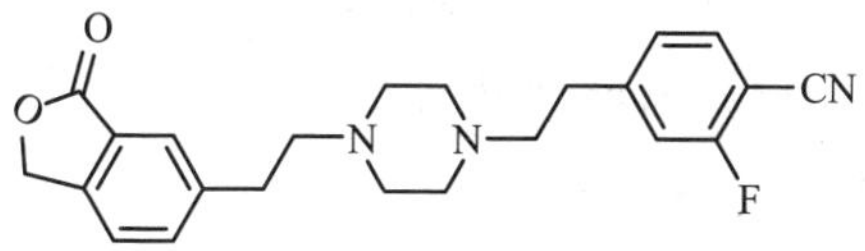

30　　　　　　ROMK IC_{50} = 49μmol/L
　　　　　　　Kir2.1,7.1　IC_{50} > 100μmol/L

图 10-6　ROMK 抑制剂

A. ROMK 小分子抑制剂 VU590 化学结构式与 IC_{50}；B. 小分子抑制剂 5 化学结构式与 IC_{50}；
C. 小分子抑制剂 30 化学结构式与 IC_{50}。

Kir4.1/5.1 抑制剂可能间接抑制远曲小管 NCC 介导的 NaCl 重吸收从而发挥利尿作用。相对于传统利尿药，抑制剂靶点位于基底外侧膜是其一大优势。噻嗪类利尿药首先通过肾近端小管上的阴离子转运蛋白和多药耐药蛋白分泌进入肾小管液体中，再到达其管腔内膜上的作用位点。肾衰竭时利尿药和其他底物的竞争会限制分泌和利钠作用。而 Kir4.1/5.1 直接作用于基底外侧膜将会避免上述情况。常见的神经递质和激素激活的细胞内信号通路是由蛋白激酶 C 介导的，实验证实蛋白激酶 C（PKC）可以通过磷酸化强有力的抑制 Kir4.1/5.1。现已有研究证明低浓度的多巴胺可以通过可逆的方式减少 Kir4.1/5.1 通道的通透性，对皮质集合管细胞的基底外侧膜 K^+ 的电导发挥抑制作用。多巴胺通过 D2 受体直接抑制 Kir4.1/5.1 的活性，导致基底外侧膜去极化并减少 Na^+ 重吸收的电化学驱动力。肾小管细胞可以储存和分泌相似浓度的多巴胺，说明了这种调节的生理特性。

第四节
肾脏氯通道

一、ClC-K 在肾脏的表达和分布

人肾脏氯通道（ClC-K）分为两大类，ClC-Ka 和 ClC-Kb，也就是大鼠中的同源物 ClC-K1 和 ClC-K2。ClC-Ka 表达在髓袢升支细段顶膜和基底外侧膜，ClC-Kb 主要分布在髓质部的髓袢升支粗段、远端小管和连接小管管周膜和外髓集合管（图 10-7）。ClC-K 为双桶状通道，其上有两个独立的离子转导通道：Cl^- 通道和 Cl^-/H^+ 逆向转运蛋白。这种特殊的结构使其具有快慢两种门控机制。ClC-K2 还存在有 BSND 基因编码的 β- 亚单位 barttin，该亚单位的主要功能是参与调解氯通道的稳定性以及细胞膜表面定位，维持氯通道的正常功能。ClC-K2 又根据分子链的长度分为两种亚型，ClC-K2L 和 ClC-K2S，但其电生理特性并没有差异，对各类氯通道抑制剂的反应也无差异。区分于囊

性纤维化跨膜电导调节剂（CFTR）氯离子通道，ClC-K 对 pH 改变非常敏感，当 pH 在一定范围内（7.4~8.0）内升高，会使得该氯通道活性显著升高；而当 pH 降到 6，该通道被完全抑制但是对电导无影响。

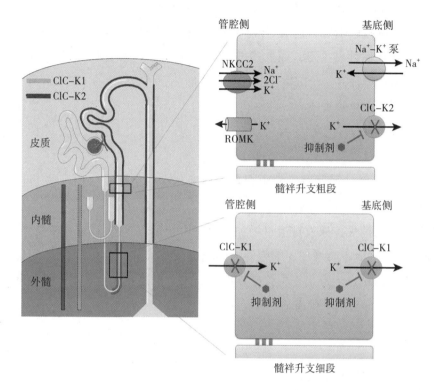

图 10-7　肾内 ClC-K 表达定位以及肾内 ClC-K 介导 Cl⁻ 转运的模型和
ClC-K 抑制剂作用靶点

二、ClC-K 在尿浓缩机制中的生理功能

ClC-Ka 和 ClC-Kb 作为肾脏氯通道，在肾小管 Cl⁻ 重吸收中发挥重要作用。ClC 通道参与了许多重要的生理过程，包括经上皮转运、膜兴奋、细胞体积调节、内体性溶酶体腔内酸化。大约一半的 ClC 是次级主动转运体，按照 $2Cl^-$: $1H^+$ 的比例转运，另一半是被动转运体，促进 Cl⁻ 的迅速排出。

ClC-Kb 的突变会导致巴特综合征，症状包括低钾血症碱中毒和低血压，barttin 蛋白突变还会导致耳聋和肾衰。巴特综合征临床表现是由于髓袢升支粗段的 NaCl 的重吸收减少，使血液中的 NaCl 减少，促进了肾素－血管紧张素－醛固酮的释放；但是由于 ClC-K2 也表达在集合管，使远曲小管和集合管中 Na^+ 重吸收增加，而 K^+ 分泌增多，随之 H^+ 分泌也增多，所以导致了低钾血症和代谢性碱中毒；而上述过程又使得 NKCC 受到抑制，髓袢升支粗段管腔正电位增加，二价阳离子的重吸收增加。有调查发现人 ClC-Kb 具有多态性（错译、大片缺失或者提前终止），具有更活跃通道的人更易得高血压。遗憾的是在一些研究实验中并未发现这种倾向，也许需要更大范围的调查并且对盐摄取、性别、人种等偏倚进行校正。

ClC-Ka 维持了肾脏髓质中渗透压梯度急剧变化所需的 Cl^-，并提供了水由尿液重吸收回血液的驱动力。在小鼠中，ClC-K1 的缺失会导致内髓质中渗透压梯度的消失，尿液排泄量增加；但是由于远端 NaCl 运输并未受到影响，尿液 NaCl 排泄不会增加，细胞外液体积也没有减少。这说明，ClC 可能作为潜在的药物靶点治疗由于失代偿期心力衰竭、肝硬化、肾衰竭以及抗利尿激素分泌失调导致的低钠血症。

三、ClC-K 抑制剂

利用 ClC-Ka 抑制剂抑制髓袢升支细段中的 Cl^- 运输可降低髓质渗透压梯度，从而降低水重吸收的驱动力，这是一种全新的不导致低钠血症的利尿机制，在临床使用上将具有广阔前景。

除上述所说外，传统利尿药可能通过 Na^+ 排泄超过水从而加重低钠血症，而 V2R 阻断药是唯一受到批准的低钠血症治疗药物。然而 V2R 阻断药并不是对所有患者都有良好效果，而且禁止与 CYP3R（一种常见药物转化酶）抑制剂共同使用，这导致低钠血症患者通常得不到较好的治疗。然而 ClC-Ka 和噻嗪类利尿药联合使用导致尿 NaCl 和水排泄同时增加，可以降低血压而不引起低钠血症，避免了噻嗪类利尿药的严重副作用。这种联合用药将导致噻嗪类利尿药更广泛地作为高血压治疗一线药物使用。

在细胞内，Cl^- 被认为是第二信使，许多蛋白质的活性依赖于或受 Cl^- 的调节。在肾脏中，感受到低 Cl^- 浓度后，Cl^- 敏感蛋白激酶激活 NKCC2 和 NCC。ClC-Kb 失活突变能够阻止基底外侧膜的 Cl^- 从细胞中流出导致 Cl^- 浓度增加，又间接抑制 NKCC2 和 NCC 的活性。ClC-K 的抑制剂可以改变 Cl^- 敏感蛋白激酶的活性间接削弱髓袢升支粗段的 NKCC2 和远曲小管中的 NCC 的活性，从而产生利尿效果。

ClC-K 抑制剂的筛选受到了许多限制。对啮齿动物研究发现 ClC-K1/2 虽然与 ClC-Ka/b 高度同源，还有部分不一致，例如 ClC-K 在啮齿动物中即使没有 barttin 表达功能也是正常的。利用爪蟾卵母细胞表达 ClC-K 蛋白后发现其在某些功能上与哺乳动物细胞不太相同，例如爪蟾细胞中 ClC-K 表现了显著的电压门控性，然而哺乳动物中则没有。直到 2014 年，合适的人源细胞系才被用于 ClC-K 抑制剂筛选。

ClC-Ka 和 ClC-Kb 几乎只定位于肾脏和内耳中，这两种通道只有一种缺失对听力没有影响，但如果均缺失则会导致耳聋。ClC-Ka 和 ClC-Kb 功能同时缺失可能是两种蛋白的同时直接失活或者通过辅助亚基 barttin 导致的间接失活。任何一种情况都会导致严重的肾盐消耗和双侧感觉神经性耳聋。所以为了排除听力的影响，需要开发出只对其中一种通道蛋白有特异性抑制而对另外一种无影响的药物，而人类 ClC-Ka 与 ClC-Kb 同源性高达 90%，这也是 ClC-K 抑制剂开发所遇到的难题。

现有传统的经典氯通道抑制剂对所有氯通道无选择性，甚至还有许多抑制某些阳离子通道。Pusch 实验组开发了一系列的 CLC 特异性的抑制剂和激活剂，并且对化合物进行优化后，将以往低亲和度的化合物 p- 氯苯氧基 - 丙酸（CPP）变成 IC_{50} 为几微摩尔的 ClC-Ka 抑制剂 MT-189。给大鼠腹腔注射 MT-189 产生具有 ClC-Ka 抑制剂表现的利尿作用，然而肾内髓电解质减少，表明该抑制剂可能还作用于 ClC-Kb 或其他靶点。通过更合理的设计获得特异性更好的抑制剂将是未来的研究目标。基于 MT-189，新的选择性抑制剂 SRA-36 具有更高的亲和力与特异性，需要进行体内研究，评估 SRA-36 慢性长期治疗的效果。

第五节
Pendrin

一、Pendrin 在肾脏的表达分布与生理作用

主细胞和闰细胞是集合管和连接小管中的两种主要细胞类型。闰细胞分为三种亚型，A 型、B 型和非 A 非 B 型。A 型闰细胞通过顶膜 H^+–ATP 酶分泌 H^+，其在代谢性酸中毒时上调。B 型闰细胞通过顶膜上的 Cl^-/HCO_3^- 交换体分泌 OH^- 等；在非 A 非 B 和 B 型细胞管腔膜上还表达非 Na^+ 依赖性 Cl^-/HCO_3^- 交换体，在代谢性碱中毒中 HCO_3^- 分泌增加缓解碱中毒。

Pendrin 是由 PDS（Pendred Syndrome）基因编码的阴离子交换转运体，介导非 Na^+ 依赖性的 Cl^- 和 HCO_3^- 交换。其在远曲小管的闰细胞管腔膜、皮质集合管和连接管表达，定位于 B 型和非 A 非 B 型闰细胞。Pendrin 蛋白的失活突变会导致 Pendred 综合征，表现为听力障碍和甲状腺功能异常。

Pendrin 是一种 Cl^- 转运体，其在体液平衡中也发挥重要作用。在肾素和醛固酮抑制模型中，无限制 NaCl 饮食的 Pendrin 敲除小鼠与野生型小鼠之间不表现显著差异，而限制 NaCl 饮食后，Pendrin 敲除小鼠 NaCl 排泄增多，体重下降，BUN 水平上升，血压也有一定的降低。其可能原因是 Pendrin 敲除小鼠保 Na^+ 和 Cl^- 能力受损。过表达的 Pendrin 小鼠具有盐敏感性高血压，虽然在高血压发病机制中还没有发现 Pendrin 所发挥的作用，但其可能是治疗高血压的潜在靶点。

虽然 Pendrin 介导的离子转运并不依赖 Na^+，但 Pendrin 的失活突变会导致尿 Na^+ 减少，证明 Pendrin 和 Na^+ 转运途径相互作用。研究者观察到 Pendrin 特异性地降低肾脏中 ENaC 的表达水平，但不改变其他器官例如甲状腺或者结肠中的 ENaC，而内耳中 ENaC 的表达水平甚至是上调的。在人和啮齿动物肾脏中，Pendrin 和 ENaC 都定位于肾脏的醛固酮敏感区域，但这两种

转运蛋白定位在不同细胞类型，所以并不能发生直接的蛋白质相互作用。此外 Pendrin 也不能通过调节激素改变 ENaC 的表达水平。已有研究证明，在限制 NaCl 或者给予盐皮质激素的条件下，Pendrin 敲除小鼠肾脏上皮细胞 ENaC 的表达降低，提高肾小管管腔中 HCO_3^- 浓度逆转了 Pendrin 敲除小鼠皮质集合管中 ENaC 表达和功能的降低。这表明，Pendrin 通过改变集合管中液体的 HCO_3^- 浓度或者 pH，调节 ENaC 的活性以及尿 Na^+ 的排泄。

现已有实验证实噻嗪类利尿药抑制了 NCC 的活性，但增加了 Pendrin 的表达。Pendrin/NCC 双敲除小鼠表现出严重的尿 NaCl 流失、细胞外液减少和肾衰竭。此外，小鼠还有代谢性碱中毒和肾性尿崩症，但并没有低钾血症。相似地，NCC 和 Na^+ 依赖性碳酸氢盐 / 氯离子交换转运体（NDBCE）与 Pendrin 共同作用，它们的失活也导致了盐流失。这表明 Pendrin/NCC 双重抑制可以抑制 NaCl 重吸收但是不刺激 K^+ 分泌，为 Pendrin 作为利尿药靶点提供了一定理论基础。它可以单独运用或者与现有传统利尿药组合增加药效。

二、Pendrin 抑制剂

Verkman 实验组筛选出了 Pendrin 的高亲和力选择性抑制剂。单独给小鼠 Pendrin 抑制剂的时候对尿液和血液的 pH 无影响且无利尿效果。但当与呋塞米联合应用时，其增强了呋塞米的利尿作用。更令人惊讶的是，在长期使用呋塞米的小鼠，该抑制剂进一步增强了利尿效果。该利尿效果增强的原因是呋塞米抑制了髓袢升支粗段 NKCC2 后，传递至远端肾单位的过量 Cl^- 吸收减少，而连同 Pendrin 抑制剂一同使用，Na^+ 和 Cl^- 排泄增加。

理论上 Pendrin 作为 Cl^-/HCO_3^- 交换体，抑制 Pendrin 会减少表达 Pendrin 的小管节段中 HCO_3^- 分泌，因此可能导致尿液酸化和代谢性碱中毒。然而在单独给予 Pendrin 抑制剂或与呋塞米联用时，都没有发现尿液 pH 的变化。血气分析时，Pendrin 抑制剂与呋塞米联合应用产生了代谢性碱中毒，单独给药则没有作用。可能原因是呋塞米增加了 H^+、铵排泄导致尿酸化，并引起了 Cl^- 耗竭性碱中毒，需要通过 Pendrin 增加 HCO_3^- 分泌，缓解碱中毒，而此时

Pendrin 却被抑制了。

除了在人类的安全性和药代动力学的测试外，Pendrin 抑制剂还有很多问题需要解决。① Pendrin 抑制剂是否在人类中具有与在啮齿动物中类似的利尿效果，因为人类肾脏中表达 Pendrin 的细胞相对数量可能会比较低，这限制了Pendrin 抑制剂的功效。② Pendrin 还在除了肾脏外其他的组织中表达，包括甲状腺、内耳、肾上腺和气道，这可能导致其在利尿与抗高血压的同时产生其他的副作用。

Pendrin 抑制剂运用于临床还需要更多的探索，但其代表了一种新型靶向于肾小管转运通路的药物。其可能与传统利尿药，例如袢利尿药联用，以解决由于耐受性而导致的利尿效果削弱。

第六节
WNK-SPAK/OSR1-NCC/NKCC2 通路

无赖氨酸激酶（with no lysine kinase, WNK）是一种高度保守的丝氨酸 - 苏氨酸激酶。在 2001 年，研究发现 WNK1 和 WNK4 的突变会导致家族性高钾血症性高血压，表现为高钾血症和代谢性酸中毒。WNK1 和 WNK4 的突变增加了远曲小管中 NCC 的活性，但是两种激酶并不直接磷酸化转运蛋白，而是自身磷酸化并激活下游两个相关的 Ste20 激酶，Ste20 相关的脯氨酸 / 丙氨酸激酶（Ste20 related proline/alanine-rich kinase, SPAK）和氧化应激反应激酶 1（oxidative stress-responsive kinase-1, OSR1）。WNK 激酶家族主要作用于远曲小管的 NCC，此外对 ROMK、NKCC2 等也有作用。WNK1 能激活下游的 SPAK，继而磷酸化 NCC，促进远曲小管 Na^+ 和 Cl^- 的重吸收（图 10-8）。SPAK 在体内多表达在具有高水平的 NKCC1 的组织器官中，例如脉络丛、肾上皮细胞、唾液腺等；但传入小动脉和肾小球膜例外，尽管其也有丰富的 NKCC1 表达。SPAK 在肾脏中特异性地表达在髓袢升支粗段和远曲小管。OSR1 均匀地表达在各种组织中，也就是说其在全肾表达。

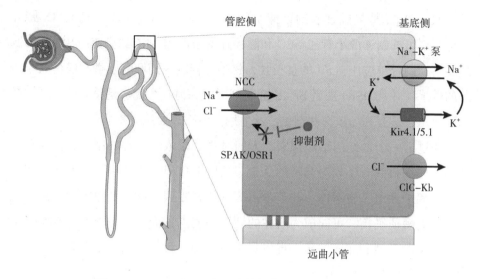

图 10-8　SPAK OSR1 生理功能和小分子抑制剂作用机制

　　肾脏特异缺失 OSR1 的基因敲除小鼠表现为低钾血症和高钙尿。当给予低 Na^+ 饮食的时候，这些敲除小鼠由于肾脏损伤而导致低血压。这些表型类似由于 NKCC2 缺陷导致的巴特综合征。然而，NKCC2 的磷酸化形式在敲除小鼠中反而减少，这说明 OSR1 是 NKCC2 激活的关键激酶。磷酸化的 NCC 表达在敲除小鼠增加，表明 NCC 并不是 OSR1 体内调节的靶点之一，其可能原因是代偿 NKCC2 功能的缺失。呋塞米（NKCC2 抑制药）在基因敲除小鼠中促尿钠和尿氯排泄的功能将会被减弱。噻嗪类（NCC 抑制药）则无上述情况。

　　肾脏特异缺失 SPAK 的基因敲除小鼠表现为低血压伴有低钾血症、低镁血症和低钙尿，并且 NCC 的总表达量以及活化形式都减少。与上述 OSR1 敲除小鼠正好相反，噻嗪类利尿药功能削弱而呋塞米不变。这证实了 NCC 是 SPAK 的作用靶点。但 NKCC2 是否为其靶点并不清楚。因为模型小鼠的 NKCC2 磷酸化水平各不相同。SPAK 敲除小鼠表现 NKCC2 表达和磷酸化增加，而催化活性缺失的 SPAK 敲除小鼠表现出 NKCC2 表达和磷酸化减少。最新研究表明 SPAK 的缺失不仅减少了 SPAK 的表达，还有其他 SPAK 同型抑制物的表达，这使其他激酶例如 OSR 或者 AMPK 代偿并提高了 NKCC2 磷酸化水平与活性。SPAK 的失活特异性地减少了 NKCC2 磷酸化水平。

　　SPAK 或 OSR1 小分子抑制剂可用于抑制髓袢升支粗段和远曲小管中 NaCl

重吸收。OSR1 特异性抑制剂可抑制髓袢升支粗段的 NKCC2，而 SPAK 特异性抑制剂可抑制远曲小管的 NCC 和髓袢升支粗段的 NKCC2。使用 SPAK 抑制剂能够抑制肾单位中 NaCl 的重吸收，相当于袢利尿药和噻嗪类利尿药联合用药的效果。并且 OSR1 或者 SPAK 抑制剂可能的另一个优势是没有传统利尿药的副作用，这有利于该抑制剂更广泛地用于治疗高血压等疾病。

经过近一个世纪的不断探索，人们对肾脏尿浓缩生理机制、利尿药靶点和药理作用机制有了较为清晰的认知。从以上各节的描述中可以看出，多个特异性离子通道、转运体、调节蛋白等参与肾脏尿浓缩和利尿过程，调节机体水和电解质平衡，可能成为潜在的利尿药靶点，为临床需求的更有效且不良反应少的新型利尿药的研发提供了理论基础。我们相信未来会有许多更好的利尿药面世。

参考文献

［1］Anderson M, Zhang J, Liu Y, et al. Nanomolar potency and metabolically stable inhibitors of kidney urea transporter UT-B［J］. *J Med Chem*, 2012, *55* (12): 5942-50.

［2］Chen C, Chen R, Lin H, et al. Tolvaptan regulates aquaporin-2 and fecal water in cirrhotic rats with ascites［J］. *World J Gastroenterol*, 2016, 22(12): 3363-71.

［3］Cil O, Esteva F, Tas S, et al. Salt-sparing diuretic action of a water-soluble urea analog inhibitor of urea transporters UT-A and UT-B in rats［J］. *Kidney Int*, 2015, 88 (2): 311-20.

［4］Cil O, Haggie P, Phuan P, et al. Small-molecule inhibitors of pendrin potentiate the diuretic action of furosemide［J］. *J Am Soc Nephrol*, 2016, 27(12): 3706-14.

［5］Cuevas C, Su X, Wang M, et al. Potassium sensing by renal distal tubules requires Kir4.1［J］. *J Am Soc Nephrol*, 4 Jan| 2017 https: //doi. org/10. 1681/asn. 2016090935

［6］Decaux G, Soupart A, Vassart G. Non-peptide arginine-vasopressin antagonists: the vaptans ［J］. *Lancet*, 2008, 371(9624): 1624-32.

［7］Esteva F, Cil O, Phuan P, et al. Diuresis and reduced urinary osmolality in rats produced by small-molecule UT-A-selective urea transport inhibitors［J］. *Faseb j*, 2014, 28(9): 3878-90.

［8］Esteva F, Phuan P, Anderson M, et al. A small molecule screen identifies selective inhibitors of urea transporter UT-A ［J］. *Chem Biol*, 2013, 20 (10): 1235-44.

［9］Fenton R, Chou C, Stewart G, et al. Urinary concentrating defect in mice with selective deletion of phloretin-sensitive urea transporters in the renal collecting duct ［J］. *Proc Natl Acad Sci U S A*, 2004, 101(19): 7469-74.

［10］Fong P. CLC-K channels: if the drug fits, use it ［J］. *EMBO Rep*, 2004, 5(6): 565-6.

［11］Garcia M, Priest B, Alonso G, et al. Pharmacologic inhibition of the renal outer medullary potassium channel causes diuresis and natriuresis in the absence of kaliuresis ［J］. *J Pharmacol Exp Ther*, 2014, 348(1): 153-64.

［12］Giebisch G. Physiological roles of renal potassium channels ［J］. *Semin Nephrol*, 1999, 19(5): 458-71.

［13］Gradogna A, Pusch M. Molecular pharmacology of kidney and inner ear CLC-K chloride channels ［J］. *Front Pharmacol*, 2010, 1: 130.

［14］Grimm P, Taneja T, Liu J, et al. SPAK isoforms and OSR1 regulate sodium-chloride co-transporters in a nephron-specific manner ［J］. *J Biol Chem*, 2012, 287(45): 37673-90.

［15］Hiatt M, Ivanova L, Toran N, et al. Remodeling of the fetal collecting duct epithelium ［J］. *Am J Pathol*, 2010, 176(2): 630-7.

［16］Jacques T, Picard N, Miller R, et al. Overexpression of pendrin in intercalated cells produces chloride-sensitive hypertension ［J］. *J Am Soc Nephrol*, 2013, 24(7): 1104-13.

［17］Kharade S, Flores D, Lindsley C, et al. ROMK inhibitor actions in the nephron probed with diuretics ［J］. *Am J Physiol Renal Physiol*, 15 Apr l 2016 https: //doi. org/ 10. 1152/ ajprenal. 00423. 2015

［18］Kim Y, Kim D, Han K, et al. Expression of urea transporters in the developing rat kidney ［J］. *Am J Physiol Renal Physiol*, 1 Mar l 2002 https: //doi. org/10. 1152/ajprenal. 00246. 2001

［19］King L, Choi M, Fernandez P, et al. Defective urinary concentrating ability due to a complete deficiency of aquaporin-1 ［J］. *N Engl J Med*, 2001, 345(3): 175-9.

［20］Kwon T, Laursen U, Marples D, et al. Altered expression of renal AQPs and Na(+) transporters in rats with lithium-induced NDI ［J］. *Am J Physiol Renal Physiol*, 2000, 279(3): F552-64.

［21］L' hoste S, Diakov A, Andrini O, et al. Characterization of the mouse ClC-K1/Barttin chloride channel [J]. *Biochim Biophys Acta*, 2013, 1828(11): 2399–409.

[22] Lachheb S, Cluzeaud F, Bens M, et al. Kir4. 1/Kir5. 1 channel forms the major K+ channel in the basolateral membrane of mouse renal collecting duct principal cells [J]. *Am J Physiol Renal Physiol*, 2008, 294(6): F1398–407.

[23] Lee S, Cil O, Diez C, et al. Nanomolar–Potency 1, 2, 4–Triazoloquinoxaline Inhibitors of the Kidney Urea Transporter UT–A1 [J]. *J Med Chem*, 2018, 61 (7): 3209–3217.

[24] Levin M, De L, Verkman A. Urearetics: a small molecule screen yields nanomolar potency inhibitors of urea transporter UT–B [J]. *FASEB J*, 2007, 21 (2): 551–63.

[25] Lewis L, Bhave G, Chauder B, et al. High–throughput screening reveals a small–molecule inhibitor of the renal outer medullary potassium channel and Kir7.1 [J]. *Mol Pharmacol*, 2009, 76(5): 1094–103.

[26] Li F, Lei T, Zhu J, et al. A novel small–molecule thienoquinolin urea transporter inhibitor acts as a potential diuretic [J]. *Kidney Int*, 2013, 83(6): 1076–86

[27] Li M, Zhao Y, Zhang S, et al. A thienopyridine, CB–20, exerts diuretic activity by inhibiting urea transporters [J]. *Acta Pharmacol Sin*, 2020, 41 (1): 65–72.

[28] Li X, Ran J, Zhou H, et al. Mice lacking urea transporter UT–B display depression–like behavior [J]. *J Mol Neurosci*, 2012, 46 (2): 362–72.

[29] Liantonio A, Imbrici P, Camerino GM, et al. D. Kidney CLC–K chloride channels inhibitors: structure–based studies and efficacy in hypertension and associated CLC–K polymorphisms [J]. *J Hypertens*, 2016, 34(5): 981–92.

[30] Lin S, Yu I, Jiang S, et al. Impaired phosphorylation of Na(+)–K(+)–2Cl(−) cotransporter by oxidative stress–responsive kinase–1 deficiency manifests hypotension and Bartter–like syndrome [J]. *Proc Natl Acad Sci U S A*, 2011, 108(42): 17538–43.

[31] Lourdel S, Paulais M, Cluzeaud F, et al. An inward rectifier K(+) channel at the basolateral membrane of the mouse distal convoluted tubule: similarities with Kir4–Kir5.1 heteromeric channels [J]. *J Physiol*, 2002, 538(Pt 2): 391–404.

[32] Martins A, Ciancetta A, De Almeida A, et al. Aquaporin inhibition by gold(III) compounds: new insights [J]. *Chem Med Chem*, 2013, 8(7): 1086–92.

[33] Mercier–Zuber A, O' shaughnessy K. Role of SPAK and OSR1 signalling in the regulation of NaCl cotransporters [J]. *Curr Opin Nephrol Hypertens*, 2011, 20(5): 534–40.

［34］Nozu K, Inagaki T, Fu X, et al. Molecular analysis of digenic inheritance in Bartter syndrome with sensorineural deafness ［J］. *J Med Genet*, 2008, 45(3): 182-6.

［35］Oliva A, Kang Y, Truettner J, et al. Fluid-percussion brain injury induces changes in aquaporin channel expression ［J］. *Neuroscience*, 2011, 180: 272-9.

［36］Pech V, Pham T, Hong S, et al. Pendrin modulates ENaC function by changing luminal HCO3 ［J］. *J Am Soc Nephrol*, 2010, 21(11): 1928-41.

［37］Ponce-Coria J, San-Cristobal P, Kahle K, et al. Regulation of NKCC2 by a chloride-sensing mechanism involving the WNK3 and SPAK kinases ［J］. *Proc Natl Acad Sci U S A*, 2008, 105(24): 8458-63.

［38］Reichold M, Zdebik A, Lieberer E, et al. KCNJ10 gene mutations causing EAST syndrome (epilepsy, ataxia, sensorineural deafness, and tubulopathy) disrupt channel function ［J］. *Proc Natl Acad Sci U S A*, 2010, 107(32): 14490-5.

［39］Ren H, Wang Y, Xing Y, et al. Thienoquinolins exert diuresis by strongly inhibiting UT-A urea transporters ［J］. *Am J Physiol Renal Physiol*, 2014, 307 (12): F1363-72.

［40］Roudier N, Ripoche P, Gane P, et al. AQP3 deficiency in humans and the molecular basis of a novel blood group system, GIL ［J］. *J Biol Chem*, 2002, 277(48): 45854-9.

［41］Sile S, Velez D, Gillani N, et al. CLCNKB-T481S and essential hypertension in a Ghanaian population ［J］. *J Hypertens*, 2009, 27(2): 298-304.

［42］Sinning A, Radionov N, Trepiccione F, et al. Double knockout of the Na+-driven Cl-/HCO3-exchanger and Na+/Cl- cotransporter induces hypokalemia and volume depletion ［J］. *J Am Soc Nephrol*, 2017, 28(1): 130-9.

［43］Tanemoto M, Abe T, Onogawa T, et al. PDZ binding motif-dependent localization of K+ channel on the basolateral side in distal tubules ［J］. *Am J Physiol Renal Physiol*, 2004, 287(6) F1148-53.

［44］Veizis I, Cotton C. Role of kidney chloride channels in health and disease ［J］. *Pediatr Nephrol*, 2007, 22(6): 770-7.

［45］Verkman A. Renal concentrating and diluting function in deficiency of specific aquaporin genes ［J］. *Exp Nephrol*, 2002, 10(4): 235-40.

［46］Wagner C. Pendrin-a new target for diuretic therapy ［J］. *J Am Soc Nephrol*, 2016, 27(12): 3499-501.

［47］Wei Y, Liao Y, Zavilowitz B, et al. Angiotensin II type 2 receptor regulates ROMK-like K(+) channel activity in the renal cortical collecting duct during high dietary K(+) adaptation ［J］. *Am J Physiol Renal Physiol*, 2014, 307(7): F833-43.

［48］Yang B. Transport characteristics of urea transporter-B ［J］. *Subcell Biochem*, 2014, 73: 127-35.

［49］Yang B, Bankir L, Gillespie A, et al. Urea-selective concentrating defect in transgenic mice lacking urea transporter UT-B ［J］. *J Biol Chem*, 2002, 277(12): 10633-7.

［50］Yang B, Ma T, Verkman A. Erythrocyte water permeability and renal function in double knockout mice lacking aquaporin-1 and aquaporin-3 ［J］. *J Biol Chem*, 2001, 276(1): 624-8.

［51］Yang B, Song Y, Zhao D, et al. Phenotype analysis of aquaporin-8 null mice ［J］. *Am J Physiol Cell Physiol*, 2005, 288(5): C1161-70.

［52］Yang S, Lo Y, Wu C, et al. SPAK-knockout mice manifest Gitelman syndrome and impaired vasoconstriction ［J］. *J Am Soc Nephrol*, 2010, 21(11): 1868-77.

［53］Yao C, Anderson M, Zhang J, et al. Triazolothienopyrimidine inhibitors of urea transporter UT-B reduce urine concentration ［J］. *J Am Soc Nephrol*, 2012, 23(7): 1210-20.

［54］Yasui M, Hazama A, Kwon T, et al. Rapid gating and anion permeability of an intracellular aquaporin ［J］. *Nature*, 1999, 402(6758): 184-7.

［55］Yu L, Rodriguez R, Chen L, et al. 1, 3-propanediol binds deep inside the channel to inhibit water permeation through aquaporins ［J］. *Protein Sci*, 2016, 25(2): 433-41.

［56］Zaika O, Mamenko M, Palygin O, et al. Direct inhibition of basolateral Kir4.1/5.1 and Kir4.1 channels in the cortical collecting duct by dopamine ［J］. *Am J Physiol Renal Physiol*, 2013, 305(9): F1277-87.

［57］Zhu Y, De J, Tang H, et al. Discovery of a potent and selective ROMK inhibitor with improved pharmacokinetic properties based on an octahydropyrazino ［2, 1-c］［1, 4］ oxazine scaffold ［J］. *Bioorg Med Chem Lett*, 2016, 26(23): 5695-702.

［58］Zifarelli G, Pusch M. CLC chloride channels and transporters: a biophysical and physiological perspective ［J］. *Rev Physiol Biochem Pharmacol*, 2007, 158: 23-76.

（黄波月　王淑园　杨宝学）

第十一章

中药利尿药

中药利尿药是以通利水道、渗泄水湿为主要作用，主治水湿病症的一类药物。包括茯苓、泽泻、黄芪、猪苓、薏苡仁、川木通等。这类药利尿效能明显，毒副作用小。临床上主要用于治疗水肿、高血压、心脏病等疾病。本章介绍内容包括中药利尿药的中医辨证分型及具体药物分类，涵盖三十余种药物。

第一节
中医辨证施治

一、平肝利水

《本草纲目》曰："性寒故能解诸热疾，下行故能利小便"。清代名医叶天士《温热论》中记载"通阳不在温而在利小便"。陈光松所言"通利小便，使三焦弥漫之湿，得达膀胱以去，而阴霾湿浊之气既消，则热邪自透，阳气则通矣"。在治疗温热病时，治疗的目的是"通阳气"，阳气一通，水饮自去，或为肤汗，或为小便。罗布麻、地龙等平肝潜阳药多具有平抑上亢之肝阳的作用，常治疗肝阳上亢证。罗布麻功能平肝潜阳、利尿，是临床上治疗高血压病的常用药物。《陕西中草药》记载："清凉泻火，强心利尿，降血压。治心脏病、高血压、神经衰弱、肾炎浮肿"。地龙能平肝息风，定惊利尿。

二、活血利水

传统中医学理论认为血和津液（水）之间存在着非常紧密的联系。中医认为痰浊阻滞，气机不通，血运障碍，终成痰瘀互结之症而导致气虚运血无力。血行瘀滞，易成气虚血瘀之证。《黄帝内经·灵枢·决气》篇说："营气者，泌其津液，注之于脉，化以为血"。这说明血和津液生理上二者相互滋生，相互转化。同时，津液又是血液的重要组成部分，故有"津血同源"之说。

病理情况下，血和津液之间也多相互影响。临床所见，津液亏少可使百脉失养；脉络空虚又可致津液不足。同理，水津停聚可使气机失畅，血行不利；而血脉瘀阻又能导致水气不行，发生水肿。所以《黄帝内经·灵枢·营卫生会》篇有"夺血者无汗，夺汗者无血"之说；《伤寒论》有"衄家不可发汗""亡血家不可发汗"之诫。王不留行能活血化瘀、引血下行、利水通淋。《本草纲目》载有"治风毒，通血脉""妇人血经不均""利小便"的功效。

三、行气利尿

舒畅气机、通利水道的药物为行气利水药。传统中医理论认为高血压的病机特点为心气不足，鼓动无力，血运迟缓，治宜补脾益气，补虚扶弱，纠正人体气血虚衰的病理偏向。痞、满、胀、闷多是气机不畅，升降失调，导致气机郁滞，利水药具有通利气血的特性，即能畅通气机，驱除邪气，有利于调畅气机，消积除胀。

行气的功效主要包括行气止痛、行气消胀、宽中除满等，针对胸腹胀满、消化不良、呕吐泛酸、噎膈反胃等病证。常用药物包括莱菔子、槟榔、大腹皮、地椒、柯树皮、枇杷核、赤小豆花、旋覆花等。

四、清热利尿

脏腑功能失调、心肝火旺常是血压升高的重要因素。若素体阳盛复由情志不遂、内外合邪，可导致脏腑功能失常、火热内生。尤以肝火、心火为著，二者常可相互影响，致使脏腑气机愈加逆乱。《西溪书屋夜话录》曰："内风多从火出，气有余便是火。"黄芩功能清热泻火。《神农本草经》曰："主治诸热，黄疸，肠澼泻痢，逐水，下血闭。"《医学衷中参西录》曰："达于膀胱以利不便。"现代药理研究发现黄芩有显著的降压活性，其多种制剂、多种给药途径对不同的动物均表现降压效果。黄芩的水提物、醇提物及其黄酮类成分均可使麻醉兔尿量增多。

五、补气利尿

气虚是高血压病发病的重要内因，其实质是心气不足，鼓动无力，血运迟缓。从现代医学角度观察，气虚可致自由基代谢失衡、微循环障碍、血液流变学异常、内皮素和降钙素基因相关肽异常及平衡失调，治宜补脾益气。黄芪功能补中益气，利水消肿。《医学衷中参西录》曰："小便不利而肿胀者，可用之以利小便。"现代药理研究发现黄芪具有利尿降压，降低肺动脉压及右心前负荷，扩张周围阻力血管，降低动脉压，从而改善心功能的作用，同时对冠状动脉有直接扩张作用。尚孝堂等用黄芪注射液对高血压气虚血瘀型患者治疗，以左室舒张功能作为敏感指标，证明黄芪注射液具有明显改善心功能的效果。白术能补气利水，《唐本草》曰："白术，利小便。"《日华子本草》曰："消痰，治水气，利小便。"《药性解》曰："除湿利水道。"

六、化气利尿

通过滋养肝肾之阴的方法来治疗肝阳上亢证。白芍滋阴柔肝，平抑肝阳。《神农本草经》曰："破坚积，寒热，疝瘕，止痛，利小便，益气。"《开宝本草》曰："散恶血，逐贼血，去水气，利膀胱。"药理研究证明芍药苷可引起豚鼠血压下降，对狗冠脉血管和后肢血管有扩张作用。熟地黄滋阴补肾，填精益髓。《医学衷中参西录》曰："肾虚不能漉水，小便短少，积成水肿，以及各脏腑阴分虚损者，熟地黄皆能补之。"药理实验表明怀地黄水提取液对急性实验性高血压有明显降压作用。

第二节
中药利尿药

中医常将以渗透利水、通利小便为主要功效的药物，称为利尿药。根据功能主治不同，又分为利水消肿药、利尿通淋药和利湿退黄药三部分。

一、利水消肿药

茯　苓

【来源】本品为多孔菌科真菌茯苓 *Poria cocos*（Schw.）Wolf 的干燥菌核。多于 7~9 月采挖，挖出后除去泥沙，堆置"发汗"后，摊开晾至表面干燥，再"发汗"，反复数次至现皱纹、内部水分大部散失后，阴干，称为"茯苓个"；或将鲜茯苓按不同部位切制，阴干，分别称为"茯苓块"和"茯苓片"。

【性味与归经】甘、淡，平。归心、肺、脾、肾经。

【功能与主治】利水渗湿，健脾，宁心。用于水肿尿少，痰饮眩悸，脾虚食少，便溏泄泻，心神不安，惊悸失眠。

【药理作用】茯苓的主要活性成分为茯苓素，推测是因抑制肾远曲小管和集合管 Na^+–K^+ 交换而具有排钠保钾的作用。

研究表明茯苓还可通过抑制水通道蛋白的转录和翻译，同时降低抗利尿激素和其受体转录水平发挥利尿作用，对肾脏具有一定保护作用。

【药论】（1）《神农本草经》"主胸胁逆气，忧恚惊邪恐悸利小便。"

（2）《本草衍义》"茯苓、茯神，行水之功多，益心脾不可阙也。"

（3）《本草纲目》"后人治心病必用茯神。故洁古张氏云：风眩心虚，非茯神不能除，然茯苓未尝不治心病也。"及"茯苓皮主水肿肤胀，利水道，开腠理。"

（4）《世补斋医书》"茯苓一味，为治痰主药。痰之本，水也，茯苓可以行水，痰之动，湿也，茯苓可以行湿。"

猪　苓

【来源】本品为多孔菌科真菌猪苓 *Polyporus umbellatus*（Pers.）Fries 的干燥菌核。春、秋二季采挖，除去泥沙，干燥。

【性味与归经】甘、淡，平。归肾、膀胱经。

【功能与主治】利水渗湿。用于小便不利，水肿，泄泻，淋浊，带下。

【药理作用】猪苓通过降低肾素 – 血管紧张素 – 醛固酮系统中相关激素水平，调节体内水盐代谢，产生利尿作用。研究显示抗利尿激素的含量显著降低，血浆心钠素含量增加，从而使肾髓质的血流量增加，影响 Na^+ 的重吸收。与此同时，心钠素的增加能抑制醛固酮和抗利尿激素的分泌，影响尿液的浓缩，从而发挥利尿作用。

还有研究推测猪苓可通过抑制肾脏髓质水通道蛋白的表达而产生利尿作用。

猪苓发挥利尿作用的主要成分是麦角甾酮、麦角甾醇和 D–甘露醇。麦角甾酮能显著增加尿液中的 Na^+、K^+ 和 Cl^- 的含量。麦角甾醇通过在体内被氧化为麦角甾酮而发挥利尿作用。D–甘露醇能增加肾血流量，毛细血管压升高，皮质肾小球滤过率升高，从而发挥利尿作用。

【药论】（1）《神农本草经》"利水道。"

（2）《珍珠囊》"渗泄，止渴，又治淋肿。"

（3）《本草纲目》"治淋肿脚气、白浊、白带、妊娠子淋，胎肿，小便不利。""利小便与茯苓同功，但入补药不如茯苓也。"

（4）《本草衍义》"猪苓，行水之功多，久服必损正气，昏人目。"

薏苡仁

【来源】本品为禾本科植物薏苡 *Coix lacryma-jobi* L. var. *mayuen*（Roman.）Stapf 的干燥成熟种仁。秋季果实成熟时采割植株，晒干，打下果实，再晒干，除去外壳、黄褐色种皮和杂质，收集种仁。

【性味与归经】甘、淡，凉。归脾、胃、肺经。

【功能与主治】利水渗湿，健脾止泻，除痹，排脓，解毒散结。

【药理作用】薏苡仁可显著性降低细胞膜上水通道蛋白 3 的表达，进而影响水的吸收及代谢，使尿量增加。

【药论】（1）《神农本草经》"主筋急拘挛，不可屈伸，风湿痹，下气。"

（2）《名医别录》"除筋骨邪气不仁，利肠胃，消水肿，令人能食。"

（3）《药性论》"主肺痿肺气，吐脓血，咳嗽涕唾上气。"

（4）《本草纲目》"健脾益胃，补肺清热，祛风胜湿。"

（5）《食疗本草》"祛干湿脚气。"

泽　泻

【来源】本品为泽泻科植物泽泻 *Alisma orientale*（Sam.）Juzep. 的干燥块茎。冬季茎叶开始枯萎时采挖，洗净，干燥，除去须根和粗皮。

【性味与归经】甘、淡，寒。归肾、膀胱经。

【功能与主治】利水渗湿，清热泻火。

【药理作用】泽泻醇 A-24-乙酸酯和泽泻醇 B 是泽泻的利尿活性成分，泽泻水提物通过降低肾脏集合管水通道蛋白 2 的表达而产生利尿作用，使尿液中 Na^+ 排出增多、K^+ 排出减少，使 Na^+/K^+ 比值升高，表明肾远曲小管和集合管 Na^+–K^+ 交换受到抑制。泽泻的利尿作用与剂量有关，并具有双向性。大剂量泽泻醇提物能显著减少尿量，抑制电解质的排出，小剂量的泽泻则显示出良好的利尿效果，与大剂量组相反。

【药论】（1）《神农本草经》"主风寒湿痹，乳难，消水，养五脏，益力气，肥健，久服耳聪明。"

（2）《名医别录》"补虚损五劳，除五脏痞满，起阴气，止泄精，消渴，淋沥，逐膀胱、三焦停水。"

（3）《日华子本草》"主头旋，耳虚鸣。"

（4）《本草纲目》"泽泻，气平，味甘而淡，淡能渗泄，气味俱薄，所以利水而泄下，脾胃有湿热，则头重而目昏耳鸣，泽泻渗去其湿，则热亦随去，而土气得令，清气上升，天气明爽，故泽泻有养五脏、益气力、治头旋、聪明耳目之功。或久服则降令太过，清气不升，真阴潜耗，安得不目昏耶？"

冬 瓜 皮

【来源】本品为葫芦科植物冬瓜 *Benincasa hispida*（Thunb.）Cogn. 的干燥外层果皮。食用冬瓜时，洗净，削取外层果皮，晒干。

【性味与归经】甘，凉。归脾、小肠经。

【功能与主治】利尿消肿。

【药理作用】临床实验证实冬瓜皮具有利尿作用。

【药论】（1）《滇南本草》"止渴，消痰，利小便。""治中风。"

（2）《本草再新》"走皮肤，去湿追风，补脾泻火。"

（3）《分类草药性》"治水肿，痔疮。"

玉 米 须

【来源】玉米须，始载于《四川中药志》，为禾本科植物玉蜀黍 *Zea mays* L. 的花柱，全国各地均有栽培。主产于北方各地。

【性味与归经】甘，平。归肝、肾、膀胱经。

【功能与主治】利水消肿，平肝利胆。

【药理作用】玉米须主要的利尿活性成分是玉米须多糖。实验证明其能显著增加大鼠尿量，并可提高尿液中的 K^+、Cl^- 的含量，对 Na^+ 含量无明显影响。

【药论】（1）《岭南采药录》"治小便淋沥砂石，苦痛不可忍，煎汤频服。"

（2）《现代实用中药》"为利尿药，对肾脏病、浮肿性疾患、糖尿病等有效。"

葫 芦

【来源】古代文献早有记载，作为药名见于《饮片新参》，为葫芦科植物瓜 *Lagenaria siceraria*（Molina）Standl.var.*depressa*（Ser.）Hara 的老熟果皮，全

国大部分地区有栽培。嫩时可作蔬菜食之。

【性味与归经】甘、淡，平。归肺、脾、肾经。

【功能与主治】利水消肿。

【药理作用】静脉注射葫芦煎液有显著的利尿作用，且作用缓慢而持久，具体的利尿机制尚不明确。

【药论】（1）《名医别录》"利水道。"

（2）《饮膳正要》"主消水肿，益气。"

（3）《滇南本草》"利水道，通淋，除心肺烦热。"

（4）《本草再新》"利水，治腹胀、黄疸。"

（5）《陆川本草》"润肺，治肺燥咳嗽。"

枳　椇　子

【来源】枳椇子，始载于《新修本草》，为鼠李科植物枳椇 *Hovenia dulcis* Thunb. 的带有肉质果柄的果实或种子。主产于华东、西南各省，为野生品种，也有栽培品种。

【性味与归经】甘、酸，平。归心、脾经。

【功能与主治】利尿消肿，解酒毒。

【药理作用】枳椇皂苷在较小剂量时无利尿作用，仅在大剂量（400mg/kg）时，能增加尿量及尿中 Na^+、K^+ 的含量。

【药论】（1）《本草纲目》"止呕逆，解酒毒，辟虫毒。"

（2）《本草拾遗》"止渴除烦，润五脏，利大小便去膈上热，功用如蜜。"

泽　漆

【来源】始载于《神农本草经》，为大戟科植物泽漆 *Euphorbia helioscopia* L. 的全草，全国大部分地区均有分布。为野生品种。

【性味与归经】辛、苦，凉；有毒。归大肠、小肠、肺经。

【功能与主治】利水消肿，化痰散结，杀虫解毒。

【药理作用】临床实验证明在用泽漆治疗咳喘时一部分水肿患者可达到尿量增多、水肿消失的疗效，表明泽漆具有一定的利尿作用，但其利尿机制尚不明确。

【药论】（1）《神农本草经》"主皮肤热，大腹水气，四肢面目浮肿。"

（2）《名医别录》"利大小肠。"

（3）《日华子本草》"止疟疾，消痰，退热。"

（4）《本草备要》"止咳杀虫。"

桑 白 皮

【来源】最早记载于《神农本草经》。本品为桑科植物桑 *Morus alba* L. 的干燥根皮。秋末叶落时至次春发芽前采挖根部，刮去黄棕色粗皮，纵向剖开，剥取根皮，晒干。

【性味与归经】甘，寒。归肺经。

【功能与主治】泻肺平喘，利水消肿。用于肺热喘咳，水肿胀满、尿少，面目肌肤浮肿。

【药理作用】灌胃给予家兔桑白皮水提物可使家兔尿量明显增加，表明桑白皮有一定的利尿作用。

【药论】（1）《药性论》"治肺气喘满，水气浮肿，主伤绝，利水道，消水气，虚劳客热，头痛，内补不足。"

（2）《本草纲目》"桑白皮，长于利小水，及实则泻其子也。故肺中有水气及肺火有余者宜之。"

黄 芪

【来源】本品为豆科植物蒙古黄芪 *Astragalus membranaceus*（Fisch.）Bge. var. *mongholicus*（Bge.）Hsiao 或膜荚黄芪 *Astragalus membranaceus*（Fisch.）Bge. 的干燥根。春、秋二季采挖，除去须根和根头，晒干。

【性味与归经】甘，微温。归肺、脾经。

【功能与主治】补气升阳，固表止汗，利水消肿，生津养血，行滞通痹，托毒排脓，敛疮生肌。用于气虚乏力，食少便溏，中气下陷，久泻脱肛，便血崩漏，表虚自汗，气虚水肿，内热消渴，血虚萎黄，半身不遂，痹痛麻木，痈疽难溃，久溃不敛。

【药理作用】黄芪煎剂给大鼠皮下注射或麻醉犬静脉注射均有利尿作用，且利尿作用持续时间长，健康人口服黄芪煎剂亦有利尿及排 Na⁺ 作用。

【药论】（1）《本草汇言》"补肺健脾，实卫敛汗，驱风运毒之药也。"

（2）《医学衷中参西录》"能补气，兼能升气，善治胸中大气下陷。"

麻　黄

【来源】本品为麻黄科植物草麻黄 *Ephedra sinica* Stapf、中麻黄 *Ephedra intermedia* Schrenk et C.A.Mey. 或木贼麻黄 *Ephedra equisetina* Bge. 的干燥草质茎。秋季采割绿色的草质茎，晒干。

【性味与归经】辛、微苦、温。归肺、膀胱经。

【功能与主治】发汗散寒，宣肺平喘，利水消肿。用于风寒感冒，胸闷喘咳，风水浮肿。蜜麻黄润肺止咳。多用于表证已解，气喘咳嗽。

【药理作用】麻黄生物碱静脉注射给药利尿作用明显，其利尿机制可能是通过扩张肾血管增加肾血流量，使肾小球滤过率增加，影响肾小管重吸收功能，阻碍肾小管对 Na⁺ 重吸收。

【药论】（1）《神农本草经》"主中风，伤寒头痛，温疟。发表出汗，去邪湿气，止咳逆上气，除寒热，破癥坚积聚。"

（2）《本草纲目》"散目赤肿痛，水肿，风肿。"

防　己

【来源】本品为防己科植物粉防己 *Stephania tetrandra* S. Moore 的干燥根。秋季采挖，洗净，除去粗皮，晒至半干，切段，个大者再纵切，干燥。

【性味与归经】苦，寒。归膀胱、肺经。

【功能与主治】祛风止痛，利水消肿。用于风湿痹痛，水肿脚气，小便不利，湿疹疮毒。

【药理作用】粉防己能明显增加排尿量。

【药论】（1）《名医别录》"疗水肿，风肿，去膀胱热，伤寒，寒热邪气，中风手足挛急……通腠理，利九窍。"

（2）《本草求真》"防己，辛苦大寒，性险而健，善走下行，长于除湿、通窍、利道，能泄下焦血分湿热，及疗风水要药。"

昆　布

【来源】本品为海带科植物海带 *Laminaria japonica* Aresch. 或翅藻科植物昆布 *Ecklonia kurome* Okam. 的干燥叶状体。夏、秋二季采捞，晒干。

【性味与归经】咸，寒。归肝、胃、肾经。

【功能与主治】消痰软坚散结，利水消肿。用于瘿瘤，瘰疬，睾丸肿痛，痰饮水肿。

【药理作用】昆布静脉注射有明显促进尿液排泄的作用，且 Na^+ 的排出量增加。

【药论】（1）《别录》"主十二种水肿，瘿瘤聚结气，瘘疮。"

（2）《药性论》"利水道，去面肿，去恶疮鼠瘘。"

（3）《玉楸药解》"泄水去湿，破积软坚。清热利水，治气臌水胀，瘰疬瘿瘤，癫疝恶疮，与海藻、海带同功。"

（4）《现代实用中药》"治水肿，淋疾，湿性脚气。又治甲状腺肿，慢性气管炎，咳嗽。"

泽　兰

【来源】本品为唇形科植物毛叶地瓜儿苗 *Lycopus lucidus* Turcz. var. *hirtus* Regel 的干燥地上部分。夏、秋二季茎叶茂盛时采割，晒干。

【性味与归经】苦、辛，微温。归肝、脾经。

【功能与主治】活血调经，祛瘀消痈，利水消肿。用于月经不调，经闭，痛经，产后瘀血腹痛，疮痈肿毒，水肿腹水。

【药理作用】泽兰具有利尿及松弛血管平滑肌作用，但其利尿的具体机制尚不明确。

【药论】（1）《本经》"主乳妇内衄，中风余疾，大腹水肿，身面四肢浮肿，骨节中水，金疮，痈肿疮脓。"

（2）《药性论》"主产后腹痛，频产血气衰冷成劳，瘦羸，又治通身面目大肿，主妇人血沥腰痛。"

（3）《医林纂要》"补肝泻脾，和气血，利筋脉。主治妇人血分，调经去瘀。"

二、利尿通淋药

此法适用于下焦湿热，小便不通或有淋痛等证候，常选用既能利尿，又能通淋的药物，如萹蓄、瞿麦、车前子、川木通等，或者以清湿热药与利尿药配合同用。代表方如五淋散、八正散等，均有利尿通淋的功效。

川 木 通

【来源】本品为毛茛科植物小木通 *Clematis armandii* Franch. 或绣球藤 *Clematis montana* Buch.-Ham. 的干燥藤茎。春、秋二季采收，除去粗皮，晒干，或趁鲜切薄片，晒干。

【性味与归经】苦，寒。归心、小肠、膀胱经。

【功能与主治】利尿通淋，清心除烦，通经下乳。用于淋证，水肿，心烦尿赤，口舌生疮，经闭乳少，湿热痹痛。

【药理作用】木通皂苷是木通利尿作用的主要活性成分，研究表明，静脉注射川木通的水提醇沉剂对家兔有明显的利尿作用。

【药论】（1）《药性论》"主治五淋，利小便，开关格，治人多睡，主水肿浮大，除烦热。"

（2）《日华子本草》"安心除烦，止渴退热，治健忘，明耳目治鼻塞，通小肠，下水破积聚血块，排脓，治疮疖，止痛，催生下胞，女人血闭，月候不匀，天行时疾，头痛目眩，羸劣乳结，及下乳。"

（3）《本草新编》"木通，逐水气，利小便，亦佐使之药，不可不用，而又不可多用，多用则泄人元气……。功何异于猪苓，但嫌其苦寒损胃，非若淡泻之无害也。胃气既伤，元气必耗。"

（4）《本草备要》"君火宜木通，相火宜泽泻，利水虽同，所用各别。"

车前子

【来源】本品为车前科植物车前 *Plantago asiatica* L. 或平车前 *Plantago depressa* Willd. 的干燥成熟种子。夏、秋二季种子成熟时采收果穗，晒干，搓出种子，除去杂质。

【性味与归经】甘，寒。归肝、肾、肺、小肠经。

【功能与主治】清热利尿通淋，渗湿止泻，明目，祛痰。用于热淋涩痛，水肿胀满，暑湿泄泻，目赤肿痛，痰热咳嗽。

【药理作用】车前子乙醇提取物对大鼠有显著的利尿作用，并能显著增加尿中 Na^+、K^+ 和 Cl^- 含量。苯乙醇苷类化合物是车前子中主要成分，含量较大且活性比较广泛，故可能为车前子的利尿活性成分。

车前子醇提取物也可通过调节肾水通道 AQP1 与 AQP2 mRNA 的表达，参与水的重吸收和尿液浓缩进而产生利尿作用。

【药论】（1）《神农本草经》"主气癃，止痛，利水道小便，除湿痹。"

（2）《名医别录》"男子伤中，女子淋沥，不欲食，养肺强阴益精，明目疗赤痛。"

（3）《医学启源》"主小便不通，导小肠中热。"

（4）《滇南本草》"消上焦火热，止水泻。"

（5）《本草纲目》"导小肠热，止暑湿泻痢。"

（6）《科学的民间药草》"镇咳，祛痰，利尿。"

石 韦

【来源】本品为水龙骨科植物庐山石韦 *Pyrrosia sheareri*（Bak.）Ching、石韦 *Pyrrosia lingua*（Thunb.）Farwell 或有柄石韦 *Pyrrosia petiolosa*（Christ）Ching 的干燥叶。全年均可采收，除去根茎和根，晒干或阴干。

【性味与归经】甘、苦、微寒。归肺、膀胱经。

【功能与主治】利尿通淋，清肺止咳，凉血止血。用于热淋，血淋，石淋，小便不通，淋沥涩痛，肺热喘咳，吐血，衄血，尿血，崩漏。

【药理作用】黔产有柄石韦（同属）在利尿同时并不促进离子的排泄，因此其利尿作用与质子泵无关。

【药论】（1）《神农本草经》"主劳热邪气，五癃闭不通，利小便水道。"

（2）《本草纲目》"主崩漏，金疮，清肺气。"

（3）《本草从新》"石韦，苦甘微寒，清肺金以滋化源，通膀胱而利水道。"

萹　　蓄

【来源】本品为蓼科植物萹蓄 *Polygonum aviculare* L. 的干燥地上部分。夏季叶茂盛时采收，除去根和杂质，晒干。

【性味与归经】苦、微寒。归膀胱经。

【功能与主治】利尿通淋，杀虫，止痒。用于热淋涩痛，小便短赤，虫积腹痛，皮肤湿疹，阴痒带下。

【药理作用】研究发现经皮下注射或者口服萹蓄煎剂的实验大鼠均出现显著的利尿作用。同时大鼠的钠、钾排出均增加，尤其是钾排出较多，因此认为其利尿作用主要是含有钾盐所致，也有人认为是其中含有黄酮苷所致。

【药论】（1）《神农本草经》"主浸淫疥瘙，疽痔，杀三虫。"

（2）《名医别录》"主女子阴蚀。"

（3）《滇南本草》"利小便，治五淋白浊，热淋，瘀精涩闭关窍，并治妇人气郁，胃中湿热或白带之症。"

（4）《本草纲目》"治霍乱，黄疸，利小便。"

瞿　　麦

【来源】本品为石竹科植物瞿麦 *Dianthus superbus* L. 或石竹 *Dianthus chinensis* L. 的干燥地上部分。夏、秋二季花果期采割，除去杂质，干燥。

【性味与归经】苦，寒。归心、小肠经。

【功能与主治】利尿通淋，活血通经。用于热淋，血淋，石淋，小便不通，淋沥涩痛，经闭瘀阻。

【药理作用】家兔灌胃瞿麦水煎剂尿量显著增加。

【药论】（1）《神农本草经》"主关格，诸癃结，小便不通……破胎坠子，下闭血。"

（2）《本草备要》"降心火，利小肠，逐膀胱邪热，为治淋要药。"

地 肤 子

【来源】地肤子始载于《神农本草经》，列为上品，为藜科植物地肤 *Kochia scoparia*（L.）Schrad. 的成熟果实。主产于河北、山西、山东、河南、江苏等地。为野生品种，也有栽培。

【性味与归经】辛、苦、寒。归肾、膀胱经。

【功能与主治】清热利湿，祛风止痒。

【药理作用】中药处方的加减应用中发现地肤子可利尿，有时甚至可导致尿失禁。

【药论】

（1）《滇南本草》"利膀胱小便积热，洗皮肤之风，疗妇人诸经客热，清利胎热，妇人湿热。"

（2）《神农本草经》"主膀胱热，利小便。"

（3）《本草求真》"地肤子，治淋利水，清热，功颇类于黄柏。但黄柏其味苦烈，此则味苦良而甘。黄柏大泻膀胱湿热，此则其力稍逊。凡小便因热而见频数及或不禁，用此苦以入阴，寒胜热，而使湿热尽从小便而出也。"

川 牛 膝

【来源】本品为苋科植物川牛膝 *Cyathula officinalis* Kuan 的干燥根。秋、冬二季采挖，除去芦头、须根及泥沙，烘或晒至半干，堆放回润，再烘干或晒干。

【性味与归经】甘、微苦、平。归肝、肾经。

【功能与主治】逐瘀通经，通利关节，利尿通淋。用于经闭癥瘕，胞衣不下，跌扑损伤，风湿痹痛，足痿筋挛，尿血血淋。

【药理作用】临床使用川牛膝煎剂具有明显的利尿作用。

【药论】《四川中药志》"祛风利湿，通经散血。治寒湿腰腿骨痛，足痿筋挛，妇女经闭及癥瘕，淋病，尿血，阴痿，失溺。"

车 前 草

【来源】本品为车前科植物车前 *Plantago asiatica* L. 或平车前 *Plantago depressa* Willd. 的干燥全草。夏季采挖，除去泥沙，晒干。

【性味与归经】甘，寒。归肝、肾、肺、小肠经。

【功能与主治】清热利尿通淋，祛痰，凉血，解毒。用于热淋涩痛，水肿尿少，暑湿泄泻，痰热咳嗽，吐血衄血，痈肿疮毒。

【药理作用】黄酮是车前草的主要活性成分之一，不同剂量车前草可使大鼠尿量及尿液中 Na^+、Cl^- 含量明显增加，但尿 K^+ 含量无明显影响，推测其机制是通过收缩膀胱平滑肌、舒张离体尿道平滑肌的作用来增强生理情况下膀胱排尿。

【药论】（1）《百一方》"小便不通车前草一斤，水三升，煎取一升半，分三服。"

（2）《全幼心鉴》"出生尿涩不通。车前捣汁，入蜜少许，灌之。"

（3）《外台秘要》"小便尿血，车前捣汁五合，空心服。"

白 薇

【来源】本品为萝藦科植物白薇 *Cynanchum atratum* Bge. 或蔓生白薇 *Cynanchum versicolor* Bge. 的干燥根和根茎。春、秋二季采挖，洗净，干燥。

【性味与归经】苦、咸、寒。归胃、肝、肾经。

【功能与主治】清热凉血，利尿通淋，解毒疗疮。用于温邪伤营发热，阴虚发热，骨蒸劳热，产后血虚发热，热淋，血淋，痈疽肿毒。

【药理作用】现代药理研究显示白薇所含的挥发油、强心苷等活性成分对于慢性心衰和下肢静脉炎所致水肿有很好疗效。对于肾性水肿患者具有凉血清热、利尿通淋的作用。

【药论】（1）《名医别录》"疗伤中淋露，下水气，利阴气，益精，久服利人。"

（2）《本草纲目》"治风温灼热多眠，及热淋，遗尿，金疮出血。"

鱼 腥 草

【来源】本品为三白草科植物蕺菜 *Houttuynia cordata* Thunb. 的新鲜全草或干燥地上部分。鲜品全年均可采割；干品夏季茎叶茂盛花穗多时采割，除去杂质，晒干。

【性味与归经】辛，微寒。归肺经。

【功能与主治】清热解毒，消痈排脓，利尿通淋。用于肺痈吐脓，痰热喘咳，热痢，热淋，痈肿疮毒。

【药理作用】鱼腥草中含有槲皮苷等有效成分，研究显示，鱼腥草提取物灌注蟾蜍肾或蛙蹼，能使毛细血管扩张，增加血流量及尿液分泌，从而产生利尿作用。槲皮苷具有较强的利尿作用、强心作用，可扩张血管，钾仅起增加利尿的附加作用。

【药论】（1）《分类草药性》"治五淋，消水肿，去食积，补虚弱，消臌胀。"

（2）《医林纂要》"行水，攻坚，去瘴，解暑。疗蛇虫毒，治脚气，溃痈疽，去瘀血。"

淡 竹 叶

【来源】本品为禾本科植物淡竹叶 *Lophatherum gracile* Brongn. 的干燥茎叶。夏季末抽花穗前采割，晒干。

【性味与归经】甘、淡、寒。归心、胃、小肠经。

【功能与主治】清热泻火，除烦止渴，利尿通淋。用于热病烦渴，小便短赤涩痛，口舌生疮。

【药理作用】淡竹叶能治疗特发性水肿，与利尿药物作用效果等同，淡竹叶药源广，应用方便，其消肿作用机制待进一步探讨。

【药论】（1）《本草纲目》"去烦热，利小便，除烦止渴，小儿痘毒，外症恶毒。"

（2）《生草药性备要》"消痰止渴，除上焦火，明眼目，利小便，治白浊，退热，散痔疮毒。"

（3）《本草再新》"清心火，利小便，除烦止渴，小儿痘毒，外症恶毒。"

三、利湿退黄药

利湿退黄药主要功效为清热利湿，利胆退黄。常选用泽泻、车前子等利尿药，与柴胡、茵陈等疏肝退黄的药物配合同用，有邪火湿热者，配合泻火清热药同用。常见的本分类药物中珍珠草、地耳草、虎杖、垂盆草、地锦草、鸡骨草的利尿作用多在传统中医用法中根据经验而被记载，目前在现代药理学研究中无明确的机制分型，此类利湿退黄药具体研究机制的重点多在保肝护肝、治疗黄疸及抗菌抗癌等方面。

茵　　陈

【来源】本品为菊科植物滨蒿 *Artemisia scoparia* Waldst. et Kit. 或茵陈蒿 *Artemisia capillaris* Thunb. 的干燥地上部分。

【性味与归经】苦、辛、微寒。归脾、胃、肝、胆经。

【功能与主治】清利湿热，利胆退黄。用于黄疸尿少，湿温暑湿，湿疮瘙痒。

【药理作用】茵陈水提物及挥发油均有不同程度的利尿作用，其利尿机制为茵陈水提物可增加正常大鼠的排尿量及 Na^+、Cl^- 的排泄量。

【药论】（1）《神农本草经》"主风湿寒热邪气，热结黄疸。"

（2）《本草再新》"泻火平肝，化痰止咳，发汗，利湿消肿，疗疮火诸毒。"

（3）《名医别录》"通身发黄，小便不利，除头热、去伏瘕。"

（4）《医学衷中参西录》"善清肝胆之热，兼理肝胆之郁，热消郁开，胆汁入小肠之路毫无阻隔也。"

金　钱　草

【来源】本品为报春花科植物过路黄 *Lysimachia christinae* Hance 的干燥

全草。夏、秋二季采收，除去杂质，晒干。

【性味与归经】甘、咸、微寒。归肝、胆、肾、膀胱经。

【功能与主治】利湿退黄，利尿通淋，解毒消肿。用于湿热黄疸，胆胀胁痛，石淋，热淋，小便涩痛，痈肿疔疮，蛇虫咬伤。

【药理作用】研究发现，将金钱草煎剂注射或灌胃给实验动物后，出现输尿管蠕动频率增快、尿流量及 Na^+ 排泄增加的现象，说明金钱草具有一定的利尿作用。

【药论】（1）《本草纲目拾遗》"神仙对坐草治黄疸初起，又治脱力虚黄反胃噎膈，水肿臌胀，又毒蛇咬伤，捣此草汁饮，以渣罨伤口。"

（2）《四川中药志》"清血热，清肺止咳，消水肿，治肾结石。"

（3）《重庆草药》"治痨伤咳嗽带血。"

虎　杖

【来源】本品为蓼科植物虎杖 *Polygonum cuspidatum* Sieb. et Zucc. 的干燥根茎和根。春、秋二季采挖，除去须根，洗净，趁鲜切短段或厚片，晒干。

【性味与归经】微苦、微寒。归肝、胆、肺经。

【功能与主治】利湿退黄，清热解毒，散瘀止痛，止咳化痰。用于湿热黄疸，淋浊，带下，风湿痹痛，痈肿疮毒，水火烫伤，经闭，癥瘕，跌打损伤，肺热咳嗽。

【药理作用】利尿作用机制尚不明确。

【药论】（1）《名医别录》"主通利月水，破留血癥结。"

（2）《药性论》"治大便烦躁，止渴，利小便，压一切热毒。"

（3）《本草拾遗》"主风在骨节间及血瘀。煮汁作酒服之。"

大　黄

【来源】本品为蓼科植物掌叶大黄 *Rheum palmatum* L.、唐古特大黄 *Rheum tanguticum* Maxim. ex Balf. 或药用大黄 *Rheum officinale* Baill. 的干燥根和根茎。秋末茎叶枯萎或次春发芽前采挖，除去细根，刮去外皮，切瓣或段，绳穿成串干燥或直接干燥。

【**性味与归经**】苦、寒。归脾、胃、大肠、肝、心包经。

【**功能与主治**】泻下攻积，清热泻火，凉血解毒，逐瘀通经，利湿退黄。

【**药理作用**】研究证实大黄提取物具有利尿作用，在利尿同时也增加了尿液中 Na^+ 排泄量。其机制与抑制 Na^+，K^+-ATP 酶、使 Na^+ 重吸收减少有关。

【**药论**】《本草新编》"大黄性甚速，走而不守，善荡涤积滞，调中化食，通利水谷，推陈致新，导瘀血，滚痰涎，破症结，散坚聚，止疼痛，败痈疽热毒，消肿胀，俱各如神。"

第三节
利尿中成药及方剂

一、利尿中成药

复方石韦片

【**处方**】石韦 569g、黄芪 569g、苦参 569g、萹蓄 569g。

【**功能主治**】清热燥湿，利尿通淋。用于下焦湿热所致的热淋，症见小便不利、尿频、尿急、尿痛、下肢浮肿；急性肾小球肾炎、肾盂肾炎、膀胱炎、尿道炎见上述证候者。

【**药理作用**】复方石韦片对水负荷大鼠有一定的利尿作用，但有效浓度仅限于 1g/kg 至 5g/kg 范围内，增加剂量至 15g/kg 时尿量则略有减少，原因不明，说明临床用药剂量不宜过大。

排石颗粒

【**处方**】连钱草 1040g、木通 156g、石韦 156g、滑石 260g、茼麻子 156g、盐车前子 156g、徐长卿 156g、忍冬藤 260g、瞿麦 156g、甘草 260g。

【**功能主治**】清热利水，通淋排石。用于下焦湿热所致的石淋，症见腰腹疼痛、排尿不畅或伴有血尿；泌尿系结石见上述证候者。

【药理作用】研究表明排石颗粒对大鼠具有显著的利尿作用，加速输尿管平滑肌的蠕动，可明显抑制大鼠实验性草酰胺尿路结石。

肾炎舒片

【处方】苍术、茯苓、白茅根、防己、人参（去芦）、黄精、菟丝子、枸杞子、金银花、蒲公英。

【功能主治】益肾健脾，利水消肿。用于脾肾阳虚、水湿内停所致的水肿，症见浮肿、腰痛、乏力、怕冷、夜尿多；慢性肾炎见上述证候者。

【药理作用】临床上具有益肾健脾，利水消肿的功效。

芪苈强心胶囊

【处方】黄芪 450g、人参 225g、黑顺片 112.5g、丹参 225g、葶苈子 150g、泽泻 225g、玉竹 75g、桂枝 90g、红花 90g、香加皮 180g、陈皮 75g。

【功能主治】益气温阳，活血通络，利水消肿。用于冠心病、高血压病所致轻、中度充血性心力衰竭证属阳气虚乏，络瘀水停证，症见心慌气短，动则加剧，夜间不能平卧，下肢浮肿，倦怠乏力，小便短少，口唇青紫，畏寒肢冷，咳吐稀白痰。

【药理作用】芪苈强心胶囊可通过降低肾脏及血浆精氨酸血管加压素水平以及其结合精氨酸血管加压素受体 2、水通道蛋白 2 mRNA 水平，且抑制 RAAS 系统激活，纠正肾脏水代谢紊乱，从而发挥利尿作用。

二、利尿方剂

五 苓 散

【处方】茯苓 180g、泽泻 300g、猪苓 180g、肉桂 120g、炒白术 180g。

【功能与主治】温阳化气，利湿行水。用于阳不化气、水湿内停所致的水肿，症见小便不利、水肿腹胀、呕逆泄泻、渴不思饮。

【药理作用】研究表明，五苓散对水肿引起的小便不利、排尿困难均有较好的利尿作用，增加尿量排出的同时使 Na^+、K^+、Cl^- 排出量也增加。

三味蒺藜散

【处方】蒺藜 250g、冬葵果 150g、方海 150g。

【功能与主治】清湿热，利尿，用于湿热下注，小便热痛。

【药理作用】研究发现，三味蒺藜散对正常大鼠具有显著的利尿作用，给药量为 4.8g/kg、2.4g/kg 时能明显增加大鼠总排尿量并缩短排尿潜伏期。但尿中 Na^+、K^+、Cl^- 含量测定结果表明，三味蒺藜散对大鼠尿中的 Na^+、K^+、Cl^- 含量无明显影响，其具体药理作用机制还有待进一步研究。

八正合剂

【处方】瞿麦 118g、车前子（炒）118g、萹蓄 118g、大黄 118g、滑石 118g、川木通 118g、栀子 118g、甘草 118g、灯心草 59g。

【功能与主治】清热，利尿，通淋。用于湿热下注，小便短赤，淋沥涩痛，口燥咽干。

【药理作用】实验证明八正合剂可增加清醒状态下家兔的尿量，也可增强离体输尿管平滑肌蠕动频率和收缩力，因此推测此方是通过作用于输尿管平滑肌而实现利尿效果。

参考文献

［1］Feng Y, Chen H, Tian T, et al. Diuretic and anti-diuretic activities of the ethanol and aqueous extracts of Alismatis rhizoma［J］. *J Ethnopharmacol*, 2014, 154(2): 386-90.

［2］Yuan D, Mori J, Makino T, et al. An anti-aldosteronic diuretic component (drain dampness) in polyporus sclerotium［J］. *Biol Pharm Bull*, 2004, 27(6): 867-70.

［3］陈泉生. 枳椇皂甙的药理性质［J］. 国外药学（植物药分册），1980，1（1）：45-7.

［4］陈曦. 泽泻的研究现状与进展［J］. 中国民族民间医药，2011，20（9）：50-1.

［5］陈耀章. 玉米须化学成分药理作用最新研究［J］. 西部中医药，2015，28（2）：141-5.

［6］程建平，张智明. 地肤子利尿失禁 1 例［J］. 中国社区医师（综合版），2004，6（2）：58.

［7］窦传斌，杜娟，许启泰. 玉米须多糖的利尿作用研究［J］. 河南大学学报：医学版，2007，26（3）：35-7.

［8］耿放，孙虔，杨莉，等. 车前子与车前草利尿作用研究［J］. 上海中医药杂志，2009，（8）：72-4.

［9］韩旭，王家骥，范圣凯. 黄芪注射液药理研究［J］. 北京中医药，2000，19（1）：44-5.

［10］黄小强，张雪，李小艳，等. 泽泻不同提取部位对大鼠的利尿作用［J］. 福建中医药，2016，（5）：21-3.

［11］江苏新医学院. 中药大辞典［M］. 下册. 上海：上海科学技术出版社，2002.

［12］李定格，周风琴. 山东产中药瞿麦利尿作用的研究［J］. 中药材，1996，（10）：520-2.

［13］李锋，程庆砾. 对 13 例木通中毒导致急性肾功能衰竭的分析［J］. 中国中药杂志，1999，24（7）：435-7.

［14］李菱玲，刘元书. 防己利尿作用初步试验［J］. 中药药理与临床，1992，（2）：38-5.

［15］刘君. 泽兰的化学成分及药理研究进展［J］. 辽宁中医药大学学报，2008，10（1）：23-4.

［16］柳春兴，邢建国. 排石颗粒的药理作用研究［J］. 中国现代药物应用，2007，1（9）：33-4.

［17］吕华. 淡竹叶治疗特发性水肿 37 例［J］. 中国中西医结合杂志，1994，（10）：634.

［18］谭华儒，朱奎华，李良明. 五苓散治疗特发性水肿 60 例临床观察［J］. 时珍国医国药，2008，19（9）：2288-9.

［19］田婷，陈华，殷璐，等. 茯苓和茯苓皮水和乙醇提取物的利尿作用及其活性成分的分离鉴定［J］. 中国药理学与毒理学杂志，2014，28（1）：57-62.

［20］吴捷，杨银京，曹舫，等. 八正合剂对家兔尿量和离体输尿管平滑肌舒缩功能的影响［J］. 中国中西医结合杂志，2002，22（4）：289-91.

［21］吴金英，贾占红，孙建宁，等. 复方石韦片主要药效的实验研究［J］. 浙江实用医学，2005，10（5）：311-3.

［22］吴昆仑，余小萍. 黄吉赓治咳喘善用泽漆［J］. 上海中医药杂志，1996，（8）：34.

［23］王琍文，陈秀英，孙安盛，等. 金钱草、马蹄金、鸭跖草、海金沙、满天星利尿作用的实验观察［J］. 遵义医学院学报，1981，（1）：9-11.

［24］王亚茹，杨武德. 黔产有柄石韦对大鼠利尿作用的初步研究［J］. 时珍国医国药，2017，（11）：2583-5.

［25］韦嵩，劳绍贤，黄志新，等. 脾胃湿热证模型大鼠胃黏膜 AQP3、AQP4 基因的表达［J］. 中国中医急症，2008，17（3）：357-8.

［26］伍小燕，陈朝，张国伟. 泽泻水提物对正常大鼠利尿活性及肾脏髓质 AQP2 作用研究［J］. 实用临床医药杂志，2010，14（21）：5-7.

［27］徐宝林，张文娟，孙静芸. 桑白皮提取物平喘、利尿作用的研究［J］. 中成药，2003，25（9）：758-60.

［28］徐诺. 绿豆、芸香、昆布的降压作用［J］. 国际中医中药杂志，1998，（4）：45.

［29］谢人明，谢沁，陈瑞明，等. 泽兰保肝利胆作用的药理研究［J］. 陕西中医，2004，25（1）：66-7.

［30］颜升，曾金祥，毕莹，等. 车前子提取物对正常大鼠利尿活性及肾脏水通道蛋白与离子通道的作用［J］. 中国医院药学杂志，2014，34（12）：968-71.

［31］张慧林，赵妍. 大黄的药理作用及临床应用分析［J］. 光明中医，2015，（5）：1119-21.

［32］张丽，朴晋华，张蕻. 排石颗粒主要药效学研究［J］. 中国药物与临床，2005，5（7）：532-3.

［33］张帅中，梁雪. 冬瓜皮药用价值及综合利用研究进展［J］. 现代农业科技，;2016，（9）：286-8.

［34］张卫国. 白薇疗水肿［J］. 中医杂志，2006，47（10）：736-7.

［35］张卫华. 三种木通利尿作用及其毒性的比较研究［J］. 中国药学杂志，1989，24（10）：594-6.

［36］张永娜，赵秀莉，陈秀英，等. 黄芪注射液对盐水负荷模型大鼠的利尿作用研究［J］. 中国药房，2015，（10）：1366-8.

［37］赵宇辉，唐丹丹，陈丹倩，等. 利尿药茯苓、茯苓皮、猪苓和泽泻的化学成分及其

利尿作用机制研究进展［J］. 中国药理学与毒理学杂志，2014，28（4）：594-9.

［38］赵中华，包桂兰，于丽君，等. 三味蒺藜散药理作用研究［J］. 内蒙古民族大学学报（自然科学版），2010，25（4）：433-4.

［39］周金黄，王筠默. 中药药理学［M］. 上海：上海科学技术出版社，1986.

［40］周建芽. 绵茵陈的采收时节与功效探讨［J］. 江西中医药大学学报，1996，（4）：30-1.

（李飞）